STUDIEN

ZUR

PHYSIOLOGIE UND ANATOMIE

DER

NEBENNIEREN.

VON

E. O. HULTGREN UND OSKAR A. ANDERSSON.

VON DER SCHWEDISCHEN GESELLSCHAFT DER ÄRZTE GEKRÖNTE PREISSCHRIFT.

MIT SECHS TAFELN.

LEIPZIG,
VERLAG VON VEIT & COMP.
1899.

PHYSIOLOGIE UND ANATOMIE

DER

NEBENNIEREN

STUDIEN

ZUR

PHYSIOLOGIE UND ANATOMIE

DER

NEBENNIEREN.

Von

E. O. HULTGREN und OSKAR A. ANDERSSON.

VON DER SCHWEDISCHEN GESELLSCHAFT DER ÄRZTE GEKRÖNTE PREISSCHRIFT.

MIT SECHS TAFELN.

LEIPZIG,

VERLAG VON VEIT & COMP.

1899.

Aus „*Skandinavisches Archiv für Physiologie*“ Bd. IX besonders abgedruckt.

Vorwort.

Dass die vorliegende Untersuchung einen solchen Umfang erhalten hat, ist hauptsächlich den günstigen äusseren Verhältnissen zuzuschreiben, unter denen zu arbeiten wir das Glück gehabt haben. In den gut eingerichteten physiologischen und pathologisch-anatomischen Laboratorien des Carolinischen medico-chirurgischen Instituts haben die Herren Professoren Robert Tigerstedt und Axel Key mit Wohlwollen und liebenswürdigem Entgegenkommen Arbeitszimmer und Utensilien zu unserer Verfügung gestellt; auch sind sie unserer Arbeit stets mit Interesse gefolgt. Ich spreche ihnen dafür hier unseren wärmsten und ehrerbietigsten Dank aus. Die Ausführung unserer zahlreichen Thierversuche ist hauptsächlich durch die pecuniäre Unterstützung ermöglicht worden, welche wir von dem Lehrercollegium des Carolinischen Instituts gütigst erhalten haben.

Die Zeichnungen der histologischen Präparate sind theils von meinem Arbeitsgenossen Oskar A. Andersson, theils von Fräulein Ester Johansson und Herrn N. O. Björkman mit grosser Geschicktheit ausgeführt worden.

Für die Durchsicht des deutschen Textes sind wir dem Herrn Kartographen Paul Berndt und dem Herrn Sprachlehrer Julius Kamke zu Dank verbunden.

Die vorliegende Abhandlung wurde in ihrem gegenwärtigen Zustande am 31. März vorigen Jahres abgeschlossen und dann der Gesellschaft schwedischer Aerzte zu Stockholm zwecks Bewerbung um den Regnell'schen Preis eingeliefert. Als uns nachher am 11. October dieser Preis für unsere Abhandlung zu Theil wurde, war mein geliebter Freund und Arbeitsgefährte Oskar A. Andersson schon vor beinahe zwei Monaten hingeschieden. Um so mehr habe ich mich daher verpflichtet gefühlt, die Abhandlung in ihrem ursprünglichen Zustande, ohne z. B. der historischen Darstellung etwas Neues hinzuzufügen, zu veröffentlichen.

Juni 1899. **E. O. Hultgren.**

Kurz nachdem die nachstehende Abhandlung fertig ausgearbeitet vorlag, verschied Oskar A. Andersson, Candidat der Medicin, nach einer kurzen Krankheit im Alter von nur 27 Jahren. Durch diesen unerwarteten Tod wurden viele schöne und wohl begründete Hoffnungen grausam vernichtet: hatte sich doch Andersson nicht allein durch die vorliegende Arbeit, sondern auch durch seine früher erschienenen Untersuchungen „Zur Kenntniss des sympathischen Nervensystems der urodelen Amphibien" (*Zoologische Jahrbücher.* Bd. V. Abth. f. Morph.) und „Zur Kenntniss der Morphologie der Schilddrüse" (*Archiv für Anatomie und Physiologie.* Anat. Abtheil. 1894) als ein vielversprechender Forscher documentirt, von welchem man eine glänzende Laufbahn erwarten konnte. — Bei der Veröffentlichung der letzten Arbeit des Verewigten, welcher er sich mitten in seinen Studien für das Examen mit unermüdlichem Eifer hingab, kann ich es daher nicht unterlassen, der Trauer und dem Schmerz aller seiner Lehrer und Genossen Ausdruck zu geben. Lange wird er in ihrer Erinnerung leben.

Stockholm. **Robert Tigerstedt.**

Inhalt.

Inhalt.

Physiologischer Theil.

Drei Jahrhunderte vergingen nach der Entdeckung der Nebennieren durch Eustachius im Jahre 1543, bevor trotz der zahlreichen Hypothesen der Forscher im 17. und 18. Jahrhunderte etwas Positives über ihre Function ermittelt wurde. Erst die 1855 erschienene Arbeit des englischen Arztes Thomas Addison, der den nach ihm genannten Symptomencomplex mit der Zerstörung der Nebennieren in Zusammenhang brachte, gab den Anstoss zu einer näheren Erforschung dieser Frage. Zahlreiche Forscher, Kliniker, Physiologen, Anatomen und Pathologen haben den Nebennieren seitdem eingehende Studien gewidmet, und obwohl viele neue Facta gefunden worden sind und die Ansicht Addison's immer mehr bestätigt worden ist, harren noch viele Probleme ihrer Lösung, und in manchen wichtigen Fragen, wie die von den Folgen der Nebennierenexstirpationen und den Wirkungen der Extracte und der Greffes dieser Organe, stehen die Ansichten der verschiedenen Untersucher einander noch immer schroff gegenüber.

Erster Abschnitt.

Wirkungen der Nebennierenexstirpation.

I. Historische Uebersicht.

1. Lebenswichtigkeit der Nebennieren.

a. Bei Säugethieren.

Von den ersten durch die epochemachende Arbeit Addison's veranlassten Experimenten an bis in die letzte Zeit sind streitige

Meinungen ausgesprochen worden, ob ein Thier ein- oder beiderseitige Nebennierenexstirpation überleben kann, oder mit anderen Worten, ob die Nebennieren lebenswichtige Organe sind oder nicht.

Der erste, welcher die Resultate von Nebennierenexstirpationen veröffentlicht hat, ist Brown-Séquard (1856).

Alle die von ihm operirten Thiere überlebten die Operation nur einige Stunden, nämlich:

Nach beiderseitiger Operation

44 Kaninchen	im Mittel ca.	9 Stunden
5 Hunde und Katzen (erwachsene)	„ „ „	$14^1/_2$ „
9 Meerschweinchen	„ „ „	11 „
2 Ratten	„ „ „	7—8 „
6 Katzen und 5 Hunde (2 bis 12 Tage alt)	„ „ „	37 „

Nach einseitiger Operation

16 Kaninchen	im Mittel ca.	23 Stunden
5 Meerschweinchen	„ „ „	$24^1/_2$ „
2 Katzen und 2 Hunde (erwachsene)	„ „ „	34 „

Obgleich der Autor kein einziges Thier einseitige Operation überleben sah, so glaubte er doch, dass dies möglich sei, und theilte später (*Arch. gén. de Méd.* Oct. 1856) mit, dass 2 Hunde noch 8 Tage nach einseitiger Operation lebten.

Seine Untersuchungen fortsetzend, in der Absicht, zu entscheiden, welche Bedeutung die Eröffnung der Bauchhöhle habe, und ob die Manipulationen in derselben einerseits und die Entfernung der Nebennieren andererseits den Ausgang der Operationen beeinflussen könnten, kam Brown-Séquard zu dem Resultat, dass der Tod nach Nebennierenexstirpationen nicht durch die bei der Operation unvermeidlichen Läsionen, sondern hauptsächlich in Folge des Ausfalles der Function der Nebennieren hervorgerufen werde.

Gegen diese Aeusserung Brown-Séquard's erhoben aber bald mehrere Forscher aus verschiedenen Ländern heftige Widersprüche.

Schon während des Winters von 1853 bis 1854 war Gratiolet mit Nebennierenexstirpationen an Meerschweinchen beschäftigt. Die Resultate derselben wurden indessen erst veröffentlicht, nachdem Brown-Séquard seine ersten Untersuchungen mitgetheilt hatte.

Gratiolet (83) operirte 3 Gruppen von Thieren. In der Gruppe I wurde die linke Nebenniere theils vollständig, theils partiell zerstört.

Die Thiere lebten und zeigten keine krankhaften Veränderungen. $2^1/_2$ Monate beobachtet, wurden sie auch der rechten Nebenniere beraubt, und zwar mit dem Resultate, dass der Tod ca. 2 Tage darnach unter dem Bilde von Hepatitis und Peritonitis erfolgte.

In Gruppe II zerstörte Gratiolet die beiden Nebennieren in einer Sitzung. Sämmtliche Versuchsthiere starben binnen 48 Stunden nach der Operation unter Symptomen von Hepatitis und Peritonitis.

Gruppe III bestand aus Thieren, an welchen eine rechtsseitige Operation ausgeführt wurde. Alle starben binnen derselben Zeit wie nach beiderseitiger Exstirpation. Die Gefahr der rechtsseitigen Operation schreibt der Verf. den anatomischen Verhältnissen zu, indem die rechte Nebenniere eine tiefe und geschützte Lage unter der Leber hat.

Die Angabe Gratiolets, dass die rechtsseitige Exstirpation ebenso schlecht wie die doppelseitige verlief, wurde bald von Brown-Séquard(33) bestritten. Von 7 Meerschweinchen, an welchen er die rechte Nebenniere entfernt hatte, lebten nämlich 3 noch 3 Wochen nach der Operation.

Unter den ersten Gegnern der Auffassung Brown-Séquard's, dass die Nebennieren lebenswichtige Organe seien, finden wir Philipeaux(173).

Es war diesem Forscher gelungen, weisse Mäuse nach beiderseitiger Exstirpation am Leben zu erhalten, und gestützt auf diese Versuche, wie auch auf andere an Kaninchen ausgeführte, schloss er:

1. dass die Entfernung der Nebennieren nicht nothwendig den Tod herbeiführt;

2. dass in den Fällen, in welchen der Tod folgt, die Ursache in dem operativen Eingriff zu suchen ist, der leicht bald eine Entzündung in dem die Nieren umgebenden Bindegewebe, bald eine Peritonitis und Hepatitis, bald Bauchbrüche hervorruft;

3. dass einige der Nebennieren beraubte Thiere die Operation überleben können, ohne krankhafte Symptome darzubieten;

4. dass die Nebennieren nicht lebenswichtigere Organe als z. B. die Milz sind.

An diesen Ansichten hält Philipeaux fest, auch nachdem 3 von seinen Versuchsthieren bezw. 9, 23 und 34 Tage nach der zweiten Operation gestorben waren. Da die Thiere die beiderseitige Exstirpation so lange überlebt hatten, ohne etwas Krankhaftes zu zeigen, ist er nicht geneigt, anzunehmen, dass der Tod durch die Aufhebung der Function der Nebennieren verursacht worden ist, sondern glaubt, dass die Thiere durch Erfrieren zu Grunde gegangen sind.

Um die Haltlosigkeit der Ansichten Philipeaux' zu beweisen, stellte Brown-Séquard bald neue Experimente an, welche er in der Académie des Sciences 1857 mittheilte.

Diese wurden in 3 Serien getheilt.

Serie 1 umfasste 15 erwachsene, kräftige Kaninchen, an welchen der Verfasser gewaltsamere Manipulationen in der Bauchhöhle, als die bei Nebennierenexstirpationen erforderlichen, ausführte (z. B. Verletzungen der unteren Leberfläche, Zerreissung des Bauchfelles und des die Nieren und Nebennieren umgebenden Bindegewebes, Compression der Nieren, des Darmes, der Nierenvene und der unteren Hohlvene).

In Serie 2 entfernte der Verfasser an 6 erwachsenen, kräftigen Kaninchen die beiden Nieren, dabei das Bauchfell zerreissend und die untere Leberfläche comprimierend.

In Serie 3 wurde an 10 erwachsenen, kräftigen Kaninchen doppelseitige Nebennierenexstirpation mit sorgfältiger Vermeidung aller obengenannten Verletzungen ausgeführt.

Die Resultate dieser Untersuchungen gestalteten sich so, dass die Thiere in

Serie	1	im Durchschnitt	72	Stunden,
„	2	„	35	„
„	3	„	$9^1/_2$	„

lebten.

Hieraus zieht Brown-Séquard den Schluss, dass die Nebennieren lebenswichtige Organe oder wenigstens von sehr grosser Bedeutung sind und dass ihre Function wichtiger als diejenige der Nieren ist.

Dass einige Versuchsthiere, wie z. B. Philipeaux', nach beiderseitiger Nebennierenexstirpatien am Leben bleiben können, ist Brown-Séquard geneigt, dadurch zu erklären, dass er annimmt, es seien vicariirende Organe vorhanden, z. B. Thymus und Gl. thyreoidea, in welchen nach Entfernung der Nebennieren ein Zustand von Congestion eintrete.

Sowohl diese letzteren, als einige frühere betreffs der Symptome nach Nebennierenexstirpationen ausgesprochene Behauptungen Brown-Séquard's suchte Philipeaux bald zu widerlegen. Dass er von 9 weissen Mäusen, an welchen nicht bloss die beiden Nebennieren (in 2 Sitzungen), sondern auch die Milz und die Schilddrüse entfernt worden waren, 4 ohne krankhafte Symptome am Leben erhalten konnte, scheint ihm genügend zu beweisen, dass diesen Organen keine supplirende Bedeutung beigelegt werden kann. Was den Thymus betrifft, so findet

Philipeaux es kaum denkbar, dass dieses Organ, welches selbst eine nur transitorische Existenz besitzt, ein anderes, dem man permanente Eigenschaften zuschreiben will, zu ersetzen vermag.

Eine der hauptsächlichsten Todesursachen nach Nebennierenexstirpationen scheint Brown-Séquard eine Anhäufung von Pigment im Blute zu sein, wodurch Embolien und Hämorrhagien im Gehirn entständen. Nach dieser Theorie wollte Brown-Séquard erklären, warum Philipeaux die vollständige Entfernung der Nebennieren bei weissen Mäusen, welchen ja Pigment mangelt, weniger ungünstig verlaufen sah.

Brown-Séquard ist indessen geneigt, den Nebennieren auch bei den weissen Mäusen eine wichtige Rolle beizulegen. Er fand nämlich, dass nicht einmal diese Thiere doppelseitige Nebennierenexstirpation in einer Sitzung mehr als 2 bis 3 Tage überlebten.

Bei Entfernung der Nebennieren in 2 Sitzungen mit einem Intervalle von 8 bis 10 Tagen fand Brown-Séquard (37), dass die Versuchsthiere, besonders Katzen, 1 bis 2 Monate leben konnten, dass aber nach dieser Zeit Schwäche und Tod eintraten. Nach Brown-Séquard (37) überleben Katzen die Exstirpation viel länger als Hunde, Kaninchen und Meerschweinchen und überhaupt jüngere Thiere länger, als erwachsene.

Der erste, welchem es gelang, der Nebennieren beraubte Thiere eine längere Zeit am Leben zu erhalten, dürfte nach Brown-Séquard Martin Magron gewesen sein, welcher eine Katze 10 Tage, eine andere 7 Wochen nach der zweiten Operation leben sah.

Ausser den oben genannten Gegnern der Ansicht Brown-Séquard's von der lebenswichtigen Function der Nebennieren finden wir in der Litteratur weiter erwähnt: Berutti und Perosino (1857, 1863), Harley (1858), Chatelain (1859), Schiff (1863), Nothnagel (1880), Burg (1883), Russo-Giliberti und di Mattei (1886), Supino (1892), Pal (1894), Santi Rindone lo Re (1895), welche sämmtlich die Auffassung haben, dass der Tod nach Nebennierenexstirpation nicht vom Ausfalle der Function der Organe, sondern von den durch die Operation entstandenen Complicationen bedingt ist.

Perosino (Canstatts Jahresberichte 1856) führte ein- und doppelseitige Nebennierenexstirpation bei 5 Pferden und 1 Maulthiere aus. Die Thiere starben nach beiderseitiger Operation binnen $^1/_2$ bis 10 Stunden, nach einseitiger Operation binnen 43 Stunden bis 17 Tagen. Die Todesursache war Blutung, Bauchfellentzündung u. s. w.

Harley (83) sah freilich seine operirten Katzen nicht länger als im allgemeinen 24 Stunden den Eingriff überleben; da er aber

Ratten doppelseitige Exstirpation lange Zeit hindurch[1] gut vertragen sah, was später auch Boinet beobachtet hat, kam er zu dem Schluss, dass die Nebennieren keine absolut lebenswichtigen Organe sind.

Nachdem die Arbeit Addison's Ende der 50-er und Anfang der 60-er Jahre zahlreiche Forscher zu experimentalen Untersuchungen über die Nebennieren, besonders zu Exstirpationen, veranlasst hatte und sämmtliche, mit Ausnahme von Brown-Séquard, die übereinstimmende Angabe geliefert hatten, dass manche Versuchsthiere monatelang beiderseitige Nebennierenexstirpation, ohne krankhafte Störungen zu zeigen, überleben können, scheint das Interesse für diese Studien während einer Reihe von Jahren abgenommen zu haben, bis Ende der 70-er Jahre Nothnagel (161) der Frage ein ziemlich umfassendes experimentales Studium widmete.

Auf die klinische Beobachtung gestützt, dass nur in den Fällen, in welchen die Obduction chronische Entzündungen nebst Verkäsung in und um die Nebennieren dargelegt hatte, der Addison'sche Symptomencomplex vorhanden gewesen war, glaubte Nothnagel, dass die Exstirpation weniger als eine um die Nebennieren entstandene chronische Entzündung geeignet wäre, bei Thieren Veränderungen hervorzurufen, welche den bei der Addison'schen Krankheit vorkommenden analog sind.

Die beabsichtigten Entzündungsprocesse sah Nothnagel am leichtesten mittels Quetschung der Nebennieren entstehen. Ein solcher Eingriff rief „nicht bloss einen chronisch entzündlichen Zustand“ hervor, „sondern es konnte auch zur Bildung käsiger Producte kommen“.

Nothnagel operirte auf diese Weise 153 Kaninchen. Wurde nur die eine Nebenniere zerstört, so traten keine Veränderungen in dem Allgemeinbefinden des Thieres ein. Bei den meisten Versuchen wurde die Operation doppelseitig gemacht. Geschah dies in einer Sitzung, so starben die Thiere im allgemeinen binnen 2 bis 3 Wochen; nur eines überlebte die Operation 5 Wochen. Verfloss eine Zeit von 3 bis 4 Wochen zwischen den beiden Operationen, so lebten die Thiere bedeutend länger und zeigten keine krankhaften Veränderungen.

Die Behauptungen der meisten oben citirten Autoren, dass nämlich die Entfernung der Nebennieren nicht notwendig den Tod zur Folge haben müsse, hält Tizzoni (192) in seiner 1889 herausgegebenen

---

[1] Harley (82) entfernte an Monate alten Ratten die beiden Nebennieren und die Milz. Er beobachtete dieselben nachher, bis sie erwachsen waren und konnte keine Abnormität in ihrer Entwickelung finden.

Arbeit nicht für berechtigt, weil nach ihm die Experimente nicht lange genug verfolgt und analysirt worden sind. Entweder, hebt Tizzoni hervor, hat man gemeint, diejenigen Thiere, welche nicht unmittelbar nach der Operation, sondern später gestorben sind, seien aus anderen Ursachen als zufolge Aufhebung der Function der Nebennieren zu Grunde gegangen, oder auch hat man sich damit begnügt, die Versuchsthiere nur eine ganz kurze Zeit zu beobachten, wonach dieselben getödtet worden sind.

Selbst kam Tizzoni durch Nebennierenexstirpationen an 54 Kaninchen zu folgenden Schlussfolgerungen:

1. „dass beim Kaninchen die Zerstörung einer oder beider Nebennieren den Tod zur Folge hat“ und

2. „dass dieser in einer entweder sehr kurzen oder sehr langen Zeit (Monate und Jahre) nach der Operation eintritt, und dass ihm in beiden Fällen ein in vielen Punkten übereinstimmendes Krankheitsbild vorangeht“.

Zu ähnlichen Resultaten ist Tizzoni (193) bei seinen Experimenten am Hunde gekommen.

Die Ansicht Tizzoni's, dass auch die einseitige Nebennierenexstirpation den Tod herbeiführt und auch die sehr spat eingetretenen Todesfälle durch die Exstirpation verursacht sein können, erregte bald heftige Opposition. Schon 1890 richtete Stilling (189) auf Grund mehrerer Beobachtungen, dass junge Kaninchen, an welchen die eine Nebenniere entfernt worden war, sich ganz normal entwickelten und über ein Jahr am Leben blieben, ohne etwas Krankhaftes darzubieten, eine eingehende Kritik gegen die Untersuchungen und Schlussfolgerungen Tizzoni's.

Noch bis in die letzten Jahre gehen die Ansichten weit auseinander, ob den Nebennieren bei den Säugethieren eine lebenswichtige Bedeutung zukomme oder nicht.

Abelous und Langlois (9) kamen bei ihren Untersuchungen an Meerschweinchen hauptsächlich zu folgenden Resultaten:

1. Nach vollständiger Zerstörung[1] der einen Nebenniere magerten einige Thiere im Anfange ein wenig ab, gewannen aber bald wieder ihr ursprüngliches Körpergewicht. Andere dagegen verloren gar nicht an Gewicht. Eine Minderzahl magerte schnell ab und starb.

---

[1] Die Organe wurden bald durch Ligatur, bald durch Quetschung, aber am häufigsten mittels Cauterisation zerstört.

2. Wurden die beiden Nebennieren total zerstört, so starben die Thiere in der Regel bald. Geschah die Zerstörung der Organe in 2 Sitzungen mit einer Zwischenzeit von nur $^1/_2$ bis 1 Stunde, so lebten die Thiere im Durchschnitt nur 5 Stunden. Vergingen dagegen 8 bis 15 Tage zwischen den beiden Operationen, so blieben die Thiere ein wenig länger am Leben, im Durchschnitt 12 Stunden.

3. Nach Zerstörung eines Fünftels von jeder Nebenniere mit einer Zwischenzeit von 1 bis 2 Tagen blieben die Thiere am Leben, magerten aber stark ab; bei einem Intervalle von 8 bis 15 Tagen zwischen den beiden Operationen traten keine bemerkenswerthen Störungen auf. Wurde wenigstens die Hälfte jeder Nebenniere weggebrannt, so starben die Thiere unter schneller Abmagerung, lebten aber doch länger als nach totaler Zerstörung der Nebennieren.

Zu wesentlich ähnlichen Ergebnissen gelangte Langlois (123) bei seinen Experimenten an Kaninchen, jedoch mit dem kleinen Unterschiede, dass diese Versuchsthiere einseitige Nebennierenexstirpation schlechter zu vertragen schienen, als Meerschweinchen, indem sie länger abmagerten und oft ihr initiales Körpergewicht nicht wieder erreichten.

Längere Zeit als Abelous und Langlois sah Donetti (56) Meerschweinchen und Kaninchen beiderseitige Nebennierenexstirpation überleben. Jene lebten im Mittel 15 bis 48 Stunden; diese waren noch widerstandskräftiger, indem eins 8 Tage, ein anderes über 20 Tage lebte.

Pal (164, 165) giebt an, dass er von 8 operirten Hunden 6 leben gesehen hat, und zieht aus seinen Experimenten den Schluss, dass die Nebennieren keine absolut lebenswichtigen Organe sind.

Sehen wir aber die auf Seite 17 mitgetheilte Zusammenstellung der Pal'schen Fälle ein wenig genauer an, so finden wir gleich, dass sämmtliche Versuchsthiere die Operation nur eine ziemlich kurze Zeit überlebt haben.

Bei der Section des die Operation am längsten überlebenden Thieres waren nach Pal weder accessorische Nebennieren, noch zurückgelassener Nebennierenrest zu finden.

Eine noch geringere Bedeutung als Pal scheint Santi Rindone lo Re den Nebennieren beim Hunde zu Theil werden zu lassen. Die Fälle mit letalem Ausgange ist er geneigt, vollständig auf Rechnung mangelhafter Operationstechnik zu schreiben.

Andere Forscher haben die Prognose beiderseitiger Nebennierenexstirpation weit schlimmer gefunden, als es die beiden letztgenannten Verfasser gethan haben.

Hund	Dauer des Ueberlebens	Sectionsbefunde	Anmerkungen des Autors
Nr. 1	2 Tage	Anämie	Starke Blutung
„ 2	2 „	„	„ „
„ 3	6 „	Peritonitis	—
„ 4	3 „	Anämie	Bedeutende Blutung
„ 5	6 „	Abscess	—
„ 6	1 Tag	Anämie	Schwaches Thier
„ 7	1 „	„	Bedeutende Blutung
„ 8	4 Monate 8 Tage	—	Wird getödtet

Nach Thiroloix (122) sterben die Hunde 25 bis 40 Stunden nach totaler Exstirpation beider Nebennieren.

Die längste Zeit, welche Langlois (128) in einer ziemlich grossen Experimentreihe (an 40 Hunden) die Versuchsthiere beiderseitige totale Exstirpation überleben sah, betrug in 2 Fällen 40 bezw. 52 Stunden. Im Durchschnitt starben die Thiere (26), wenn beiderseitige Operation in 2 Sitzungen vorgenommen wurde, nach 28 Stunden. 10 in einer Sitzung operirte starben alle schnell nach der Operation.

Noch schlechtere Resultate erhielt Szymonowicz (191) bei seinen Versuchen am Hunde, bei welchen der Tod 15 Stunden nach beiderseitiger Operation erfolgte. Der Autor ist kühn genug, seine Experimente „einwandsfreie“ zu nennen; wie wir weiter unten bei Darlegung der Symptomatologie finden werden, ist dies keineswegs der Fall.

Als unkritischer Operateur wetteifert mit Szymonowicz Nicolas de Dominicis (65), der 25 Experimente an Kaninchen und Hunden ausführte. Die Operation geschah nach diesem Autor „sans anesthésie et par un procédé qui n’a pas fait perdre aux animaux une seule goutte de sang“ (!).

Die Hunde wurden mit Chloroform narkotisirt.

Der Verf. wird von seinen ganz misslungenen Versuchen zu folgendem Schlusse verleitet:

„La suppression totale des capsules surrénales pratiquée simultanément, ou avec un intervalle quelconque amène fatalement et constamment la mort des animaux dans un intervalle maximum de deux, trois ou quatre heures.“

Neulich hat Kudinzew (122) eine vorläufige Mittheilung über die Wirkung doppelseitiger Nebennierenexstirpation veröffentlicht. Die Thiere lebten nur 18 bis 24 Stunden nach der Operation.

Fassen wir die zu verschiedenen Zeiten ausgesprochenen Ansichten, ob die Nebennieren der Säugethiere lebenswichtige Organe sind oder nicht, zusammen, so finden wir hauptsächlich folgende repräsentirt:

1. Beiderseitige Exstirpation führt den Tod herbei (gewöhnlich binnen einigen Stunden), die Nebennieren sind also lebenswichtige Organe; bei Hunden, Katzen, Kaninchen, Meerschweinchen, Ratten nach Brown-Séquard (1856); bei Hunden nach Langlois (1893), Szymonowicz (1896); bei Hunden, Kaninchen nach de Dominicis (1894), Tizzoni (1889); bei Meerschweinchen nach Abelous und Langlois (1892), Donetti (1897).

2. Beiderseitige Exstirpation braucht den Tod nicht herbeizuführen, die Nebennieren sind keine absolut lebenswichtigen Organe: bei Meerschweinchen nach Gratiolet (1856); bei Meerschweinchen, Ratten, Kaninchen, Hunden nach Philipeaux (1856); bei Kaninchen nach Supino (1892); bei Ratten nach Harley (1858), Boinet (1895); bei Hunden nach Pal (1894), Santi Rindone lo Re (1895).

3. Einseitige Exstirpation hat den Tod zur Folge nach Tizzoni (1889).

4. Einseitige Exstirpation ruft in der Regel nicht den Tod hervor nach Brown-Séquard (1856), Stilling (1890), Langlois (1893) u. A.

b. Bei niederen Thieren.

In den letzten Jahren sind ziemlich zahlreiche Untersuchungen über die Function der Nebennieren niederer Thiere, wie bei Tauben, Fröschen, Tritonen und Aalen, veröffentlicht worden.

Abelous und Langlois (12) sind die ersten, welche im Anfange der 90-er Jahre in dieser Hinsicht Experimente an Fröschen ausgeführt haben. Sie fanden, dass auch für den Bestand des Lebens dieser Thiere die Nebennieren eine sehr grosse Rolle spielen. Die Ergebnisse ihrer Versuche können wir dahin zusammenfassen:

1. Vollständige Zerstörung beider Nebennieren hat den Tod unvermeidlich zur Folge. Die Winterfrösche überleben der Operation länger als die Sommerfrösche; jene höchstens 12 bis 13 Tage, diese nur 48 Stunden.

2. Zerstörung der einen Nebenniere ruft keine nennenswerthen Veränderungen hervor.

3. Frösche, an welchen die eine Nebenniere ganz und der grösste Theil der anderen zerstört worden sind, leben etwas länger als diejenigen, welche beiderseitige totale Exstirpation durchgemacht haben.

4. Wird die eine ganz und nur ein kleiner Theil der anderen Nebenniere abgetragen, so leben die Thiere ungefähr ebenso lange wie nach einseitiger Exstirpation.

Die Richtigkeit dieser Resultate hat Gourfein (80) im Grossen und Ganzen bestätigt.

Den von Abelous und Langlois hervorgehobenen Unterschied zwischen Sommer- und Winterfröschen war Gourfein nicht zu constatieren im Stande. Derselbe Forscher stellte auch eine Reihe Nebennierenexstirpationen an Tauben und Tritonen an. Jene überlebten nur 4 bis 24 Stunden, wenn totale Exstirpation gemacht worden war; wurde nur $^1/_8$ bis $^1/_{10}$ der Organe zurückgelassen, so lebten die Thiere bis 15 Tage.

Einseitige Exstirpation bei Tritonen hatte keine Störungen zur Folge. Blieb nur ein stecknadelkopfgrosser Rest der einen Nebenniere zurück, so war dieser hinreichend, die Thiere 18 Tage bis 9 Wochen am Leben zu erhalten.

Bei 7 Experimenten exstirpirte Pettit (167, 168) die Nebennieren bei Aalen und sah die Mehrzahl der Versuchsthiere Wochen bis Monate die Operation überleben.

2. Symptomatologie nach der Nebennierenexstirpation und bei Morbus Addisonii.

Betreffend die auftretenden Symptome bei Thieren, welche der Nebennieren beraubt sind, ebenso bezüglich der Symptomatologie des Morbus Addisonii, finden wir in der Litteratur mangelhafte und sich sehr widersprechende Angaben.

Dass die nach Exstirpation der Nebennieren hervortretenden Symptome so verschiedenartig beschrieben worden sind, kommt hauptsächlich daher, dass die Experimente nicht sorgfältig genug analysiert sind und dass man sich nicht bemüht hat, von den durch die Aufhebung der Nebennierenfunction hervorgerufenen Symptomen diejenigen zu scheiden, welche durch Folgen des operativen Eingriffes und durch im Zusammenhange mit diesem oder sonst entstandene Complicationen verursacht worden sind. Als typisches Beispiel davon dient die Auffassung de Dominicis bezüglich der Wirkung der Nebennierenexstirpation: „que l'ablation totale détermine immédiatement une scène très grave sous la forme de shoc avec phénomènes de stupefaction et de collapsus général, spécialement de coeur.“

An einer anderen Stelle seiner Abhandlung sagt de Dominicis: „à peine la seconde des capsules fut-elle exstirpée qu'immédiatement se manifestèrent de la polypnée, des frissons et une immobilisation comme si l'animal avait été foudroyé."

Wenn sich ein solches Bild dargeboten hat, dürfte den Operateur selbst die Hauptschuld treffen.

Andere in ihrer Operationstechnik ein wenig glücklichere Forscher haben ihre Versuchsthiere nach der Operation wenigstens 24 Stunden zu beobachten Gelegenheit gehabt. Ihre Aufmerksamkeit ist dabei besonders auf den Allgemeinzustand der Thiere gerichtet gewesen.

Die für die Addison'sche Krankheit meist charakteristischen Symptome, nämlich Asthenie, Pigmentirung und gastro-intestinale Störungen, behaupten einige Forscher auch bei Thieren ohne Nebennieren beobachtet zu haben. Das wesentlichste dieser bei Morbus Addisonii vorkommenden Symptome, nämlich die Asthenie, wird auch bei Experimenten an Thieren am häufigsten angetroffen, aber von einigen Autoren, wie Abelous und Langlois, falsch gedeutet.

Schon Brown-Séquard (33) hat bei seinen Experimenten „un affaiblissement notable" beobachtet, und eine auffallende Muskelschwäche ist seitdem auch von Anderen, wie Tizzoni, Albanese (14), F. und S. Marino-Zuco (149) und Boinet (27, 28) hervorgehoben worden.

Nothnagel fand dagegen, „dass die Zerstörung einer und beider Nebennieren wochen-, monate-, jahrelang bestehen und ertragen werden kann, ohne dass die Thiere die Zeichen von Hinfälligkeit und Schwäche darbieten." „Diese Erscheinungen im Bilde des Morbus Addisonii", fährt Nothnagel fort, „scheinen also nichts unmittelbar mit der Erkrankung der Nebennieren zu thun zu haben."

Bei der grossen Anzahl von Nebennierenexstirpationen, welche während einer Reihe von Jahren an verschiedenen Thierarten gemacht worden sind, hat nur eine Minderzahl der Autoren abnorme Pigmentirungen beobachtet.

Unter seinen 153 beiderseitig operirten Kaninchen sah Nothnagel in 3 Fällen Pigmentflecke an der Mundschleimhaut 1, 3 und 5 Monate nach der zweiten Operation entstehen.

Dem Verfasser selbst scheint diese Beobachtung aber ohne Bedeutung für die Beurtheilung der Frage zu sein, wie die Zerstörung der Nebennieren die Pigmentbildung beeinflusst. Er ist eher zu der Annahme geneigt, „dass die Nebennierenerkrankung direkt und unmittelbar mit der Pigmentirung nichts zu thun hat."

Bei den oben genannten Experimenten Tizzoni's wurden unter 30 genau untersuchten Fällen Pigmentveränderungen in nicht weniger als 13 beobachtet. Diese traten frühestens 2 Monate nach der Operation auf und waren ausschliesslich auf die Gegend des Mundes und der Nasenöffnungen und deren Schleimhäute beschränkt. Am meisten charakteristisch erscheint dem Verfasser ein Pigmentfleck an der unteren Zungenfläche. Im Anfange ihrer Entstehung sollen die Flecke sich als kleine, tabaksfarbene Punkte präsentieren; während ihres Zuwachses fliessen sie zusammen, „werden immer brauner, bronzefarbig und nehmen bald alle Charaktere der Färbung an, wie man sie bei der Addison'schen Krankeit beobachtet.“ Waren die Flecke einmal entstanden, verschwanden sie nicht wieder.

Diese Angaben Tizzoni's forderten Stilling zu einer Nachprüfung auf. Er konnte aber an seinen Versuchsthieren die Entstehung irgend welcher Pigmentflecke nie bestätigen.

Es fehlt in der Litteratur nicht an Angaben, dass auch in der Haut und den übrigen Geweben nach Exstirpation der Nebennieren Pigment entstehen und angesammelt werden kann. F. und S. Marino-Zuco (149) sahen 14 bis 24 Tage nach einseitiger Nebennierenexstirpation bei Kaninchen an rasirten Stellen der Haut linsengrosse, schiefergraue Flecke in der Umgebung der Operationsnarbe auftreten. An diesen Flecken wuchsen allmählich kleine dichte Haarbüschel auf, welche wenigstens im Anfange von dunklerer Farbe als die Haare der Umgebung waren. Nach einiger Zeit trat dieser Unterschied weniger hervor. Die Pigmentflecke der Haut nahmen an Grösse zu, flossen zusammen und fingen ungefähr nach 2 Monaten zu verschwinden an. Auch an der unteren Zungenfläche und an den Seitenrändern nahe der Spitze haben diese Forscher kleine Flecke beobachtet.

Nach Angabe haben sie sich davon überzeugt, dass die Pigmentanomalien nicht nur durch den chirurgischen Eingriff hervorgerufen waren.

Aehnliche Pigmentirungen traten auch nach Einimpfung von Pfeiffer's Pseudotuberculose und Eppinger's Cladothrix in den Nebennieren auf.

Die Verfasser urtheilten nun so: Wären die gefundenen Pigmentanomalien von Neurinanhäufung zufolge herabgesetzter oder aufgehobener Function der Nebennieren bedingt, so müsste eine Injection von ziemlich grossen Mengen von Neurin gleiche Veränderungen zu Stande bringen können. Sie fanden nun auch, dass 6 bis 8 Tage nach solchen Injectionen schieferfarbene Flecke an der Haut entstanden, welche sich ähnlich wie die oben genannten, nach Exstirpation auftretenden verhielten.

Bei Albinoskaninchen kamen keine Pigmentirungen auf der Haut, sondern nur an den Seitenrändern der Zunge zur Beobachtung.

Wir haben die Beobachtungen der beiden oben genannten Verfasser nur darum so eingehend besprochen, weil wir uns für berechtigt halten, den von ihnen angenommenen Zusammenhang zwischen dem Eingriff auf die Nebennieren und der Entstehung von Pigmentveränderungen zu bezweifeln.

Die Beschreibung der Pigmentirungen in der Haut passt nämlich ganz genau auf einen gewöhnlichen Vorgang, welchen man bei jedem Nicht-Albinoskaninchen findet, wenn man nur den kleinen Eingriff macht und das Thier rasirt.

Zu höchst eigenthümlichen, von anderen noch nicht bestätigten Resultaten ist Boinet (25, 30) bezüglich der Pigmentablagerung bei den der Nebennieren beraubten Ratten gelangt. Nach Verletzungen der Nebennieren fand er eine Anhäufung von schwarzem Pigment ausser im Blute in mehreren Geweben und Organen und hält demnach die Benennung „experimentale Addison'sche Krankheit“ für völlig berechtigt.

Unter den Forschern, welche niemals Pigmentanomalien nach Nebennierenexstirpationen gesehen haben, erwähnen wir Harley, Stilling und Langlois.

Gastro-intestinale Symptome bei Thieren mit abgetragenen oder zerstörten Nebennieren sind selten oder nie beobachtet worden. Die Angabe Brown-Séquard's, dass er selten Erbrechen und noch seltener Diarrhöe auftreten gesehen, ist ja von geringerer Bedeutung, da er die Versuchsthiere nur kurze Zeit nach der Operation am Leben zu erhalten vermochte.

Nothnagel hebt besonders hervor, dass er bei seinen Experimenten niemals Diarrhöe beobachtet hat. Eine unbedeutende Diarrhöe tritt nach Tizzoni bisweilen auf.

Eine sowohl in der klinischen Medicin, als bei den experimentalen Studien etwas verschieden beurtheilte Frage gilt der Abmagerung bei Nebenniereninsufficienz.

Während nach den meisten Klinikern Abmagerung zum Bilde der Addison'schen Krankheit gehört, scheint Nothnagel Adynamie ohne Abmagerung mehr charakteristisch zu sein. Es giebt nur wenige an Thieren mit Nebenniereninsufficienz gemachte genaue Beobachtungen in dieser Hinsicht.

Tizzoni giebt an, dass die einzige, nach der Operation zu beobachtende Veränderung eine schnelle, merkliche Abnahme des Körpergewichtes ist, welches bei einem Experimente in 8 Tagen von 862 auf 770 g heruntergging, und noch mehr bei einem anderen Experimente, wo in 7 Tagen eine Abnahme von 1060 auf 881 g eintrat.

Die Thiere, welche die Operation längere Zeit überlebten, nahmen bald wieder an Körpergewicht zu, fingen aber einen bis mehrere Monate vor dem Tode an Gewicht zu verlieren an. In einigen Fällen magerten die Thiere bis zum Skelett ab.

Der Verfasser bedauert, dass die Gewichtsverluste im allgemeinen nicht durch Wägen verfolgt worden sind.

Als eine Folge partieller Zerstörung der beiden Nebennieren an Meerschweinchen haben Abelous und Langlois eine enorme Abmagerung beobachtet.

Ein interessantes Symptom nach Exstirpation der Nebennieren, auf welches man seine Aufmerksamkeit wenig gerichtet hat, ist das Sinken der Körpertemperatur.

Tizzoni bemerkt freilich „ein rasches, gradweises Sinken der Temperatur im Rectum, welche von 39·5 bis 40° auf 38 bis 37° herabgeht, um später bei 35 und selbst 34° anzukommen".

Dass Tizzoni indessen die Temperaturverhältnisse nicht genauer studirt hat, geht aus folgender Aeusserung von ihm hervor: „Die Temperatur der an Nebennieren operirten Thiere zeigte in den beiden ersten Monaten nach der Operation, in denen sie untersucht wurde, keine Abweichung von der Norm, wenn keine Complication bei der Operation oder Eiterung der Wunde eingetreten war. Da überdies unsere Beobachtungen sich auf die erste Zeit nach der Operation beschränkten, so können wir weder leugnen, noch behaupten, dass nicht in späterer Zeit, aber vor dem während der Schlussperiode der Krankheit sich einstellenden Temperaturabfalle Aenderungen in dem Wärmegrade des Körpers eingetreten seien".

Abelous und Langlois (9) geben an, dass dem Tode ihrer Nebennieren beraubten Meerschweinchen eine „progressive Temperatursenkung" vorangegangen ist.

Bei seinen Versuchen am Hunde war Szymonowicz nicht im Stande, irgend welche constante Veränderungen der Körpertemperatur zu beobachten, und kommt darum zu dem Schlusse, „dass die Nebennieren keinen Einfluss auf die Körpertemperatur ausüben" (!).

Der Autor hat sich dabei einer ganz falschen Schlussfolgerung schuldig gemacht.

Gerade die Abwesenheit des constant vorkommenden Temperaturabfalles bei an Nebenniereninsufficienz sterbenden Thieren zeigt, wie wir weiter unten finden werden, nach unserer Ansicht, dass die Thiere Szymonowicz' nicht, wie er selbst glaubt, zu Folge aufgehobener Nebennierenfunction, sondern in unmittelbarer Folge der Operation gestorben sind.

Dass die Nebennierenexstirpation einen gewissen Einfluss auf die Athmung und Herzthätigkeit ausübt, ist von mehreren Forschern hervorgehoben worden.

Brown-Séquard (35) erklärt den Tod nach Exstirpation der Nebennieren entweder durch Asphyxie oder Syncope. Nach Abelous und Langlois (9), Albanese (14) wird der Tod durch Respirationslähmung verursacht. Nach dem letztgenannten Verfasser ist das Herz „ultimum moriens“.

Gourfein (80) beobachtete bei den der Nebennieren beraubten Fröschen eine beschleunigte Athmung und eine immer mehr abnehmende Herzthätigkeit.

Bei Morbus Addisonii sind nach Guttmann (88) „keine abnormen Erscheinungen von Seiten des Circulationsapparates vorhanden“. Lewin hat aber eine andere Auffassung. Er sagt: „der Puls wird im allgemeinen als klein und matt bezeichnet. Die Frequenz ist im Anfang der Krankheit bisweilen vermindert, später gesteigert“.

Bezüglich des Vorkommens von Convulsionen bei nebennierenlosen Thieren herrschen verschiedene Meinungen. Brown-Séquard, Tizzoni und Gourfein haben sie gleich vor dem Tode beobachtet, Andere aber im allgemeinen nicht. Gegen Brown-Séquard führt Philipeaux an, dass er bei Experimenten an Hunden, Katzen, Kaninchen, Meerschweinchen und Ratten Convulsionen nur einmal bei einer Katze gesehen hat. Nach einigen Verfassern, wie Langlois, können die Convulsionen bald vorkommen, bald fehlen.

Störungen im centralen Nervensystem hat Tizzoni als wichtige Befunde nach Nebennierenexstirpation (an Kaninchen und Hunden) hervorgehoben. Er fand sowohl im Gehirn, als im Rückenmark bedeutende Degenerationen gewisser bestimmter Nervenbahnen mit gewöhnlich absteigendem Verlaufe und sah darin die Ursache des nicht nur nach beiderseitiger, sondern auch nach einseitiger Exstirpation eintretenden Todes. Dass solche degenerative Processe vorkommen, ist von Stilling (189) am schärfsten bestritten worden.

Das Zustandekommen von Nervendegenerationen nach Nebennierenexstirpation ist indessen wieder von mehreren Verfassern hervorgehoben worden.

Boinet (30) beobachtete bei den der Nebennieren beraubten Ratten Degenerationen im Sympathicus und Rückenmark mit aufsteigendem Verlaufe. Diese traten aber nur ein, wenn die Nebennieren unterbunden waren, weshalb der Verfasser glaubt, dass sie durch entzündliche Processe verursacht sind.

Alezais und Arnaud, welche keine absolut lebenswichtige Function den Nebennieren anerkennen wollen, scheinen bisweilen nach

Zerstörung der Organe im sympathischen Nervensystem ascendirende Veränderungen gesehen zu haben, welche bis zu den Seitensträngen des Rückenmarkes gelangen konnten.

Die von Tizzoni beschriebenen Veränderungen im Rückenmark nach Abtragung der Nebennieren meint auch de Dominicis bestätigt zu haben.

Bei Untersuchungen des Nervensystems am Hunde nach beiderseitiger Exstirpation beobachteten Ettlinger und Nageotte (66) ausgedehnte und ziemlich hochgradige Läsionen der Zellen des Gehirns, Kleinhirns und Rückenmarkes. Die Verfasser meinen, dass diese durch Auto-Intoxication zu Stande gekommen sind. Es verdient indessen hervorgehoben zu werden, dass die Verfasser ihr Material in 10 procent. Formol und absolutem Alkohol fixirt und gehärtet haben, weshalb es verdächtig erscheinen muss, wenn nicht Artefacte vorgelegen haben, trotz der Versicherung der Verfasser, dass Controlthiere angewendet worden sind. Eine weniger gut gelungene Härtung des Materiales hat vielleicht auch Donetti (56) verleitet, bedeutende Veränderungen in den Ganglienzellen des Gehirns, des Kleinhirns und des verlängerten Markes zu beschreiben, welche auch er als durch Auto-Intoxication hervorgerufen auffasst.

Im Gegensatze zu der von den Klinikern gehuldigten Ansicht, dass Lähmung bei der Addison'schen Krankheit fast niemals vorkommt, scheint nach Abelous und Langlois eine aufsteigende Paralysie zum Krankheitsbilde bei nebennierenlosen Thieren zu gehören. Sowohl bei Fröschen, als Meerschweinchen fanden sie nach beiderseitiger Exstirpation die faradische Reizbarkeit z. B. des N. ischiadicus erloschen. Diese Paralysie kommt nach den Verfassern zu Stande durch im Blute angehäufte toxische, curareähnliche Substanzen.

Andere Forscher, z. B. Gourfein (80), haben jedoch bei Fröschen und Tauben keine curarisirende Wirkung der Exstirpation gesehen.

Die elektrische Reizbarkeit ist nach Gourfein noch mehrere Stunden nach dem Tode erhalten.

Zahlreiche Untersuchungen sind dem Verhalten des Blutes nach Nebennierenexstirpation gewidmet worden.

Brown-Séquard legte den Veränderungen des Blutes grosse Bedeutung bei. In einer Anhäufung von grossen Pigmentschollen in demselben sah er die nächste Ursache des Todes. Diese Angaben sind seitdem nur von Boinet bestätigt worden. Dass sowohl das Blut, wie das Extract der Gewebe, besonders der Muskeln, bei den der Nebennieren beraubten Thiere toxische Eigenschaften besitzen, ist von vielen Forschern hervorgehoben. Schon Brown-Séquard erwies die Toxicität des Blutes, die später unter anderen von Abelous (5), Langlois (123, 128), Albanese (14), Marino-Zuco und Supino (190) bestätigt worden ist.

Abelous und Langlois sahen nach intravenösen und subcutanen Injectionen von Blut, welches von den der Nebennieren beraubten Fröschen stammte, bei Fröschen, welche dieselbe Operation durchgemacht hatten, schnelle Lähmung und Tod eintreten, während ähnliche Injectionen bei normalen Thieren nur ganz unbedeutende und bald nachlassende Störungen hervorriefen.

Die entstandene Lähmung wollen die Verfasser der Curarewirkung gleichstellen.

In Bezug auf den Ursprung der giftigen Substanzen des Blutes glauben Abelous und Langlois, dass dieselben hauptsächlich durch die Muskelarbeit entstehen und im Blute zu Folge aufgehobener Function der Nebennieren angehäuft werden. Die Bedeutung der Nebennieren soll nach ihnen darin bestehen, dass sie diese Producte des normalen Stoffwechsels zerstören oder neutralisiren. In Uebereinstimmung mit den Angaben Albanese's (14) sahen sie ihre Versuchsthiere nach Nebennierenexstirpation schneller zu Grunde gehen, wenn diese eine Arbeit verrichtet hatten, als wenn sie in Ruhe gehalten waren. Muskelextracte von zur Erschöpfung tetanisirten normalen Thieren hatten eine hochgradige giftige Wirkung auf die der Nebennieren beraubten Thiere. Die Richtigkeit dieser Beobachtungen Abelous' und Langlois' hat Boinet bestätigt.

Betreffend die Formbestandtheile und das Hämoglobin des Blutes der Nebennieren beraubter Thiere herrscht dieselbe Unsicherheit wie überhaupt in der Symptomatologie. Eine von Martin-Magron und Ordonnez gefundene Vermehrung der weissen Blutkörperchen bei einer der Nebennieren beraubten Katze ist eine in der Litteratur ganz alleinstehende Beobachtung.

Russo-Giliberti und di Mattei sahen beim Hunde unmittelbar nach der Operation eine schnell vorübergehende Abnahme der rothen Blutkörperchen, was wohl eher von dem operativen Eingriffe, als von der aufgehobenen Nebennierenfunction bedingt gewesen sein dürfte.

Szymonowicz fand während des nach Nebennierenexstirpation eintretenden apathischen Zustandes eine Steigerung der Anzahl rother Blutkörperchen, in einem Falle von 6 bis auf 11 Millionen, in einem anderen bis auf nicht weniger als 14 Millionen. Der Gehalt an Hämoglobin stieg in derselben Proportion.

Genaue Blutuntersuchungen sind bei Addison'scher Krankheit ziemlich spärlich gemacht. Tschirkoff (196) beobachtete bei zwei mit dieser Krankheit behafteten Patienten eine mässige Verminderung der rothen Blutkörperchen und in einem weiter vorgeschrittenen Stadium einen gesteigerten Gehalt von reducirtem Hämoglobin. Kummer fand eine Herabsetzung sowohl der Anzahl der rothen Blutkörperchen, als des Hämoglobingehaltes. Neumann sagt, auf der Höhe der Krankheit sehr niedere Werthe, 1120000, in mehr vorgeschrittenen Stadien wieder sehr hohe Zahlen, 7700000, der rothen Blutkörperchen gefunden zu haben.

In 2 Fällen von Morbus Addisonii untersuchte Guttmann bis zum Tode der Patienten die Anzahl der rothen Blutkörperchen und konnte kein Herabgehen derselben finden. Das Verhältniss zwischen rothen und weissen Blutkörperchen, ebenso wie die Anzahl der eosinophilen Zellen, zeigte sich auch völlig normal. In der 1892 in den Charité-Annalen von Lewin gemachten Zusammenstellung von Fällen Addison'scher Krankheit finden wir hauptsächlich bald eine Verminderung der Zahl der rothen, bald eine Verminderung, bald eine Vermehrung der weissen Blutkörperchen angegeben.

Die Beschaffenheit des Harnes bei den der Nebennieren beraubten Thiere ist bisher fast nie Gegenstand einiger Untersuchungen gewesen. Brown-Séquard (35) sagt freilich von der Harnsecretion, dass sie in quantitativer und qualitativer Hinsicht normal ist, hat aber keine chemische Analyse ausgeführt.

Nach Alezais und Arnaud soll im Harne der Nebennieren beraubter Kaninchen die Menge der Phosphate vermehrt sein.

Die geringe Anzahl der bei Morbus Addisonii ausgeführten Harnuntersuchungen hat unsichere und einander widersprechende Resultate geliefert.

Bezüglich der Harnmenge hat Lewa (134), wie die meisten anderen Forscher,[1] keine Störung gefunden.

Gerhardt (88) und Jaquet (106) glauben dagegen, dass eine Polyurie vorhanden sei.

Jaquet beobachtete einen Patienten mit Addison'scher Krankheit, dessen 24-stündliche Harnmenge $2^1/_2$ Liter betrug. Die Polyurie erklärt der Verfasser entweder durch die in den Nieren bei Obduction gefundene Congestion, oder durch Ausscheidung einer giftigen Substanz.

In Bezug auf die Bestandtheile des Harnes hat man seine Aufmerksamkeit hauptsächlich dem Harnstoffe und dem Indican zugewendet.

Eine von Guttmann (88) ziemlich lange fortgesetzte Harnuntersuchung in 3 Fällen von Morbus Addisonii ergab eine Herabsetzung

---

[1] Kummer (121) z. B. beobachtete in der Klinik Kocher's 2 Fälle Addison'scher Krankheit, von denen der eine, ein 40 jähriger Mann, eine 24-stündliche Harnmenge von 1500 bis 2000 ^{ccm} hatte; von dem anderen Patienten einem 41-jährigen Mann, heisst es nur: „Urinentleerung in Ordnung“.

des Harnstoffes und eine Vermehrung der Indicanmenge. In einem anderen Falle, in dem der Harn während 14 Tagen untersucht wurde, gewann dieser Befund keine Bestätigung.

Von Rosenstirn (181) wurde der Harn zweier mit Addison'scher Krankheit behafteten Patienten, 72 bezw. 60 Jahre alt, während einer längeren Zeit, von October bis Januar, untersucht, und eine Herabsetzung des Harnstoffgehaltes, der zwischen 13 und 20 g schwankte, dabei ermittelt. Nach dem Verfasser war die Kost völlig hinreichend. Die übrigen untersuchten Harnbestandtheile zeigten, mit Ausnahme der Schwefelsäuren und des Indicans, ebenfalls eine bedeutende Herabsetzung ($\overline{U}r$, PO_5, Cl). In beiden Fällen war das Indican sehr vermehrt.

Der Verfasser machte gleichzeitig Controluntersuchungen an nahezu gesunden Personen in gleichem Alter, welche dieselbe oder sehr ähnliche Kost genossen. Die Harnstoffausscheidung dieser betrug:

Nr. 1,	82 Jahre alt,	25 g	$\overset{+}{U}r$
„ 2,	67 „ „	25·2 g	„
„ 3,	72 „ „	25·5 g	„
„ 4,	76 „ „	26·85 g	„

Diese Untersuchungen beweisen nach Rosenstirn „eine bedeutende Herabsetzung des Stoffwechsels bei der Addison'schen Krankheit".

Eine Verminderung der Harnstoffmenge wird weiter von West und Thudichum hervorgehoben. Derselben Ansicht neigt auch Lewa zu, der in 2 Fällen von Morbus Addisonii 19, bezw. 25 g Harnstoff pro Tag fand.

Bei Untersuchung eines von einem Morb. Add.-Patienten stammenden Harnes während 12 Tagen fanden Colasanti und Bellati, dass dessen 24-stündliche Menge im Mittel 920 ccm und dessen Stickstoffgehalt nur 11·4 g betrug.

Eine vermehrte Indicanausscheidung bei Addison'scher Krankheit ist ausserdem von Guttmann und Rosenstirn, von West, Merkel, Senator und Nothnagel beobachtet. Andere Verfasser, wie Katz, Kummer und Lewa, haben keine Steigerung gefunden.

Dem Verhalten des Indicans bei den der Nebennieren beraubten Thieren widmete Nothnagel eine nähere Untersuchung. An ca. 60 theils einseitig, theils doppelseitig operirten Kaninchen fand er in vielen Fällen eine starke Indicanreaction (nach Jaffé), aber noch häufiger fiel die Reaction negativ aus. Dieser Autor kam deshalb zu dem Schlusse, dass Zerstörung der Nebennieren keine vermehrte Indicanausscheidung veranlasst. In den Fällen, in denen sie auftritt, lässt sie sich von anderen Umständen herleiten, nämlich:

1. von diffuser Peritonitis,[1]
2. von Darmkatarrh und Diarrhöe,
3. von der Beschaffenheit der Nahrung.

Lewin untersuchte den Harn von 20 der Nebennieren beraubten Kaninchen und fand Indican 7 Mal. Bei 3 Thieren trat das Indican 3 Tage nach der Operation auf. Diese Thiere litten an Diarrhöe und hatten wenig gefressen. Bei 3 anderen Thieren war keine Spur von Indican zu finden, bei einem an Peritonitis gestorbenen dagegen reichliche Mengen.

Bezüglich anderer Harnbestandtheile fand Lewa in einem Falle eine verminderte Creatininmenge und einen gesteigerten Fettsäuregehalt des Harns. Kummer (121) beobachtete in einem Falle eine bedeutende Vermehrung der Urobilinausscheidung, hebt indessen hervor, dass Urobilinurie keine constante Erscheinung bei Morbus Addisonii ist.

Colasanti und Bellati (51) untersuchten in einem Falle von Morbus Addisonii 14 Tage den urotoxischen Coefficienten des Harnes; die gewonnenen Resultate aber scheinen die Verfasser selbst nicht deuten zu können, da sie in ihrer gemeinsamen Abhandlung sagen, dass die Toxicität des Harnes „sich ziemlich in den Grenzen des Normalen zeigte“, während Bellati, auf dieselbe Untersuchung hinweisend, in einer anderen Abhandlung über „Die Giftigkeit des Harns bei Leberkrankheiten“ angiebt, dass er zusammen mit Prof. Colasanti „keinen sehr erhöhten urotoxischen Coefficienten des Harns bei Addison'scher Krankheit“ gefunden hat.

Das oben Angeführte ist heutzutage alles, was wir von dem Harne bei der Addison'schen Krankheit wissen, und mit vollem Recht sagt Lewa (134) in seinem 1891 in Virchow's Archiv erschienenen Aufsatz: „die Acten in dieser Frage sind kaum erst eröffnet und die mehr nur als zufällige Befunde registrirten Thatsachen machen noch recht viele genaue, systematische Untersuchungen nothwendig, wenn wir einmal so weit kommen wollen, ein genaues Urtheil über diesen nicht unwichtigen Punkt abzugeben“.

Um aber darüber einen Aufschluss zu erhalten, welche von den bei Morbus Addisonii auftretenden Veränderungen des Harns durch Ausfall der Nebennierenfunction bedingt sind, und welche in anderweitigen krankhaften Processen ihren Grund haben, sind Thierversuche unerlässlich, die uns die Erscheinungen des Harns bei nur durch Mangel der Nebennieren zu Grunde gegangenen Thiere zeigen.

---

[1] Schon Jaffé fand in einzelnen Fällen von diffuser Peritonitis (bei freier Darmpassage) einen enormen Indicangehalt im Harn.

II. Eigene Untersuchungen.

Das Ziel der in diesem Abschnitte darzulegenden Untersuchungen ist hauptsächlich die Entscheidung der Frage von der Lebenswichtigkeit der Nebennieren, das Studium der Symptome nach ein- und beiderseitiger Abtragung der Organe gewesen. Ausserdem haben wir aber auch den von einigen Autoren erwähnten Erscheinungen von compensatorischer Hypertrophie und Regeneration, ebenso der Wirkung der Nebennierenextracte und der „Greffe“ unsere Aufmerksamkeit gewidmet. Die Resultate dieser letzteren Untersuchungen werden wir in späteren Abschnitten näher besprechen.

Die widersprechenden Resultate der verschiedenen Untersucher auf diesen Gebieten scheinen darauf hinzudeuten, dass nur dadurch der Lösung dieser Fragen näher gerückt werden kann, dass den Versuchsthieren genauere Beobachtungen gewidmet werden, als frühere Forscher darauf verwendet haben.

Die in der Litteratur anzutreffenden summarischen Beschreibungen der operirten Thiere lassen ausserdem kaum eine Kritik der einzelnen Versuche zu und machen sie für nachfolgende Forscher kaum oder nicht anwendbar.

Wir haben uns deshalb bemüht, unsere Versuchsthiere möglichst genau und allseitig zu beobachten und haben die immer einen grossen Zeitaufwand erfordernden Experimente so ausführlich veröffentlicht, um die beobachteten Thatsachen künftigen Forschern auf diesem Gebiete so viel wie möglich nutzbar zu machen.

1. Methodik.

Unsere Operationen sind bei den Kaninchen fast immer unter Aethernarkose ausgeführt worden. Auch bei den Katzen haben wir meistens Aethernarkose angewendet, und nur in einigen Fällen haben wir die Narkose mit Chloroform eingeleitet. Bei den Hunden haben wir uns theils der Morphin-Atropinbetäubung mit nachfolgender Chloroformnarkose, theils der Chloroformäthernarkose bedient.

Die Thiere vertragen die Aethernarkose gut. Von 57 bei Kaninchen ausgeführten Aethernarkosen, wo die Thiere nicht an anderen Ursachen gestorben sind, hat nur eine den Tod herbeigeführt. In 2 anderen Fällen sind die Thiere möglicher Weise durch die Nachwirkung der Narkose gestorben. Etwas empfindlicher gegen den Aether scheinen die Katzen zu sein. Von 78 Narkosen haben wir den Tod in 3 Fällen zu verzeichnen; ausserdem haben wir einen Fall, der vielleicht als später Aethertod zu betrachten ist. Einige Male hat das Thier während der Operation zu athmen aufgehört, nach artificieller Respiration sich aber bald wieder erholt. Es scheint uns, dass die eben angeführten Zahlen sehr zu Gunsten der von uns angewandten Narkose sprechen, um so mehr, wenn man in Betracht zieht, dass wir in der Mehrzahl der Fälle keinen besonderen Assistenten für die Narkose angewendet haben, sondern dass dieselbe vom Assistenten des Operateurs geleitet worden ist. Bei sämmtlichen Operationen sind wir, soweit dies möglich war, aseptisch zu Wege gegangen.

Bei den von uns operirten Thieren hat sich der Lumbalschnitt für die Nebennierenexstirpation am meisten geeignet erwiesen.

Der Hautschnitt wird vom unteren Rippenrande, 1 bis $1^1/_2$ Finger breit nach hinten von dem vorderen Ende der 12. Rippe oder, was dasselbe ist, etwa eine Fingerbreite lateral von der besonders bei Katzen sehr deutlichen Furche an der lateralen Seite der langen Rückenmuskeln gelegt. Von diesem Punkte aus wird der Schnitt etwa 3 ^{cm} nach hinten und etwas medial verlängert. In einigen Fällen haben wir uns, um den Bauchschnitt auszuführen, des Thermocauters bedient, haben dies aber bald wieder aufgegeben, da die nekrotisirten Ränder der Wunde ihre Heilung erheblich erschwerten.

Des dünnen Bauchfelles zu Folge gelingt es beim Kaninchen nicht oft, die Oeffnung der Peritonealhöhle zu vermeiden. Bei Katzen, welche ein dickeres und mehr resistentes Bauchfell besitzen, haben wir in den allermeisten Fällen die Operationen extraperitoneal ausgeführt. Während die Ränder der Wunde von einem Assistenten mit Haken aus einander gehalten werden, wird die Nebenniere mit einem kleinen stumpfen Haken vorsichtig von dem umgebenden Fettgewebe bis an den Hilus oder wenigstens so weit lospräparirt, dass das Organ pedunculirt wird, um den Hilus eine Schlinge gelegt und dann das Organ mit einer Scheere abgetragen. Es ist diese Phase der Operation beim Kaninchen weit schwieriger als bei der Katze. Die nahe an der Nebenniere gelegenen grossen Venen sind bei dem Kaninchen sehr dünnwandig und geben leicht zu schwer zu hemmenden Blutungen Veranlassung, während bei der Katze die Venen nicht in einem so intimen Zusammenhang mit der Nebenniere stehen und dickere Wandungen besitzen. Was bei diesem Thiere oft Schwierigkeiten bereitet, ist die über der Oberfläche der Nebenniere hinziehende Lumbalvene, in welche die Suprarenalvene mündet. Diese Vene muss lospräparirt und während der Exstirpation zur Seite geführt werden. Die Schwierigkeiten der Nebennierenexstirpation werden beim Kaninchen noch dadurch vergrössert, dass dieses Thier Blutungen, auch ziemlich kleine, sehr schlecht verträgt. Eine Zusammenstellung unserer Operationen zeigt, was den Einfluss der Blutungen betrifft, dass von 64 Operationen bei Kaninchen 9 durch Blutungen zum Tode geführt haben, während bei Katzen von 79 Operationen der Tod nur bei 4 in Folge von Verblutung, davon bei einer (Nr. 10) in Folge von Nachblutung aus dem Amputationsstumpfe der Nebenniere, eingetreten ist.

Mehrere Forscher [z. B. Nothnagel (161) und Stilling (187—189)] heben hervor, dass beim Kaninchen die totale Exstirpation der Nebennieren, namentlich aber der rechten Nebenniere, in Folge des intimen Zusammenhanges des Organs mit der Vena cava fast unmöglich ist. Wie aus der Casuistik hervorgeht, ist es uns jedoch mehrere Male gelungen diese Nebenniere vollständig zu exstirpiren, so dass bei der Section keine Reste derselben nachzuweisen waren.

Die Bauchwunde wird in zwei Etagen, mit einer Muskel- und einer Hautsutur, suturirt; als Verband haben wir einen dünnen Streifen Jodoform-Collodiumwatte angewendet.

Wenn bei der Operation keine Complicationen eintreten, erheben sich die Thiere bald nach der Operation und fressen und laufen wie gewöhnlich umher. Bei den Katzen beobachtet man jedoch, besonders nach etwas längeren Operationen, gewöhnlich während der ersten halben oder ganzen Stunde nach der Operation in Folge der Narkose einen Agitationszustand, indem nämlich die Thiere taumelnd hin- und herlaufen, um sich dann nach einem kurzen Schlafe ganz erholt zu zeigen.

Als nächste Folge der Operation zeigt sich ferner ein Sinken der Temperatur um einige Grade, die jedoch im allgemeinen in den nächsten Stunden wieder normal wird. Die Heilung der Wunde ist in den meisten Fällen per primam intentionem geschehen. Bei Kaninchen haben wir nach 52 Operationen, wo die Thiere lange genug gelebt haben, um über die Heilung der Wunde ein Urtheil zu erlauben, in 8 Fällen eine locale Infection beobachtet, und in einem dieser Fälle hat sich wahrscheinlich auch eine allgemeine Infection gefunden. In einem Falle ist möglicher Weise Sepsis eingetreten. Nach 75 Nebennierenexstirpationen bei Katzen, wo die Thiere die Operation hinreichend lange überlebten, sahen wir in 5 Fällen locale Abscesse und in 2 Fällen Peritonitis (in einem Falle durch einen in der Wunde zurückgelassenen Tampon hervorgerufen) auftreten.

Bauchhernie haben wir bei einem Kaninchen erhalten.

Alle unsere Temperaturmessungen sind mit einem centigradigen Thermometer von Geissler in Bonn ausgeführt worden.

2. Casuistik.

a. Kaninchen.

Versuch Nr. 1. Gelbes Kaninchen, weiblich, 3 bis 4 Monate alt. Gewicht 980 g.

Am 27. März 1896. Aethernarkose, Exstirpatio gland. suprarenal. dextr.

2. April 1896. Gewicht 870 g. Aethernarkose, Amputatio gland. suprarenal. sin. Ein ungefähr hanfkorngrosser Rest wurde zurückgelassen.

Nach der Operation zeigte das Thier eine bedeutende Schwäche in den hinteren Extremitäten; es erholte sich aber bald.

18. April 1896. Gewicht 750 g
30. „ „ „ 870
21. Mai „ „ 1180

Das Thier hat eine grosse rechtsseitige Bauchhernie bekommen; übrigens ganz gesund.

Wird durch Herzstich getödtet.

Sectionsbefund: Die rechte Niere, welche, von Adhärenzen heraufgezogen, zwischen der Leber und den umgebenden Theilen liegt, ist verkleinert bis zur Grösse einer Haselnuss und hat ein Gewicht von nur 1·21 g.

Die linke Niere wiegt 7·0 g. Im Schnitte zeigt die rechte Niere im inneren Theile des Markes eine diffuse, ziemlich stark gelbe Farbe und an der Grenze zwischen Mark und Rinde zahlreiche, weissgraue, sklerotische Herde. Bei mikroskopischer Untersuchung zeigt die Niere ein schönes Bild von Schrumpfniere.

Der linke Nebennierenrest erscheint etwas vergrössert und hat eine dunkel orangegelbe Farbe.

Versuch Nr. 2. Weisses Kaninchen, weiblich, 3 bis 4 Monate alt. Körpergewicht 1165 g.

27. März 1896. Aethernarkose, Exstirpatio gland. suprarenal. sin.

4. April 1896. Gewicht 1200 g
5. „ „ „ 1165

Aethernarkose, Exstirpatio gland. suprarenal. dextr. Ein minimaler Rest wurde zurückgelassen.

15. April 1896. Gewicht 960 g. Wird durch Verblutung getödtet.

Section. Von Nebennierensubstanz ist nur der auf der rechten Seite zurückgebliebene hirsekorngrosse Rest übrig.

Versuch Nr. 3. Hasengraues Kaninchen, weiblich, 3 bis 4 Monate alt. Gewicht 1440 g.

29. März 1896. Aethernarkose, Amputatio gland. suprarenal. sin. (Ungefähr $^2/_3$ der Nebenniere wurden abgeschnitten.)

15. April 1896. Gewicht 1175 g. Getödtet durch Verblutung.

Section. Die durch die Amputation der linken Nebenniere entstandene Wundfläche ist eben und glatt und mit einem dünnen, graurothen, gelatinösen Belag versehen.

Die rechte Nebenniere wiegt 0·175 g.

Versuch Nr. 4. Weisses Kaninchen, weiblich, 3 bis 4 Monate alt. Gewicht 1400 g.

29. März 1896. Amputatio gland. suprarenal. dextr. Die Nebenniere wurde abgeschnitten mit Hinterlassung einer dünnen Scheibe, welche mit der Wand der V. cav. inf. innerlich verbunden war.

11. April 1896. Das Thier liegt todt da.

Section. Stark abgemagert. Gewicht nur 740 g.

In der Wundfläche der amputirten Nebenniere tritt zwischen den beiden Cortexschichten eine wulstige, graubraune, etwas gelatinöse Masse hervor.

Die linke Nebenniere vergrössert, 0·245 g wiegend, von einer eigenthümlich graurothen Farbe. Am Durchschnitte zeigt sich das Mark ungefähr doppelt so breit als normal und ist stark dunkelroth. Die Rinde hat eine orangegelbe Farbe.

Die Leber ziemlich klein, von dunkelrother Farbe, ist stark blutgefüllt.

Versuch Nr. 5. Weiss- und blaugraues Kaninchen, männlich. Gewicht 1650 g.

1. April 1896. Exstirpat. gland. suprarenal. sin. + Amputatio gland. suprarenal. dextr. Von der rechten Nebenniere wurde ungefähr $^3/_4$ weggenommen.

2. April 1896. Das Thier liegt in starker Opistotonuslage todt da.

Versuch Nr. 6. Schwarzweisses Kaninchen, männlich. Gewicht 1420 g.

2. April 1896. Amputatio gland. suprarenal. dextr. Ein sehr kleiner Rest wurde zurückgelassen.

18. April 1896. Gewicht 1570 g. Wird durch Nackenstich getödtet.

Section. Der rechte Nebennierenrest ist in ein graues, gelatinöses Gewebe eingebettet.

Die linke Nebenniere wiegt 0·215 g.

Versuch Nr. 7. Weissgraues Kaninchen, weiblich. Gewicht 1820 g.

4. April 1896. Amputatio gland. suprarenal. dextr. Eine ca. 1 mm dicke Scheibe wurde zurückgelassen.

15. April 1896. Gewicht 1940 g. Getödtet durch Verblutung.

Section. Der rechte Nebennierenrest, von einer abgekapselten, derben, grauen Masse umgeben, zeigt auf der Wundfläche eine 1 mm dicke Schicht von rother Farbe mit eingesprenkelten gelben Partien.

Gewicht der linken Nebenniere 0·385 g.

Versuch Nr. 8. Weisses Kaninchen, männlich. Gewicht 1350 g.

4. April 1896. Exstirpatio gland. suprarenal. dextr. Hinterlassung eines kaum stecknadelkopfgrossen Restes. Eine während der Operation eingetretene starke Blutung brachte das Thier sehr herunter.

Am Abend lag es todt da.

Versuch Nr. 9. Weiss- und blaugraues Kaninchen, weiblich. Gewicht 2050 g.

5. April 1896. Amputatio gland. suprarenal. dextr. Ein zurückgelassener, stecknadelkopfgrosser Rest liegt zum grössten Theil, wenn nicht ganz und gar, ausserhalb der zugezogenen Schleife.

15. April 1896. Gewicht 2120. Getödtet durch Verblutung.

Section. In der Umgebung der rechten Niere ziemlich reichliche, theilweise geschmolzene Neoplasmen. Die linke Nebenniere wiegt 0·318 g.

Versuch Nr. 10. Weiss und schwarzes Kaninchen, weiblich. Gewicht 1570 g.

5. April 1896. Amputatio gland. suprarenal. dextr. Ein stecknadelkopfgrosser Rest wurde zurückgelassen.

Eine durch Läsion der V. cav. inf. entstandene Blutung wurde mittels zwei Ligaturen oben und unter dem Nebennierenrest gehemmt.

7. April 1896. Das Thier gestorben; noch warm; zeigt eine schlaffe Haltung.

Section. Im Bereiche der Operation, um die rechte Niere herum und zwischen derselben, der Ven. cav. inf. und der unteren Oberfläche der Leber, findet man reichliche, ziemlich feste, schmutziggraue, stinkende Neoplasmen. Auch die Musculatur in der Umgebung hat eine graue Missfärbung.

Die rechte Niere sehr schlaff, grau missgefärbt, riecht schlecht und hat keine deutliche Zeichnung. In der Rinde eine erbsengrosse Blutung. Die Pelvis ist von Blutcoageln ausgefüllt. Die Harnblase und die Scheide enthält auch ein wenig Blut.

Die Leber zeigt hie und da auf ihrer Oberfläche gelbgraue (nekrotische) Herde, welche sich nur wenig in die Tiefe hineinerstrecken.

Auf der Schnittfläche sieht man indessen an einigen Stellen um die Portaästchen herum dieselbe graue Missfärbung.

Versuch Nr. 11. Blaugraues Kaninchen, weiblich. Gewicht 1170 g.

8. April 1896. Amputatio gland. suprarenal. dextr. Ein stecknadelkopfgrosser Rest wurde zurückgelassen.

15. April 1896. Gewicht 1275 g. Getödtet durch Verblutung.

Section. An dem kleinen rechten Nebennierenreste unterscheidet man zwei Zonen, von welchen die innere eine normale gelbe Nebennierenfarbe hat, die äussere ein graurothes, etwas gelatinöses Aussehen zeigt.

Die linke Nebenniere wiegt 0·135 g.

Versuch Nr. 12. Dunkelbraunes Kaninchen, weiblich. Gewicht 1420 g.

8. April 1896. Ungefähr die Hälfte der rechten Nebenniere wurde amputirt.

16. April 1896. Gewicht 1480 g. Getödtet durch Herzstich.

Der zurückgelassene Nebennierenrest liegt in einem neugebildeten, graugelatinösen Gewebe eingebettet. Die linke Nebenniere wiegt 0·100 g.

Versuch Nr. 13. Blaugraues Kaninchen, weiblich. Gewicht 1280 g.

11. April 1896. Amputatio gland. suprarenal. dextr. Der zurückgelassene Theil war ungefähr hanfkorngross.

14. April 1896. Gewicht 1300 g. Getödtet durch Nackenstich.

Versuch Nr. 14. Schwarz und weisses Kaninchen, weiblich. Gewicht 1660 g.

11. April 1896. Amputatio gland. suprarenal dextr. Ein stecknadelkopfgrosser Theil der Rinde blieb zurück.

15. April 1896. Gewicht 1600 g. Getödtet durch Verblutung.

Section. Auf der Wundfläche der rechten Nebenniere, welche von reichlichen Neoplasmen umgeben ist, eine 1 mm dicke Schicht von einem graurothen Gewebe. Die linke Nebenniere ziemlich voluminös. Das Mark vergrössert, von graurother Farbe mit einem Stich ins gelbliche. Die Rinde ist in der Nähe des Markes orangegelb.

Versuch Nr. 15. Hasengraues Kaninchen, weiblich, 3 bis 4 Monate alt. Gewicht 920 g.

2. Juni 1896. Exstirpat. gland. suprarenal. sin. Die Operation dauerte von 7h 15' bis 7h 45' Nachmittags.

26. Juni 1896. Gewicht 1050 g.

Amputatio gland. suprarenal. dextr. Die Nebenniere wurde gleich in der Nähe der V. cav. inf. abgeschnitten.

23. August	1896.	Gewicht	2045 g,	Rectaltemperatur	38·9°
29.	„	„	2100	„	38·9
3. Septemb.	„	„	2170	„	39·3
18.	„	„	2370	„	39·4
28.	„	„	2315	„	39·5
8. October	„	„	2440	„	39·9
21.	„	„	2490	„	—
28.	„	„	2420	„	—

Wird mit einem männlichen Kaninchen zusammengeführt:

3. November	1896.	Gewicht	2550 g,	Temperatur	39·3°
10.	„	„	2610	„	—
20.	„	„	2700	„	—
28.	„	„	2640	„	—
30.	„	„	Hat 6 Junge geboren. Das Gewicht beträgt 2280 g, Temperatur 39·4°		
2. December	„	Gewicht 2520 g			
23.	„	„	2450		

Aethernarkose (8h 45' bis 9h 30' Nachmittags).

Lumbalschnitt + Exstirpat. gland. suprarenal. dextr. (8h 55' bis 10h Nachmittags).

Rectaltemperatur vor der Operation 39·5°; nach der Operation 35·2°.

Die alte Operationswunde sehr gut geheilt. Die rechte Niere ist durch feste Adhärenzen gegen die Leber hinaufgezogen und an der Bauchwand fixirt. An dem ungefähr erbsengrossen graugelben Nebennierenreste sieht man deutlich Zeichen der durch die Amputation hervorgebrachten Wundfläche, welche indessen eingezogen und glatt ist. Der Nebennierenrest wurde durch eine Schleife vollständig abgetragen. Bei dessen Entfernung entstand eine bedeutende, andauernde venöse Blutung, welche doch zuletzt durch mehrere Klemmpincetten gehemmt wurde. Physiologische Kochsalzlösung wurde in die Bauchhöhle infundirt.

Gleich nach der Operation setzt sich das Thier auf. Die Herzthätigkeit, welche unmittelbar nach der Blutung sehr schwach und unregelmässig war, erholte sich bald und war nach einer halben Stunde kräftig.

24. December 1896. Um 12^h liegt das Thier in Agonie. Rectaltemperatur $29 \cdot 8^0$. Die Herzthätigkeit schwach, unregelmässig und langsam. Respirationsfrequenz 59.

Um 2^h Nachmittags Rectaltemperatur 27^0. Um 3^h Nachmittags starb das Thier.

Section: Die inneren Organe stark anämisch. Die sympathischen Bauchganglien erscheinen etwas gross. Die linke Niere ist in eine haselnussgrosse, braunpigmentirte Schwiele mit Kalkincrustationen umgewandelt. Sonst nichts zu bemerken.

Versuch Nr. 16. Graues Kaninchen, weiblich, 4 Monate alt. Gewicht 860^g.

6. Juni 1896. Amputatio gland. suprarenal. dextr. Von der Nebenniere wurden etwa $^2/_3$ entfernt.

8. August 1896. Gewicht 1620^g.

Exstirpat. gland. suprarenal. sin. Während der Operation entstand eine nicht unbedeutende Blutung. Gleich nach der Operation geht das Thier herum.

10. August 1898. Das Thier liegt todt in seinem Käfig.

Section: Blutung in der Umgebung der linken Niere, welche dunkelroth, stark blutgefüllt und spröde ist. Die bei Exstirpation der Nebenniere angelegte Ligatur hat theilweise die Nierenvene gefasst.

Versuch Nr. 17. Schwarz und weisses Kaninchen, männlich. Gewicht 1730^g.

26. Juni 1896. Exstirpatio gland. suprarenal. sin.

8. August 1896. Gewicht 1800^g.

Beim Versuche, die rechte Nebenniere abzutragen, entstand eine andauernde Blutung, welche das Leben des Thieres endete.

Section. Die rechte Nebenniere ziemlich gross.

Versuch Nr. 18. Blaugraues Kaninchen, weiblich. Gewicht 1850^g.

10. August 1896. Exstirpatio gland. suprarenal. dextr. Die Nebenniere wurde durch eine Schleife abgebunden. Dabei wurde ein stecknadelkopfgrosser Rest zurückgelassen. Beim Versuche, auch diesen zu entfernen, trat eine bedeutende Blutung auf, welche durch Seitenligatur an

der V. cava zum Stillstand gebracht wurde. Die abgetragene Nebenniere wurde in der langen Rückenmusculatur unter die Aponeurosis lumbodorsalis implantirt. Gleich nach der Operation sprang das Thier herum.

24. August 1896. Gewicht 1930 g.

Aethernarkose, Lumbalschnitt (mit Thermocauter nach Paquelin), Exstirpatio gland. suprarenal. sin. (5 bis 6^h Nachm.).

Die Rectaltemperatur im Anfang der Narkose 37·7°; am Ende der Narkose 34·4°.

25. August 1896. Gewicht 1860 g. Temperatur 39·7°.

Die Operationswunde an der rechten Seite noch nicht ganz geheilt. Aus einer kleinen Oeffnung werden einige nekrotische Gewebsfetzen hervorgepresst.

26. August	1896.	Gewicht	1780 g,	Temperatur	39·7°
27. „	„	„	1730	„	39·5
28. „	„	„	1750	„	39·0
31. „	„	„	1770	„	39·2
3. Septemb.	„	„	1835	„	39·4
7. „	„	„	1855	„	39·5
12. „	„	„	1885	„	39·7
18. „	„	„	1975	„	39·8
25. „	„	„	1980	„	40·1

Die linksseitige Operationswunde noch nicht geheilt. Bei Druck kommt eine geringe Masse nekrotischer Gewebselemente hervor.

30. September	1896.	Gewicht	1995 g,	Temperatur	40·1°
1. October	„	„	1980	„	40·0
5. „	„	„	1950	„	39·6
8. „	„	„	2040	„	40·1
15. „	„	„	2150	„	39·8
21. „	„	„	2160	„	40·0
28. „	„	„	2070	„	—

Die linksseitige Operationswunde ganz geheilt. Das Versuchsthier wird mit einem männlichen Kaninchen zusammengeführt.

10. November	1896.	Gewicht	2420 g,	Temperatur	40·1°
20. „	„	„	2565	„	40·0
25. „	„	„	2610	„	39·8
28. „	„	„	2655	„	—

Labia majora stark geröthet und ödematös angeschwollen. Fruchttheile wahrnehmbar.

2. December	1896.	Gewicht	2540 g.	Partus
4. „	„	„	2430	
22. „	„	„	2890	
23. „	„	„	2855 g,	Temperatur 40·0°

Das Thier wird durch Nackenstich getödtet.

Section. An der rechtsseitigen Operationsstelle ist in der Musculatur ein haselnussgrosser käsiger Herd; an der linken Seite ein ähnlicher von der Grösse einer Walnuss. Die implantirte Nebenniere liegt in mehreren gelbweissen Stückchen in der Musculatur eingesprengt. In der Umgebung zahlreiche, ziemlich grosse Gefässe. In der Bauchhöhle keine zurückgelassenen Nebennierenreste, keine accessorischen Nebennieren. Die Ganglia coeliaca sind gross. Das Thier ist gravid mit 45 ^{mm} grossen Embryonen. Sonst nichts zu bemerken.

Versuch Nr. 19. Graubraunes Kaninchen, weiblich. Gewicht 1830 ^{g}.

10. August 1896. Aethernarkose, Lumbalschnitt (mit Thermocauter), Exstirpatio gland. suprarenal. dextr. (um 3^{h} 15′ bis 4^{h} 15′ Nachmittags).

Die entfernte Nebenniere wurde in die Musculatur unter der Aponeurosis lumbo-dorsalis implantirt.

19. August 1896. Gewicht 1840 ^{g}.

Aethernarkose, Lumbalschnitt (mit Thermocauter), Exstirpatio gland. suprarenal. sin. (12^{h} 15′ bis 12^{h} 45′ Nachmittags).

Die Rectaltemperatur vor der Operation 39·2^{0}, nach der Operation 35·6^{0}. Die exstirpirte Nebenniere wiegt 0·252 ^{g}.

Die Suturen der rechten Seite wurden herausgenommen. Dabei trennten die Wundränder sich von einander und einige Cubikcentimeter von einer klaren, hell blutroth gefärbten Flüssigkeit quollen heraus. Die Wundränder in der Musculatur weiss und nekrotisch.

Die Implantationsstelle ist von einem zwischen den weit klaffenden Rändern in der Fascie befindlichen, klaren, blutgefärbten Oedem bedeckt. Eine circumscripte, gelbe Färbung scheint die Stelle der implantirten Nebenniere zu bezeichnen. Hautsutur wieder angelegt. Verband.

19. August 1896.	(2^{h} Nachmittags),			Temperatur	36·3^{0}
—	(7^{h} 30′ „)			„	40·0
20. „ „	—			„	38·2
21. „ „		Gewicht	1680 ^{g}	„	38·5
22. „ „		„	1630	„	38·9
23. „ „		„	1575	„	39·0
24. „ „		„	1540	„	39·4
25. „ „		„	1485	„	39·0
26. „ „		„	1465	„	38·8
27. „ „		„	1420	„	38·6
28. „ „		„	1405	„	38·7
29. „ „		„	1390	„	38·8
31. „ „		„	1400	„	39·1
2. Septemb. „		„	1450	„	39·9
5. „ „		„	1510	„	39·8
10. „ „		„	1460	„	39·3

Aus der linksseitigen Operationswunde wurden nekrotische Massen ausgepresst. Verband.

18. September 1896.	Gewicht	1485 ^{g},	Temperatur	39·6^{0}
25. „ „	„	1390	„	39·4
29. „ „	„	1355	„	38·8

Das Thier wird aus seinem Käfig gelassen.

30. September 1896.	Gewicht	1520^g,	Temperatur	40·2°
1. October	„	„ 1575	„	40·2
5. „	„	„ 1650	„	40·0
8. „	„	„ 1760	„	40·2
15. „	„	„ 1680	„	39·7
28. „	„	„ 1620	„	—

Kommt mit einem männlichen Individuum zusammen.

3. November 1896.	Gewicht	1800^g,	Temperatur	39·6°
10. „	„	„ 1930	„	40·0
20. „	„	„ 1940	„	40·0
28. „	„	„ 2090	„	39·8
2. December	„	„ 2170	„	—
22. „	„	„ 2200	„	40·1

Durch Nackenstich getödtet.

Section. Die in die Rückenmusculatur eingeheilte Nebenniere zeigt im Schnitte eine homogene gelbweisse Farbe. Keine in der Bauchhöhle zurückgelassenen Nebennierenreste; keine accessorischen Nebennieren. Die am oberen Theile der Bauchaorta gelegenen sympathischen Ganglien auffallend gross. Von inneren Organen nichts zu erwähnen.

Versuch Nr. 20. Blaugraues Kaninchen, weiblich. Gewicht 1900^g.

10. August 1896. Lumbalschnitt (mit Thermocauter), Exstirpatio gland. suprarenal. dextr.

18. August 1896. Das Thier hat während der Nacht geboren.

24. August 1896. Gewicht 1950^g.

Lumbalschnitt (mit Thermocauter), Exstirpatio gland. suprarenal. sin. (3^h 30′ bis 4^h 30′ Nachmittags).

Die Rectaltemperatur vor der Operation 39·0°, nach der Operation 35·0°.

Aus der rechtsseitigen Operationswunde werden reichliche nekrotische Massen hervorgepresst. Neue Suturen werden angelegt. Verband.

25. August 1896.	Gewicht	1820^g,	Temperatur	40·1°
26. „ „		„ 1720	„	39·4
27. „ „		„ 1675	„	39·0
28. „ „		„ 1725	„	38·7
31. „ „		„ 1730	„	39·1
3. Septemb. „		„ 1790	„	39·6
7. „ „		„ 1810	„	39·6
18. „ „		„ 1825	„	39·9
25. „ „		„ 1815	„	39·7
30. „ „		„ 1820	„	40·3

Die rechtsseitige Operationswunde erst jetzt geheilt.

5. October 1896.	Gewicht	1880^g,	Temperatur	40·1°
8. „ „		„ 1890	„	39·7
21. „ „		„ 1880	„	39·7
28. „ „		„ 1860	„	—

Paart sich.

3. November 1896.	Gewicht	1970 g,	Temperatur	39·7°
10. „	„	„	2175	„	39·8
20. „	„	„	2305	„	39·5
28. „	„	„	2365	„	39·6

Deutliche Zeichen von Gravidität.

2. December 1896. Gewicht 2320 g.

Gestern 6 Junge geboren.

4. December 1896.	Gewicht	2240 g		
22. „	„	„	2510	
23. „	„	„	2470	Temperatur 39·5°.

Durch Nackenstich getödtet.

Section. Keine Nebennierenreste oder accessorischen Nebennieren. Gangl. coel. gross. Graviditas (45 mm grosse Embryonen). Sonst nichts Bemerkenswerthes.

Versuch Nr. 21. Weisses Kaninchen, weiblich. 4. October 1896. Gewicht 925 g, Temperatur 39·6°.

Lumbalschnitt, Exstirpat. gland. suprarenal. sin. (3 bis 4 h Nachmittags.) Die Temperatur sank während der Operation bis auf 33·7°. Ziemlich grosse Blutung hatte stattgefunden.

5. October 1896.	Gewicht	875 g,	Temperatur	39·6°
6. „	„	„	870	„	39·4
8. „	„	„	955	„	39·8
15. „	„	„	1070	„	39·8
21. „	„	„	1150	„	39·8
28. „	„	„	1140	„	—

Aethernarkose (von 10 bis 10 h 35′ Abends).

Lumbalschnitt, Exstirpatio gland. suprarenal. dextr. (10 h 15′ bis 10 h 40′ Abends). Rectaltemperatur ca. $^1/_4$ Stunde nach dem Aufbinden des Thieres 38·1°, nach der Operation 34·2°.

Die orangegelbe Rinde der entfernten Nebenniere erscheint breiter als normal. Das Mark verhältnissmässig klein.

29. October 1896.	Gewicht	1040 g,	Temperatur	40·0°
31. „	„	„	1180	„	39·5
2. Novemb.	„	„	1035	„	39·1

10. „ „ Das Thier gestorben. Es lebte noch am vorigen Tage. Das Körpergewicht beträgt 950 g.

Bei der Section keine makroskopischen Veränderungen zu entdecken.

Versuch Nr. 22. Weisses Kaninchen, weiblich. 4. October 1896. Gewicht 955 g, Temperatur 38·5°.

Lumbalschnitt, Exstirpatio gland. suprarenal. sin. (von 4 bis 5 h Nachmittags). Temperatur nach der Operation 33·2°.

5. October 1896.	Gewicht	895 g,	Temperatur	39·3°
6. „	„	„	980	„	39·1
8. „	„	„	1010	„	39·5

15. October 1896.	Gewicht	1120 g,	Temperatur	—
21. „ „	„	1220	„	39·9°
28. „ „	„	1330	„	—

Aethernarkose ($10^h 55'$ bis $11^h 25'$ Abends).

Lumbalschnitt, Amputatio gland. suprarenal. dextr. (11 bis $11^h 30'$ Abends). Ein kaum hirsekorngrosser Rest wurde zurückgelassen.

Rectaltemperatur vor der Operation 39·0°, nach der Operation 34·6°.

29. October 1896.	Gewicht	1205 g,	Temperatur	39·2°
31. „ „	„	1260	„	39·1
10. Novemb. „	„	1400	„	39·6
20. „ „	„	1535	„	—
28. „ „	„	1615	„	—
4. Decemb. „	„	1700	„	—
17. „ „	„	1825	„	—
22. „ „	„	1900	„	39·7

Durch Nackenstich getödtet.

Section. Der rechtsseitige Nebennierenrest ist jetzt hanfkorngross und mit der V. cav. innig verbunden. Seine Farbe ist grauroth. In der Wand der V. cav. inf. an dem Orte, wo die Nebenniere sich befunden hat, tritt ein linearer, gelber Streifen hervor. An der vorderen Wand der V. renalis sin. gleich an deren Einmündung in die Ven. cav. trifft man eine stecknadelkopfgrosse, gelbweisse Bildung, welche sich bei mikroskopischer Untersuchung nur aus Bindegewebe und Fibrin bestehend erweist (organisirter Thromb.). Den Nebennierenrest findet man bei mikroskopischer Untersuchung grösstentheils nekrotisch.

Versuch Nr. 23. Weisses Kaninchen, weiblich.

4. October 1896.	Gewicht	985 g,	Temperatur	39·8°
5. „ „	„	1050	„	39·9
6. „ „	„	1045	„	39·8

Lumbalschnitt + Exstirpatio gland. suprarenal. amb. (von 10 bis $11^h 20'$ Abends).

Das Thier läuft gleich nach der Operation herum.

7. October 1896.	Temperatur 40·3°			
8. „ „	Gewicht	870 g,	Temperatur	39·3°
10. „ „	„	765	„	39·3
11. „ „	„	725	„	34·3

Das Thier liegt in Agonie Die Herzthätigkeit unregelmässig mit 106 Schlägen in der Minute. Die Respiration unregelmässig mit einer Frequenz von 16. Dann und wann schüttelt das Thier den Kopf und bekommt Zuckungen in den vorderen und tonische Krämpfe in den hinteren Extremitäten. Starb ohne Convulsionen um $3^h 15'$ Nachmittags.

Section. Die zusammengezogenen, fast leeren Dünndarmschlingen zeigen eine sehr lebhafte Peristaltik. Die Nebennieren sind vollständig exstirpirt. Keine accessorischen sind zu entdecken. Ausser dem Vorhandensein einer mässigen Menge Coccidien in der Leber nichts Ungewöhnliches zu bemerken.

Versuch Nr. 24. Weisses Kaninchen, weiblich.

4.	October	1896.	Gewicht	700^g,	Temperatur	$38 \cdot 7^0$
8.	„	„	„	770	„	39·8
21.	„	„	„	910	„	—
28.	„	„	„	1000	„	—
10.	Novemb.	„	„	1205	„	—
28.	„	„	„	1460	„	—
4.	Decemb.	„	„	1560	„	—
5.	„	„	„	1535	„	—

Aethernarkose ($3^h 50'$ bis $4^h 25'$ Nachmittags).

Lumbalschnitt + Exstirpatio gland. suprarenal. sin. ($4^h 10$ bis $4^h 40'$ Nachmittags).

Die Operation wurde auf einer warmes Wasser enthaltenden Kautschukblase ausgeführt, weshalb die Körpertemperatur während derselben nur von 39·1 auf $37 \cdot 7^0$ sank.

8.	December	1896.	Gewicht	1410^g,	Temperatur	$39 \cdot 6^0$
14.	„	„	„	1535	„	—

Die theilweise offenstehende Operationswunde liefert bei Druck ein wenig Eiter.

17.	December	1896.	Gewicht	1555^g
23.	„	1897	„	2580

Aethernarkose (um $2^h 5'$ bis $2^h 40'$ Nachmittags).

Lumbalschnitt + Amputatio gland. suprarenal. dextr. ($2^h 10'$ bis $3^h 5'$ Nachmitt.). Die Nebenniere vergrössert, nach hinten die Vena cava umfassend, welcher Umstand eine totale Exstirpation unausführbar machte. Die Temperatur vor und nach der Operation 39·0 bezw. $35 \cdot 8^0$.

24.	December	1897.	Gewicht	2520^g,	Temperatur	$39 \cdot 1^0$
25.	„	„	„	2470	„	40·3
26.	„	„	„	2400	„	40·6
28.	„	„	„	2305	„	40·0
29.	„	„	„	2200	„	39·0
31.	„	„	„	2080	„	39·3
2.	Januar	1898	„	2030	„	39·8
4.	„	„	„	2040	„	40·1
3.	Februar	„	„	2100	„	31·5

Dyspnoe. Athmungsfrequenz 44, Puls 136^0. Durch Nackenstich getödtet.

Die Section ergab eine diffuse, eitrige Bauchfellentzündung, welche von einem wallnussgrossen, am Platze der letzten Operation gelegenen Abscess ausgegangen war. Der rechte Nebennierenrest, beinahe von der Grösse einer braunen Bohne, zeigt am Durchschnitt eine rothgelbe bis gelbweisse Farbe ohne nachweisbaren Unterschied zwischen Mark und Rinde.

Versuch Nr. 25. Weisses Kaninchen, weibl., Mutter von Nr. 21 bis 24.

5.	October	1896.	Gewicht	2365^g
25.	„	„	„	2300

Aethernarkose ($4^h 15'$ bis $5^h 25'$ Nachmittags).

Lumbalschnitt + Exstirpatio gland. suprarenal. sin. ($4^h 20'$ bis $5^h 35'$ Nachmittags). Die Körpertemperatur sank während der Operation von 39·0 auf 35·1°.

26. October 1896. Gewicht 2160 g, Temperatur 39·1°.

Der Verband weggenommen. Die Suturen losgerissen. Die Wunde aufs Neue zusammengenäht.

28. October 1896.	Gewicht 2070 g,	Temperatur	—
31. „ „	„ 2260	„	39·5°
10. Novemb. „	„ 2425	„	—

Aus der Operationswunde kommt ein dünnes, mit Eiter untermischtes Secret heraus.

20. November 1896.	Gewicht 2510 g.	Die Wunde geheilt.
25. „ „	„ 2500	
2. December „	„ 2640	
4. „ „	„ 2670	

Rechtsseitige Nebennierenexstirpation wurde beabsichtigt und darum Aethernarkose eingeleitet. Das Thier erhielt indessen zu viel Aether und starb.

Section. Die rechte Nebenniere zeigt im Schnitte zwischen dem graurothen Mark und der orangegelben Rinde eine ca. 1 mm breite graue Zone.

Versuch Nr. 27. Weiss und blaugraues Kaninchen, männlich.

8. October 1896.	Gewicht 770 g,	Temperatur	39·7°
25. „ „	„ 945	„	38·9

Aethernarkose ($1^h 10'$ bis $1^h 35'$ Nachmittags).

Lumbalschnitt + Amputatio gland. suprarenal. dextr. ($1^h 15'$ bis $1^h 45'$ Nachmittags). Die Hälfte der Nebenniere wurde abgeschnitten. Rectaltemperatur vor und nach der Operation 39·3 bezw. 33·4°.

26. October 1896.	Gewicht 1010 g,	Temperatur	39·3°
28. „ „	„ 1000	„	—
31. „ „	„ 1030	„	39·7
10. Novemb. „	„ 1240	„	—
25. „ „	„ 1470	„	—
28. „ „	„ 1520	„	—

Aethernarkose ($8^h 20'$ bis $9^h 15'$ Abends).

Lumbalschnitt + Exstirpatio gland. suprarenal sin. Das Thier wurde während der Operation auf einer Wärmeblase gehalten. Die Körpertemperatur sank von 39·0 auf 35·2°.

29. November 1896.	Gewicht 1410 g,	Temperatur	39·9°
30. „ „	„ 1350	„	39·5
1. December „	„ 1370	„	—
2. „ „	„ 1420	„	—
20. „ „	„ 1580	„	—

Aethernarkose ($2^h 45'$ bis $3^h 30'$ Nachmittags).

Lumbalschnitt + Exstirpatio gland. suprarenal. dextr. Feste Adhärenzen in der Umgebung des Nebennierenrestes erschwerten die Operation. Bedeutende Blutung, schliesslich durch Klemmpincette gehemmt. Die Wundfläche des Nebennierenrestes mit einem dünnen, graugelatinösen Gewebe überzogen. Das Thier war nach der Operation sehr heruntergekommen und starb um $5^h 30'$ Nachmittags.

Versuch Nr. 29. Weisses Kaninchen, weiblich.

8. October 1896.	Gewicht 840 g,	Temperatur	39·3°
25. „ „	„ 1050	„	39·2

Aethernarkose ($1^h 55'$ bis $2^h 15'$ Nachmittags).

Lumbalschnitt + Amputatio gland. suprarenal. dextr. (2^h bis $2^h 25'$ Nachmittags). Eine ungefähr 1·5 mm dicke Scheibe wurde von der Nebenniere zurückgelassen. Die Rectaltemperatur beträgt nach der Operation 34·9°.

26. October 1896.	Gewicht 1125 g,	Temperatur	39·3°
28. „ „	„ 1160	„	—
10. Novemb. „	„ 1380	„	—
20. „ „	„ 1550	„	—
28. „ „	„ 1630	„	—
4. Decemb. „	„ 1720	„	—
17. „ „	„ 1980	„	—
20. „ „	„ 1900	„	—

Aethernarkose ($4^h 30'$ bis 5^h Nachmittags).

Lumbalschnitt + Amputatio gland. suprarenal. dextr. ($4^h 40'$ bis $5^h 10'$ Nachmittags). Nur ein wenig von dem bei der vorigen Operation zurückgelassenen Nebennierenrest wurde entfernt. Die ganze Nebenniere liess sich nicht abtragen.

29. December 1896. Gewicht 1765 g, Temperatur 39·4°
5. April 1897. Das Thier ist gestorben. Das Körpergewicht beträgt 1750 g.

Section. Am Platze der rechten Niere eine walnussgrosse, abgegrenzte Cyste mit eingedicktem, eitrigem Inhalt. Nierengewebe kann nicht entdeckt werden; auch kein Nebennierenrest. Die linke Niere und Nebenniere sind beide vergrössert. Ihr Gewicht beträgt 12·5 g bezw. 0·510 g. Das Herz von hellen Blutcoageln ausgedehnt. Die Pulmonalis theilweise thrombosirt. Die Lungen ein wenig atelektatisch.

Versuch Nr. 32. Weisses Kaninchen, weiblich.

8. October 1896.	Gewicht 310 g,	Temperatur	—
24. „ „	„ 520	„	38·9°

Aethernarkose, Lumbalschnitt + Exstirpatio gland. suprarenal. sin. (6^h bis $6^h 30'$ Abends). Die Rectaltemperatur ging während der Operation auf 32·9° herunter.

26. October 1896.	Gewicht	495 g,	Temperatur	39·2°
28. „	„	„	490	„	—
31. „	„	„	570	„	39·6
10. Novemb.	„	„	600	„	—
13. „	„	„	640	„	—
25. „	„	„	830	„	—
4. Decemb.	„	„	950	„	—
17. „	„	„	1070	„	—
23. „	1897.	Zu anderen Experimenten misslich genommen.			

Versuch Nr. 35. Weisses Kaninchen, junges Weibchen.

13. November 1896.	Gewicht	720 g
20. „ „	„	790
14. December „	„	960

Aethernarkose ($9^h 50'$ bis 10^h Abends).

Lumbalschnitt + Exstirpatio gland. suprarenal. sin. ($9^h 55'$ bis $10^h 10'$ Abends).

15. December 1896.	Gewicht	910 g,	Temperatur	39·5°
17. „ „	„	910	„	39·3

Das Thier liegt mit ein wenig angestrengter Respiration auf der linken Seite. Bringt man dasselbe in eine andere Stellung, kehrt es sich immer auf die linke Seite um.

18. December 1896. Um $9^h 30'$ Vormittags liegt das Thier todt im Käfig. Gewicht 885 g.

Section. Auf der linken Seite sind die Rippen von der zweiten bis zur sechsten in der Epiphysenlinie abgerissen. In der Umgebung subpleurale Blutung. In der Leber Gregarinosis. Sonst nichts zu bemerken.

Versuch Nr. 39. Schwarzes Kaninchen, weiblich.

13. November 1896.	Gewicht	790 g
14. December „	„	1150

Aethernarkose ($10^h 35'$ bis $10^h 50'$ Abends).

Lumbalschnitt + Exstirpatio gland. suprarenal. sin. ($10^h 40'$ bis 11^h Abends). Die Rectaltemperatur vor der Operation 39·6°, nach der Operation 37·4°.

15. December 1896.	Gewicht	1050 g,	Temperatur	40·1°
17. „ „	„	1065	„	39·6
22. Februar 1897.	Das Thier gestorben.			

Section. Das Thier noch warm. Gewicht 1520 g. Die rechte Nebenniere von schlaffer Consistenz. Beim Oeffnen des Brustkorbes ziehen sich die Lungen nicht zurück. In der linken Pleurahöhle eine mässige Menge serofibrinösen Exsudates. Beide Lungen grösser, fester und schwerer als normal. Beim Einschnitt zeigen sich grosse, grauweisse, luftleere Stellen (Pleuropneumonia bilateralis).

b. Katzen.

Versuch Nr. 1. Grauweisse Katze, weiblich. 2 Monate. Gewicht 1900^{g}.

25. Juni 1896. Chlorof.-Aethernarkose. Exstirpatio gland. suprarenal. sin. Erbrechen ca. $1^{1}/_{2}$ Stunde nach der Operation.

1. Juli 1896. Das Thier ist munter. Gewicht 1420^{g}. Chlorof.-Aethernarkose von 1 bis 2^{h} Nachm. Die Hälfte der rechten Nebenniere wird weggenommen.

7. August 1896. Das Thier zeigt sich ganz normal. Aethernarkose von 1^{h} 30′ bis 2^{h} 30′ Nachm. Der Rest (kaum erbsengross) der rechten Nebenniere wird exstirpirt.

11. August 1896. Ohne während der vorhergehenden Tage etwas Abnormes in seinem Verhalten gezeigt zu haben, zeigt sich das Thier heute stumpf; reagirt sehr träge, wenn es gereizt wird. Das Gehen etwas unsicher.

12. August 1896. Liegt am Morgen um 8^{h} todt da. Keine besondere Körperstellung. Gewicht 1460^{g}.

Section. An der rechten Seite in der Operationswunde zwischen Haut und Musculatur ein haselnussgrosser, gut abgekapselter Abscess. Um den oberen Theil der rechten Niere, zwischen dieser und der Leber, ziemlich feste, an einer Stelle schmelzende Neoplasmen; die rechte Niere vergrössert (Gewicht 11·5^{g}). An der Schnittfläche zeigt sich die Rinde gelber als gewöhnlich. Linke Niere zu einer ampullenartigen gänsefederdicken Erweiterung des Ureters reducirt. Im festen schwieligen Bindegewebe, das diesen Nierenrest an der Bauchwand fixirt, wird die Ligatur beim Eintritt der Arterie gefunden. Milz tiefroth, von fester Consistenz. Herz und Lungen ohne etwas Bemerkenswerthes. Die Därme etwas zusammengezogen mit spärlichem, grüngelbem, schleimigem Inhalt. Keine Nebennierenreste oder accessorischen Nebennieren.

Versuch Nr. 2. Schwarzbraun und weisse Katze, männlich, von demselben Wurf wie Nr. 1. Gewicht 2250^{g}.

25. Juni 1896. Chlorof.-Aethernarkose. Exstirpatio gland. suprarenal. sin.

6. August 1896. Gewicht 3010^{g}. Aethernarkose von 1^{h} 30′ bis 3^{h} Nachm. Die halbe rechte Nebenniere wird weggenommen.

22. August 1896.	Gewicht	2570^{g}
13. Septemb. „	„	2610
27. „ „	„	2100

Das Thier zeigt beim Gehen Schwäche in den Hinterextremitäten. Fällt leicht um, wenn es von einem Tische springt.

28. September 1896.	1^{h} 10′ Nachmittags.	Rectaltemperatur	38·9
„ „	1^{h} 15′ „	„	38·6
„ „	4^{h} 30′ „	„	38·7

Gewicht 2040^{g}. Die Zählung der Blutkörperchen zeigt um 2^{h} Nachm. 7 590 000 rothe und 25 000 weisse Blutkörperchen.

29. September 1896. 3^h 30′ Nachmittags. Gewicht 2000 g. Rectaltemperatur 39·0°.

30. September 1896. 4^h 45′ Nachm. Gewicht 1975 g. Rectaltemperatur 38·1°. Der Zustand im Uebrigen wie vorher. 9^h Abends Gewicht 1970 g. Temperatur 39·2°. Die Zählung zeigt 6 280 000 rothe und 20 500 weisse Blutkörperchen.

1. October 1896.	3^h 30′ Nachm.	Gewicht 1950 g.	Rectaltemperatur 38·9°
2. „ „	3^h „	„ 1920	„ 38·3
3. „ „	4^h „	„ 1885	„ 37·3

Die Zählung zeigt 7 880 000 rothe und 13 000 weisse Blutkörperchen. Der Hämoglobingehalt nach Fleischl 45.

4. October 1896. 12^h 30′ Mittags. Gewicht 1880 g. Rectaltemperatur 36°. Das Thier zeigt vermehrte Schwäche, fällt leicht um, auch wenn man es von einer ganz geringen Höhe springen lässt. Miaut dann und wann ganz schwach.

5. October 1896. 3^h Nachm. Gewicht 1875 g. Rectaltemperatur 36·6°. Die elektrische Reizbarkeit normal, sowohl für constanten, als faradischen Strom (N. Ischiad.). Ausschlag am Galvanometer:

K. S. Z. — 0·25 M. A.
An. Oe. Z. — 0·35 M. A.

6. October 1896. 4^h Nachm. Gewicht 1785 g. Rectaltemperatur 35·4°. Pulsfrequenz 128°. Ist mehrere Tage heiser gewesen. In den Nasenlöchern ein schmutziges, gelbgrünes Secret.

7. October 1896. Das Thier starb ruhig am Morgen.

Section. Operationsnarben ohne Bemerkenswerthes. Der Nebennierenrest an der rechten Seite grauroth in fibrösem Bindegewebe eingebettet. Er zeigt an der Operationsnarbe eine ziemlich grosse Kalkscholle. Keine accessorischen Nebennieren. In den beiden Lungen sind die unteren Partien fest, nicht lufthaltig, von graugelatinösem Aussehen. In den Bronchien ein gelbgraues, eitriges Secret. Von den übrigen Organen nichts zu erwähnen.

Versuch Nr. 3. Grausprenkelige weisse Katze, männlich. Gewicht 2650 g.

28. Juni 1896. Chlorof.-Aethernarkose von 12^h 45′ bis 2^h Nachm. Exstirpat. gland. suprarenal. sin. + Amputatio caps. suprarenal. dextr. Ein etwas mehr als hanfsamengrosser Theil wird zurückgelassen.

6. Juli 1896. Das Thier verhält sich meistens ruhig, zeigt keine grössere Fresslust.

8. Juli 1896. Das Thier liegt am Morgen todt mit zurückgezogenem Kopfe. Gewicht 2490 g.

Section. Beide Wunden sind reactionslos geheilt. Die Schnittfläche an der amputirten Nebenniere von einer dünnen rostbraunen Schicht bedeckt. Beide Lungen mit grösserem Blutgehalt als normal. In der Pleura beiderseits zahlreiche graugelatinöse Knötchen. Im unteren Theil der rechten Lunge eine haselnussgrosse graugelbe, infiltrirte, nicht lufthaltige

Partie. In dem rechten Leberlobus zahlreiche graugelbe Partien. Im Pankreas mehrere Kalkinfiltrationen. Die mikroskopische Untersuchung des Nebennierenrestes zeigt, dass er zum grössten Theil nekrotisch ist.

Versuch Nr. 4. Gelbweisse Katze, männlich. 1 Monat alt. Gew. 550^g.

28. Juni 1896. Aethernarkose von 2^h 30′ bis 3^h Nachm. Exstirpatio gland. suprarenal. sin.

30. Juni 1896. Gewicht 520^g, Rectaltemperatur 38·8°
1. Juli „ „ 565 „ 39·2. Das Thier ist sehr munter und zum Spielen geneigt.

2. Juli 1896. Froh und munter.

6. August 1896. Gewicht 1060^g. Aethernarkose von 3^h 30′ bis 4^h 20′ Nachm. Exstirpatio gland. suprarenal. dextr. Das Thier läuft gleich nach der Operation lebhaft und munter herum.

7. August 1896.	Gewicht 1000^g,	Rectaltemperatur	38·9°.	2^h Nachm.
9. „ „	„ —	„	38·4	
12. „ „	„ 860	„	32·2	11^h Vorm.

Das Thier zeigt sich ruhiger und sitzt sehr stumpf mit halb geschlossenen Augen da. Es springt einmal von einem Tische hinab, ohne Schwäche in den Beinen zu zeigen. 12^h Mittags. Das Thier sitzt stumpf mit der Schnauze gegen den Boden und geschlossenen Augen. Miaut dann und wann. Es läuft herum und hüpft bisweilen vom Tische oder Stuhle herab, zeigt sich aber etwas unsicher in den Hinterextremitäten. 2^h Nachm. Der Zustand unverändert. Um 5^h 45′ Nachm. starb das Thier.

Section. 6^h 30′ Abends. Die Operationswunde beiderseits reactionslos geheilt. Keine makroskopischen Veränderungen in den Organen. Keine accessorischen Nebennieren.

Versuch Nr. 5. Weisse Katze mit grauschwarzen Flecken, weiblich. 1 Monat alt. Gewicht 590^g.

28. Juni 1896. Aethernarkose von 3 bis 4^h Nachmittags. Exstirpatio glandular. suprarenal. amb.

29. Juni 1896. Das Thier liegt ziemlich schlaff da, fällt, wenn es versucht umherzugehen, bald auf die eine, bald auf die andere Seite.

30. Juni 1896. Gewicht 560^g. Das Thier sieht krank aus, liegt stumpf da und stöhnt. Es fällt ihm schwer, sich zu erheben. Es reagirt sehr schwach auf Kneifen und bei Berührung der Cornea. Rectaltemp. 27·9°. Das Thier wurde in Wärme gelegt. Wird danach nicht unerheblich lebhafter und versucht zu laufen, ist aber schwach, besonders in den Hinterbeinen. Die Rectaltemperatur ging bis auf 32·2° hinauf. 5^h 5′ Nachm. Das Thier liegt unbeweglich, reagirt nicht auf Kneifen. Keine Cornealreflexe. Respiration langsam, dyspnoisch. Temperatur 25·4°. Allmählich wird die Respiration langsamer, die Pulsfrequenz nimmt ab, wird unregelmässig, und das Thier stirbt.

Section. An der linken Seite in der Musculatur eine erbsengrosse Eiteransammlung. Das Peritoneum in der Umgebung der Wunde etwas injicirt und mit einer dünnen Belegung. Sonst keine Veränderungen in den Organen. Keine accessorischen Nebennieren.

Versuch Nr. 6. Weiss und gelbe Katze, männlich. 1 Monat alt. Gewicht 510 g.

29. Juni 1896. Aethernarkose. Exstirpatio gland. suprarenal. amb. Das Thier starb während der Operation (Aethertod).

Versuch Nr. 7. Weiss, gelb und schwarze Katze, weiblich. 1 Monat. Gewicht 510 g.

29. Juni 1896. Aethernarkose von $2^h 30'$ bis 4^h Nachm. Exstirpatio gland. suprarenal. amb.

30. Juni 1896.	Gewicht 480 g,	Rectaltemperatur	38·7°
1. Juli „	„ 445	„	30·3°, $10^h 30'$ Vorm.

Das Thier liegt auf der linken Seite, mit dem Kopf links nach hinten gezogen. Wird es auf die rechte Seite, auf den Rücken oder den Bauch gelegt, rollt es sich wieder auf die linke Seite. Die Vorderbeine sind meistens gestreckt. Kann sich auf den Hinterbeinen nicht aufrichten. Reagirt nur schwach auf Kneifen. Cornealreflexe normal. Herzthätigkeit unregelmässig, langsam. Das Thier miaut oft. 1^h Nachm. Respiration 18, Puls 136. $4^h 10'$ Nachm. Temperatur 30·4°. Um 8^h Abends lebte das Thier noch.

2. Juli 1896. Das Thier ist am Morgen todt. Der Kopf ist nach hinten gezogen, die Beine gestreckt.

Section. Beide Wunden reactionslos. Keine accessorischen Nebennieren. Keine Organveränderungen.

Versuch Nr. 8. Schwarz, gelb und weisse Katze, weiblich. 1 Monat.

29. Juni 1896. Aethernarkose von $8^h 30'$ bis $8^h 45'$ Nachm. Exstirpatio gland. suprarenal. amb.

30. Juni 1896.	Gewicht 410 g,	Rectaltemperatur	36·1°
1. Juli „	„ 400	„	34·2°, 11^h Vorm.

$12^h 10'$ Mittags. Das Thier verhält sich meistens sehr ruhig und spielt nicht mit den anderen. $4^h 10'$ Nachm. Rectaltemperatur 34·7°.

2. Juli 1896. $5^h 30'$ Nachm. Rectaltemperatur 27·8°. Gew. 370 g. Das Thier ist stumpf und miaut oft. Kann nur mit der grössten Schwierigkeit gehen. Schwankt, wenn es sitzt, hin und her. Der Hinterkörper ist sehr schwach und wird beim Aufrichten kaum angewendet, wenn man das Thier auf den Rücken gelegt hat. Die Pulsfrequenz 96, unregelmässig, Respiration 22, etwas dyspnoisch.

3. Juli 1896. Das Thier ist am Morgen todt. Der Kopf ist nach hinten gezogen, die Beine ausgestreckt.

Section. Die Operationswunden sind reactionslos. Keine accessorischen Nebennieren. Keine Organveränderungen.

Versuch Nr. 9. Weisse Katze mit sprenkeligem Schwanze, weiblich. 1 Monat alt.

29. Juni 1896. Aethernarkose von 9^h bis $10^h 15'$ Nachm. Die linke Nebenniere wird vollständig exstirpirt. Die Hälfte der rechten Nebenniere wird mit der Scheere abgeschnitten. Während der Operation wird die rechte Pleurahöhle geöffnet. Suturen.

30. Juni 1896. Gewicht 445 g, Rectaltemperatur 35·1°
1. Juli „ „ 425 „ 38·4°, $11^h 20'$ Vorm.

Das Thier spielt, ist aber nicht so lebhaft wie Nr. 4.

2. Juli 1896. Froh und spielerig.

18. Juli 1896. An der linken Seite unter den vorderen Suturen ist eine Eiteransammlung, enthaltend eine erbsengrosse nekrotische Masse, die herausgepresst wird. Die Haut darüber ist etwas nekrotisch. Die Suturen werden herausgenommen. Verband. An der rechten Seite verheilt die Wunde pr. primam. Die Suturen werden herausgenommen. Das Thier lebhaft.

Seit Ende Juli Schnupfen und Husten.

7. August 1896.	Gewicht 520 g (vgl. das Gewicht des Bruders Nr. 4)		
12. „ „	„ 510 g,	Rectaltemperatur	39·0°
18. „ „	„ 550	„	—
22. „ „	„ 620	„	—
5. Septemb. „	„ 795	„	—
Kein Schnupfen.			
12. Septemb. „	„ 875	„	—

20. September 1896. Das Thier entwich aus dem Thierkeller und wurde nicht wiedergefunden. Nr. 4 bis 9 sind von demselben Wurfe.

Versuch Nr. 10. Katze, weiss mit schwarzgelben Flecken, weiblich. Mutter der Jungen Nr. 4 bis 9.

30. Juni 1896. Gewicht 3250 g, Rectaltemperatur 39·1°. Chlorof.-Aethernarkose. Exstirpatio gland. suprarenal. sin. Rectaltemperatur nach der Operation 35·3°.

7. August 1896. Gewicht 3040 g. Chlorof.-Aethernarkose 2 bis 3^h Nachm. Die rechte Nebenniere wird zum grössten Theil weggenommen und nur ein etwas mehr als hanfsamengrosser Theil neben dem Hilus zurückgelassen.

8. August 1896. Morgens 8^h liegt das Thier todt und kalt da. Section. In der Bauchhöhle, um die rechte Niere und die abgeschnittene Nebenniere herum, eine reichliche Menge theils flüssigen, theils coagulirten Blutes. (Verblutungstod durch Nachblutung aus der Schnittwunde der Nebenniere.)

Versuch Nr. 11. Grau und schwarzsprenkelige Katze, männlich, erwachsen. Gewicht 4300 g.

1. Juli 1896. Chlorof.-Aethernarkose. Exstirpatio glandul. suprarenal. amb. ($2^h 15'$ bis $3^h 15'$ Nachm.).

2. Juli 1896. 6^h Nachm. Rectaltemperatur 36·6°. Das Thier, das schon vor der Operation stumpf war, verhält sich fortdauernd so und sitzt meistens still.

3. Juli 1896. Am Morgen ist das Thier todt. Section. Etwas Injection an der linken Operationswunde. Peritoneum glatt und glänzend. Leichte Stauung in Leber, Milz und Pankreas. Arteriosklerotische Flecken in der Aorta. Sonst nichts Abnormes.

Versuch Nr. 12. Tigerfleckige weisse Katze, männlich, ca. 2 Monate alt. Gewicht 1010 g.

12. August 1896. Aethernarkose von 11 bis 12^h Vorm. Lumbalschnitt (mit Thermocauter). Exstirpatio gland. suprarenal. dextr.

20. August 1896. Gewicht 1120 g. Rectaltemperatur 39·4°. Die Gegend der Operationswunde ist ausgebuchtet und fluctuirend. Die Wunde wird geöffnet; eine ziemlich grosse Menge Eiter fliesst zwischen Haut und Musculatur heraus. Die Ränder der Muskelwunde sind gelbweiss nekrotisch. Auswaschung der Abscesshöhle. Sutur, Verband.

27. August 1896. Gewicht 1100 g. Aethernarkose von 9 bis 10^h Abends. Temperatur im Anfang der Narkose 39·8°. Lumbalschnitt. Mit der Operation wurde beabsichtigt, die linke Nebenniere zu exstirpiren. Dem Thiere wurde zu viel Aether gegeben, es starb trotz lange fortgesetzter artific. Respiration.

Versuch Nr. 13. Schwarzgrau und weisse Katze, weiblich, ca. 1 Monat alt.

17. August 1896. 3^h Nachm. Gewicht 710 g. Aethernarkose von 1^h 30′ bis 2^h 30′ Nachmittags. Lumbalschnitt mit Thermocauter (1 bis 2^h 30′ Nachm.). Exstirpatio glandul. suprarenal. amb. Das Thier ist nach der Operation schlaff und krank. 4^h 30′ Nachmittags Rectaltemperatur 26·0°. Das Thier wird in Wärme gelegt, wodurch die Temperatur auf 30° steigt. 5^h 15′ Nachm. Rectaltemperatur 32·9°.

18. August 1896. 11^h 10′ Vorm. Rectaltemperatur 35·7°. Das Thier sitzt meistens still und reagirt nur wenig bei Versuchen, dasselbe zu reizen.

1^h 55′	Nachm., Rectaltemperatur	35·6°
7^h 30′	„ „	35·0

19. August 1896. 9^h 15′ Vorm. Das Thier sitzt still da, miaut schwach. Rectaltemperatur 34·4°.

1^h 30′	Nachm.,	Rectaltemperatur	33·9°
2^h 15′	„	Respirationsfrequenz	30
7^h	„	Rectaltemperatur	34·3
10^h 30′	„	„	34·1

Lässt man das Thier ca. 1 Fuss vom Boden los, kommt es ungeschickt nieder. Es geht nur wenig und sehr vorsichtig umher und schwankt bisweilen von Seite zu Seite. Es folgt mit schlaffem Blicke einem Gegenstande, den man vor ihm hin- und herbewegt.

20. August 1896. 11h 30′ Vorm. Rectaltemp. 31·2°. Respirationsfrequenz 26. 2h Nachm. Rectaltemp. 31·1°. Respirationsfrequenz 22. Pulsfrequenz 160.

2h 30′ Nachm.	Gewicht 600g			
7h 30′ „	Rectaltemperatur	29·1°,	Respirationsfrequenz	30
8h „	„	—	„	28
9h 30′ „	„	26·8	„	20

Das Thier kann nicht auf den Beinen stehen. Es verbleibt in der Stellung, in welcher man es hinlegt. Miaut schwach und langsam. 9h 45′ Abends. Es reagirt noch ziemlich lebhaft auf Kneifen. Liegt wie in tiefem Schlafe, dann und wann schwach stöhnend. Pulsfrequenz 86. 10h Abends Respiration 18, etwas dyspnoisch. Schwache Cornealreflexe. 11h Abends Rectaltemperatur 26·4°. Bei der Temperaturmessung eine lose, eiterige, schmutzig graugrüne Defäcation.

21. August 1896. Um 8h Morgens liegt das Thier todt und steif im Käfig. Der Kopf ist etwas nach hinten gezogen. Gewicht 590g. Das Thier hat nach der letzten Operation wegen Stoffwechselversuches gehungert.

Section. 1h Nachm. Die Wunden reactionsfrei. Keine accessorischen Nebennieren gefunden. Die Därme stark zusammengezogen, sind in Aussehen und Consistenz ascaridenähnlich, enthalten nur einen ziemlich dicken, zähen, gelbgrauen Schleim.

Versuch Nr. 14. Schwarzgrau und weisse Katze, männlich, ca. 1 Monat alt. Gewicht 760g.

17. August 1896. Aethernarkose von 3 bis 4h 15′ Nachm. Lumbalschnitt (mit Thermocauter). Exstirpatio gland. suprarenal. dextr. Rectaltemperatur nach der Operation 29·2°.

18. August 1896. 11h 15′ Nachm. Rectaltemperatur 39·1°.

19. August 1896. Das Thier miaut viel und geht unruhig im Käfig umher.

1h 30′ Nachm.	Rectaltemperatur	38·6°
2h 15′ „	Respirationsfrequenz	24
7h „	Rectaltemperatur	38·8°

20. August 1896. 3h Nachm. Rectaltemperatur 39·0°. Gewicht 600g. Das Thier hat wegen Stoffwechselversuches bisher gehungert. Erhält jetzt wieder Nahrung.

23. August 1896. 12h 15′ Nachm. Rectaltemperatur 39·0°.

25. August 1896. 6h Nachm. Gewicht 620g. Das Thier zeigt sich sehr unruhig. Aethernarkose. Exstirpatio gl. suprarenal. sin. (7 bis 8h Nachm.). Rectaltemperatur gleich vor Anfang der Narkose 39·4°, unmittelbar nach der Operation 29·2°.

26. August 1896.	12h 15′	Nachm.	Rectaltemperatur	37·9°
„	3h	„	„	38·2
„	7h	„	„	37·4
„	11h	„	„	36·8

Das Thier schnurrt und ist sehr lebhaft.

27. August 1896. 12^h Mittags. Das Thier liegt apathisch, fällt auf die Seite, wenn man es loslässt, und miaut bisweilen ganz schwach. Rectaltemperatur 25·1°. Respirationsfrequenz 12, ziemlich unregelmässig. Pulsfrequenz 88. Gewicht 570^g. 1^h Nachm. Temperatur 23·7°. Puls 88. Unregelmässige, saccadirte Respiration.

2^h Nachm. Respirationsfrequenz 11
3^h „ Rectaltemperatur 22·6°
4^h „ that das Thier einige tiefe Athemzüge und starb.

Rectaltemperatur kurz vor dem Tode 21·5°.

Section. Als das Thier seine letzten Athemzüge gethan hatte, wurde die Bauchhöhle geöffnet. Die stark contrahirten Därme zeigen ziemlich lebhafte Peristaltik. In dem fest contrahirten Colon findet sich eine kleine Menge Fäces von ziemlich harter Consistenz. Im Dünndarm ein gelbgrauer, zäher Schleim. Die Schleimhaut der Dünndärme ein wenig injicirt. In den übrigen Organen keine Veränderungen. Die Harnblase contrahirt und leer. Die Operationswunde reactionslos. Keine Nebennierenreste, keine accessorischen Nebennieren.

Versuch Nr. 15. Grausprenkelige Katze, weiblich, ca. 1 Monat alt.

17. August 1896. Gewicht 670^g
27. Septemb. „ „ 1195

Aethernarkose. Lumbalschnitt. Exstirpatio gl. suprarenal. dextr. (1^h 35′ bis 2^h 10′ Nachm.). Rectaltemperatur vor der Narkose 39·8°, nach der Operation 30·3°. Nach der Operation liegt das Thier lange stumpf da und reagirt nur schwach bei Reizung.

4^h Nachm. Rectaltemperatur 25·0°
5^h „ „ 23·0

Das Thier wird in Wärme gelegt und wird lebhafter.

28. September 1896. 1^h Nachm. Sitzt munter da, als ob nichts geschehen wäre. Temperatur 38·6°. 1^h 30′ Nachm. Rectaltemp. 39·4°.

29. September 1896. 3^h 30′ Nachm. Rectaltemperatur 39·7°. Gewicht 1095^g.

3. October 1896. 4^h Nachm. Gewicht 1210^g. Temperatur 39·6°.

28. October 1896. Gewicht 1570^g
11. Novemb. „ „ 2010

12. November 1896. Gewicht 2040^g. Aethernarkose von 9^h 30′ bis 10^h 30′ Nachm. Rectaltemperatur bald nach Anfang der Narkose 38·2°. Lumbalschnitt. Amputation der linken Nebenniere von 9^h 40′ bis 10^h 40′ Abends. Circa $^1/_3$ der linken Nebenniere wird weggenommen, zum grössten Theil Rindensubstanz.

13. November 1896. Gewicht 1910^g
19. „ „ „ 2060

8^h Abends Blutuntersuchung. Der Hämoglobingehalt nach Fleischl 55. Die Zählung zeigt 5 560 000 rothe und 15 000 weisse Blutkörperchen.

Aethernarkose von $9^h\,40'$ bis $10^h\,15'$ Abends. Rectaltemperatur vor der Narkose $39 \cdot 6^0$, nach der Narkose $36 \cdot 2^0$. Lumbalschnitt ($9^h\,50'$ bis $10^h\,30'$ Abends). Der Rest der linken Nebenniere wird exstirpirt. Beim Herausnehmen des Nebennierenrestes entstand eine bedeutende venöse Blutung, welche durch Ligaturen gestillt wurde. Unmittelbar nach der Operation kann das Thier umhergehen.

20. November 1896.	$8^h\,30'$ Abends.	Gewicht 1930^g,	Temperatur $39 \cdot 7^0$
21. „ „	$1^h\,30'$ Nachm.	„ 1885	„ $39 \cdot 0$

Keine Fresslust. Die Menge des schleimigen Secretes in den Nasenlöchern etwas vermehrt. Die Zählung zeigt 5930000 rothe und 16000 weisse Blutkörperchen. Der Hämoglobingehalt nach Fleischl 30.

22. November 1896.	$2^h\,15'$ Nachm.	Gewicht 1820^g,	Temperatur $39 \cdot 2^0$
23. „ „	6^h „	„ 1780	„ $34 \cdot 1$

Das Thier liegt gern ruhig; zwingt man es, sich zu bewegen, geht es auffallend plump und unsicher, und man merkt eine gewisse Unsicherheit in den Hinterbeinen. Zuweilen wackelt es. Es sieht stumpf aus. Respiration tief, Frequenz 36, Puls 156. Die Zählung zeigt 6440000 rothe und 20000 weisse Blutkörperchen. Hämoglobingehalt 50. (Blut aus der rechten Herzkammer unmittelbar nach dem Tode genommen.)

Um $7^h\,30'$ Abends wurde das Thier zur Aufzeichnung des Blutdruckes aufgebunden. Es machte dabei einige heftige Zuckungen, und sein Zustand verschlechterte sich bedeutend. Die rechte Carotis wurde aufgesucht und der Blutdruck wie gewöhnlich registrirt. Die Carotis war sehr gering mit Blut gefüllt. Gleich vor der Registrirung wurde das Thier dyspnoisch. Temperatur gleich nach beendetem Blutdruckversuch $32 \cdot 1^0$. Da das Thier noch einzelne Athemzüge that und kleine Zuckungen in den Extremitäten zeigte, wurde Nackenstich gemacht.

Section. 8^h Abends. Auf der linken Seite der Operationswunde eine mit dickem, gelbweissem Eiter gefüllte Höhle, die sich durch die Musculatur bis an die Niere erstreckt und gut abgekapselt ist. Peritoneum normal. Keine Nebennierenreste, keine accessorischen Nebennieren. Die Därme nicht contrahirt, ziemlich blutreich; im Colon zähe Fäces. Sonst nichts zu bemerken.

Versuch Nr. 16. Schwarz und weisse Katze, männlich. 1 Monat alt.

17. August 1896.	Gewicht 680^g,	Rectaltemperatur 39^0
25. „ „	„ 625	„ —

Aethernarkose. Lumbalschnitt. Exstirpatio gland. suprarenal. dextr. + Amputatio gl. suprarenal. sin. ($10^h\,45'$ bis $11^h\,40'$ Ab.). Die Hälfte der linken Nebenniere wurde weggenommen. Rectaltemperatur vor der Narkose $39 \cdot 3^0$, nach der Narkose $29 \cdot 2^0$.

26. August 1896. Am Morgen ist das Thier todt und kalt.

Section. Keine Nachblutung und keine makroskopisch nachweisbaren Veränderungen.

Versuch Nr. 17. Schwarz und grausprenkelige Katze, männlich. 1 Monat alt.

18. August 1896. Aethernarkose. Lumbalschnitt (mit Thermocauter). Exstirpatio gl. suprarenal. sin. ($12^h 30'$ bis $1^h 30'$ Nachm.). Rectaltemperatur nach der Operation $33 \cdot 5^0$.

26. August 1896. 1^h Nachm. Gewicht 1005 g. 3^h Nachm. Rectaltemperatur $39 \cdot 4^0$. Das Thier wird in den Käfig gebracht; erhält wegen Stoffwechselversuches keine Nahrung. 11^h Abends Rectaltemp. $39 \cdot 4^0$.

27. August 1896. Aethernarkose. Lumbalschnitt ($7^h 45'$ bis $8^h 30'$ Abends). Ca. $^1/_3$ der rechten Nebenniere wird weggenommen. Beim Abschneiden entstand eine starke Blutung aus dem Marke, weshalb nach vergebens gemachter Compression die Schnittfläche mit Paquelin cauterisirt wurde. Die Blutung hörte gleich auf. Rectaltemperatur gleich nach Anfang der Narkose $39 \cdot 2^0$, gleich nach der Operation 32^0. Nach der Operation Erbrechen.

28. August 1896.	$12^h 45'$	Mittags.	Rectaltemperatur		$38 \cdot 4^0$
29. „ „	2^h	Nachm.	„		$38 \cdot 9$
4. Septemb. „	Gewicht	990 g	„		—
13. „ „	„	1280	„		$39 \cdot 8$

Beide Operationswunden sind pr. primam geheilt. Die Suturen werden herausgenommen.

28. September 1896.	4^h	Nachm.	Gewicht	1610 g,	Temperatur	$39 \cdot 6^0$
28. October „	$8^h 30'$	„	„	2500	„	$39 \cdot 6$
15. November „	—	„	„	2800	„	—

Aethernarkose ($3^h 25'$ bis $4^h 45'$ Nachm.). Lumbalschnitt. Exstirpation des Restes der rechten Nebenniere ($3^h 35'$ bis $4^h 45'$ Nachm.). Die festen Adhärenzen nach vorhergegangener Operation erschwerten in hohem Grade das Aufsuchen des zurückgelassenen Restes der Nebenniere, welche vollständig exstirpirt wurde.

16. November 1896.	8^h	Abends.	Gewicht 2750 g
16. „ „	$9^h 30'$	„	Rectaltemp. $38 \cdot 9^0$

Der Hämoglobingehalt nach Fleischl 55. Die Zählung zeigt 8000 weisse Blutkörperchen.

17. November 1896. 4^h Nachm. Gewicht 2720 g, Temperatur $37 \cdot 2^0$. Das Thier ist sehr still, geht und springt mit einer gewissen Unsicherheit und hat Schnupfen bekommen. Der Hämoglobingehalt nach Fleischl 50. Die Zählung zeigt 24000 weisse Blutkörperchen.

18. November 1896. Das Thier lebte noch am Mittag.

19. November 1896. 1^h Nachm. Das Thier liegt todt im Käfig. Gewicht 2660 g.

Section. In der Bauchhöhle wurde ein zurückgelassener Tampon (Baumwolle) und $1^1/_2$ Esslöffel von einer trüben, schmutzig graubraunen Flüssigkeit gefunden. Peritoneum überall glatt und glänzend. Die Lungen von gewöhnlicher Consistenz; bei Druck geben sie auf der Schnittfläche eine schaumige, seröse Flüssigkeit ab. Die Bronchialschleimhaut mit zähem blutvermischtem Schleim belegt. Keine Nebennierenreste, keine accessorischen Nebennieren.

Versuch Nr. 18. Schwarz und weisse Katze, männlich, ca. 1 Monat alt. Gewicht 780 g.

25. August 1896. Gewicht 725 g. Aethernarkose. Doppelseitiger Lumbalschnitt. Ligatur der beiden Nebennieren (9 bis $10^h 30'$ Ab.). Alle zu- und abführenden Gefässe werden unterbunden. Rectaltemperatur im Anfang der Narkose 39·2°, gleich nach der Operation 28·7°.

26. August 1896.	$12^h 15'$	Mittags.	Temperatur	38·3°
„ „	3^h	Nachm.	„	37·9
„ „	11^h	„	„	34·5°, Respirationsfrequ. 22
27. „ „	11^h	„	starb das Thier.	Gewicht 650 g

Wegen Stoffwechselversuches hat das Thier nach der Operation gehungert.

Section. Von den Operationswunden nichts Bemerkenswerthes. Beide Nebennieren wohl abgebunden. Die Därme schlaff, ohne etwas Bemerkenswerthem. Das Colon enthält eine kleine Menge theilweise ziemlich flüssiger, thonfarbiger Fäces. Im Dünndarm ein weissgelber, dicker und zäher Schleim. Die Blase contrahirt und leer. In dem unteren Drittel des unteren Lobus der rechten Lunge eine graurothe, nicht luftführende Partie. Das Herz ziemlich bleich und schlaff. Im Uebrigen nichts zu bemerken.

Versuch Nr. 19. Grausprenkelige weisse Katze, männlich. Erwachsen.

24. August 1896. Gewicht 4550 g. Chlorof.-Aethernarkose. Lumbalschnitt. Exstirpatio gl. suprarenal. sin. (1 bis $2^h 15'$ Nachm.). Rectaltemperatur im Anfang der Narkose 37·6°, nach der Operation 33·7°.

26. August 1896. Chlorof.-Aethernarkose. Lumbalschnitt. Die Hälfte der rechten Nebenniere wird mit der Scheere abgetragen (1 bis 2^h Nachm.). Rectaltemperatur im Anfang der Narkose 38·4°, nach der Operation 34·7°.

31. August 1896. 12^h Mittags. Das Thier starb. Gewicht 3740 g. Das Thier ist die ganze Zeit stumpf und krank gewesen und hat kaum gefressen. Die letzten Athemzüge folgten einander mit langen Zwischenräumen und waren stark dyspnoisch. Rectaltemperatur 19·5°.

Section wurde unmittelbar nach dem Tode gemacht. Das Thier sehr abgemagert. Das Mesenterialfett spärlich, etwas orangefarbig. Die Därme mässig contrahirt mit etwas Schleim. Die Milz dunkelroth, von ungewöhnlich fester Consistenz, in der Nähe des oberen Endes eine eingezogene, gelbweisse Narbe. In der Leber eine mässige Stauung. Sonst nichts zu erwähnen. Keine accessorischen Nebennieren. Bei mikroskopischer Untersuchung zeigt sich der zurückgelassene Theil der rechten Nebenniere vollständig nekrotisirt.

Versuch Nr. 20. Schwarz und weisse Katze, männlich. Erwachsen. 28. August 1896. Gewicht 4640 g. Chlorof.-Aethernarkose. Lumbalschnitt ($1^h 45'$ bis $3^h 45'$ Nachmittags). Rectaltemperatur im Anfang der Narkose 38·3°, nach der Operation 34·8°. Die linke Nebenniere, die so gross wie eine braune Bohne ist, wird vollständig exstirpirt. Die Nebenniere zeigt makroskopisch in der Rinde zwei deutlich getrennte Schichten, eine äussere gelbe Zone und eine innere ca. 4 mm breite graurothe Schicht.

31. August 1896. 1^h Nachm. Gewicht 4350 g. Chlorof.-Aethernarkose (ganz wenig Chloroform). Lumbalschnitt. Exstirpatio gl. suprarenal. dextr. ($1^h 30'$ bis $2^h 15'$ Nachm.). Rectaltemperatur im Anfang der Narkose 38·4°, am Ende der Narkose 34·5°. Die entfernte Nebenniere zeigt dasselbe makroskopische Aussehen wie die linke.

2. September 1896. Die Katze sieht gesund aus und schnaubt, wenn man sie zu nehmen versucht.

3. September 1896. Keine sichtbare Veränderung des Zustandes.

4. September 1896. Frisst nicht. Sieht etwas stumpfer aus und reagirt weniger bei Reizung.

5. September 1896. Etwas vermehrte Stumpfheit. Das Thier schnaubt, wenn man es zu nehmen versucht. 2^h Nachm. Rectaltemperatur 34·6°, 6^h Nachm. 33·5°. Das Thier läuft im Zimmer umher, wenn man es loslässt, legt sich aber bald nieder und bleibt schlaff und apathisch liegen. 8^h Abends Rectaltemperatur 32·1°, Respirationsfrequenz 20.

6. September 1896. $1^h 15'$ Vorm. Rectaltemp. 28·8°. Respirationsfrequenz 13. Pulsfrequenz 72. Das Thier liegt stumpf da, reagirt nicht bei Reizung, z. B. wenn man es ins Ohr kneift. Dann und wann kleine Zuckungen in den Extremitäten und Ohren. $1^h 30'$ Vorm. Gewicht 3910 g.

Section in Agonie. Die Operationswunden in guter Ordnung. Das Thier ziemlich abgemagert. Die Därme enthalten einen schaumigen, grünen Schleim. Die Schleimhaut stark injicirt. Die Nieren zeigen im Schnitte deutliche Zeichnung, aber in der Rinde etwas zu starke gelbe Färbung. Die Leber zeigt deutliche Zeichnung: auf der Oberfläche gelbgraue und rothbraune Partien, jene deutlich eingesenkt; im Schnitte umgekehrt. Keine Nebennierenreste, keine accessorischen Nebennieren. Sonst nichts zu bemerken.

Versuch Nr. 21. Ganz kohlschwarze junge Katze, männlich. Gewicht 2030 g.

29. August 1896. Aethernarkose. Lumbalschnitt. Exstirpatio caps. suprarenal. sin. ($12^h 15'$ bis $1^h 15'$ Nachm.). Rectaltemperatur im Anfang der Narkose 38·1°, am Ende der Narkose 32·5°.

13.	September	1896.	Gewicht	1755 g
25.	„	„	„	2170
1.	October	„	„	2370
21.	„	„	„	2840
28.	„	„	„	2870
30.	„	„	„	2950

Aethernarkose (10^h 50′ bis 11^h 20′ Ab.). Lumbalschnitt (10^h 55′ bis 11^h 20′ Nachm.). Amputatio gland. suprarenal. dextr. Die Hälfte der Nebenniere wurde mit der Scheere abgetragen. Das Thier läuft gleich nach der Operation umher. Rectaltemperatur vor der Operation 40·0°. Temperatur nach der Operation 37·4°.

31. October 1896. Gesund, lebhaft und schmeichelhaft. 4^h 15′ Nachm. Gewicht 2920 g, Temperatur 39·2°.

11. November 1896. Gewicht 3400 g
19. „ „ „ 3650

Der Hämoglobingehalt nach Fleischl 50. Die Zählung zeigt 7250000 rothe und 24000 weisse Blutkörperchen.

22. Novemb. 1896. Gewicht 3710 g. Aethernarkose (3 bis 4^h Nachm.). Lumbalschnitt. Der rechte Nebennierenrest wurde exstirpirt, unter Zurücklassung eines kaum stecknadelkopfgrossen Stückes der Rinde (3^h 20′ bis 4^h 35′ Nachm.). Die alte Schnittfläche glatt und glänzend, dunkel graubraun. Der Schnitt zeigt das Mark bedeutend grösser als normal. Zeichnung unregelmässig. Rectaltemperatur am Anfang der Narkose 39·3°, nach der Operation 36·1°. Das Thier läuft gleich nach der Operation lebhaft umher.

23. November 1896. 8^h 45′ Nachm. Gewicht 3480 g, Temp. 29·2°.

24. November 1896. 7^h 50′ Abends. Gewicht 3400 g, Temp. 38·5°. Der Hämoglobingehalt nach Fleischl 55. Die Zählung zeigt 8175000 rothe und 26000 weisse Blutkörperchen. Das Thier ist nicht so lebhaft wie vorher und springt nicht gern.

25. November 1896. 7^h Abends. Gewicht 3320 g, Temperatur 38·5°. Fortdauernd still. Die Bewegungen sind langsam, das Thier besinnt sich lange, ehe es springt. Es zeigt Steife und Unsicherheit in den Hinterbeinen.

26. November 1896. 1^h Nachm. Gewicht 3280 g, Temp. 38·3°. Pulsfrequenz 184. Die Zählung zeigt 8700000 rothe und 15000 weisse Blutkörperchen. 7^h Nachm. Gewicht 3285 g, Temperatur 38·6°. Pulsfrequenz 180. 11^h 30′ Nachm. Temperatur 38·8°.

27. November 1896. 3^h 30′ Nachm. Gewicht 3230 g, Temp. 32·2°. Pulsfrequenz 116. Das Thier ist stumpf, frisst nicht und verhält sich meistens still. Die Hinterbeine sind steif und unsicher. Das Thier wackelt, wenn es geht. Hüpft es vom Tische herab, fällt der Hinterleib zur Seite. Liegt meistens still mit halbgeschlossenen Augen und mit der Schnauze gegen den Boden. Liegt um 8^h Abends todt da.

Section. Soeben gestorben. Ein Schnitt ins Herz verursacht Contractionen. Lebhafte Darmperistaltik. Temperatur in der Bauchhöhle 23·8°. Betreffs der Operationswunde nichts zu bemerken. Reichliche Fettablagerung im Unterhautfettgewebe, im Omentum und um die Nieren. Im Colon ein dünnflüssiger Inhalt. Die Schleimhaut geröthet. Die Lungen von einer mehr rothen Farbe als normal. Sonst nichts zu bemerken.

Versuch Nr. 22. Grauschwarz und weisse Katze, weiblich, ca. 3 bis 4 Wochen alt.

4. September 1896. Gewicht 465g. Aethernarkose. Lumbalschnitt. Exstirpatio gl. suprarenal. sin. + Amputatio gl. suprarenal. dextr. (2 bis 3h 15′ Nachm.). Die Hälfte der rechten Nebenniere wird weggenommen. Bei der Operation nicht unbedeutender Blutverlust. Das Thier geht gleich nach der Operation umher. Rectaltemperatur vor der Operation 38·9°, nach der Operation 29·8°. 8h Abends Rectaltemperatur 34·2°.

5. September 1896.	12h 30′ Nachm.	Rectaltemperatur	35·8°
„ „	6h „	„	31·6
„ „	8h „	„	32·2
6. „ „	1h 45′ Vorm.	„	30·2

Das Thier sieht stumpf aus. Liegt am Morgen um 8h todt da. Gewicht 380g.

Section 12h 15′ Mittags. Nirgends bemerkenswerthe Veränderungen. Der zurückgelassene Theil der rechten Nebenniere zeigt sich bei mikroskopischer Untersuchung vollständig nekrotisch.

Versuch Nr. 23. Grauschwarzsprenkelige, weisse Katze, weiblich. 3 bis 4 Wochen alt.

4. September 1896. Gewicht 435g. Aethernarkose (3h 45′ bis 4h 25′ Nachm.). Lumbalschnitt. Exstirpatio gl. suprarenal. sin. Während der Operation Blutung, die durch Péan's Klemmpincetten gestillt wurde. Nach der Ligatur zeigt sich die Niere ziemlich stark cyanotisch. Rectaltemperatur vor der Narkose 38·8°, nach der Narkose 30·0°. 8h Abends Rectaltemperatur 33·5°.

5. September 1896.	12h 30′ Nachm.	Gewicht	—	Rectaltemp.	38·2°
13. „ „	1h 30′ „	„	435g,	„	38·4
18. „ „	5h „	„	475	„	38·1
25. „ „	5h „	„	580	„	38·8
Die Wunde geheilt pr. primam.					
27. September 1896.	—	„	595	„	—
29. „ „	—	„	585	„	39·2
1. October „	3h 30′ Nachm.	„	620	„	39·2
4. „ „	12h 30′ „	„	660	„	38·4
8. „ „	4h „	„	760	„	39·2
15. „ „	4h 30′ „	„	870	„	—
28. „ „	8h 30′ Abends	„	1050	„	—
11. November „	7h 30′ „	„	1370	„	—
12. „ „	7h 40′ „	„	1440	„	—
15. „ „	—	„	1530	„	—
16. „ „	—	„	1510	„	—

Aethernarkose (8h 25′ bis 9h Ab.). Lumbalschnitt. Amputation von ca. der Hälfte der rechten Nebenniere (8h 30′ bis 9h Abends). Rectaltemperatur vor der Narkose 39·1°, nach der Narkose 34·8°.

17. November 1896.	4^h	Nachm.	Gewicht	1380 g,	Temperatur 39·4°
19. „ „	8^h	Abends	„	1340	„ 39·6
20. „ „	8^h 20′	„	„	1300	„ 39·7
21. „ „	1^h 30′	Nachm.	„	1300	„ —
22. „ „	2^h 15′	„	„	1290	„ 39·4
23. „ „	9^h	Abends	„	1250	„ 39·5
24. „ „	7^h 30′	„	„	1240	„ 39·7

Das Thier ist weniger lebhaft als vorher und sitzt am liebsten still. Die Zählung zeigt 6040000 rothe und 10000 weisse Blutkörperchen.

25. November 1896. 7^h Abends. Gewicht 1220 g. Temperatur 36·9°. Schleimige Secretion von der Conjunctivae und der Nase. Fortwährend sehr stumpf. Will nicht springen. Wird es dazu gezwungen, kommt es ungeschickt zu Boden. Zeigt jedoch keine deutliche Schwäche der Extremitäten.

26. November 1896. 1^h Nachm. Gewicht 1185 g, Temperatur 27·4°. Pulsfrequenz 96. Kleine, blitzschnelle Zuckungen hier und da in dem Körper. Unregelmässige Athmung. Frequenz 24.

1^h 25′ Nachm. Temperatur 26·5°, Puls 84
2^h 50′ „ „ 24·4 „ 56

Das Thier liegt stumpf da und kann sich nicht aufrichten. Miaut bisweilen sehr schwach. Wird zum Blutdruckversuch aufgebunden. Herzthätigkeit schwach und schlecht, so dass der Manometer keine Druckvariationen zeigt.

Section in Agonie 3^h Nachm. Der Nebennierenrest gelbweiss mit wenig angedeutetem Mark. Keine anderen Veränderungen als dunkelrothe Lungen. Mikroskopische Untersuchung des Nebennierenrestes zeigt, dass er nekrotisch ist.

Versuch Nr. 24. Weiss und gelbe Katze, weiblich. 3 bis 4 Wochen alt.

7. September 1896. Gewicht 400 g. Aethernarkose, Lumbalschnitt. Linke Nebenniere wird vollständig exstirpirt. Ca. $^3/_4$ von der rechten Nebenniere werden weggenommen (1^h 20′ bis 2^h 30′ Nachm.). Die Operation verlief sehr günstig. Kein nennenswerther Blutverlust. Sehr wenig Aether. Rectaltemperatur gleich nach dem Aufbinden 38·5°, am Ende der Operation 28·2°. 3^h 20′ Nachm. Temperatur 29·4°.

8. September 1896. 2^h 30′ Nachm. Temperatur 37·9°. Das Thier trinkt Milch und ist munter.

9. September 1896. 11^h Vorm. Temperatur 36·8°. Froh und munter. 2^h Nachm. Temperatur 37·6°.

10. September 1896. Am Morgen ist das Thier lebhaft. 3^h 15′ Nachm. Temperatur 27·2°. Es ist stumpf, geht mit Schwierigkeit, sitzt meistens still, miaut klagend. Respirationsfrequenz 12 bis 14, Puls 106. 4^h 30′ Nachm. Temperatur 23·2°. 5^h Nachm. Temperatur 21·7°, Respirationsfrequenz 10, Puls 64. Das Thier liegt unbeweglich, ist schlaff, reagirt sehr schwach auf Kniffe u. s. w. Die Cornealreflexe sind äusserst unbedeutend. Das Thier wird getödtet. Gewicht 370 g.

Section. 5^h Nachm. Die Wunde ohne etwas Bemerkenswerthes. Die Därme mehr mit Blut gefüllt als normal, einen dünnen, gelblichen Schleim enthaltend. Sonst nichts zu bemerken. Die mikroskopische Untersuchung des zurückgelassenen Theiles der rechten Nebenniere zeigt in demselben bedeutende nekrotisirende Partien.

Versuch Nr. 25. Weiss und gelbe Katze, männlich, ca. 4 Wochen alt.

13. September 1896. Gewicht 610^g, Temperatur 38·8°. Aethernarkose. Lumbalschnitt. Exstirpatio gland. suprarenal. sin. (2^h 15' bis 3^h Nachm.). Beim Herausnehmen der Nebenniere wurde die Nierenvene lädirt und musste unterbunden werden. Recht grosser Blutverlust. Temperatur nach der Operation 29·9°. Das Thier liegt ziemlich matt da. 4^h Nachm. Temperatur 27·8°, Puls 120.

14. September 1896. Das Thier liegt am Morgen todt und kalt da.

Section. Stasis und kleine Blutungen in der linken Niere. Die übrigen Organe blutarm.

Versuch Nr. 26. Weisse Katze mit schwarzgelben Flecken, weiblich, ca. 4 Wochen alt.

13.	September	1896.	Gewicht	580^g,	Temperatur	38·8°.	2^h	Nachm.
25.	„	„	„	820	„	39·1	—	
27.	„	„	„	800	„	—	—	
29.	„	„	„	835	„	39·4	4^h 30'	„
4.	October	„	„	970	„	39·0	12^h	Mittags

Aethernarkose. Lumbalschnitt. Exstirpatio gl. suprarenal. sin. (1 bis 1^h 40' Nachm.). Temperatur am Ende der Operation 31·2°.

6. October 1896. Gewicht 935^g, Temperatur 39·3°. Aethernarkose (9^h 5' bis 9^h 35' Abends). Lumbalschnitt. Amputatio gl. suprarenal. dextr. (9^h 20' bis 9^h 40' Abends). Ca. $^1/_5$ von der Nebenniere wurden entfernt. Temperatur am Ende der Operation 34·9°.

7.	October	1896.	10^h 15'	Vorm.		—	Temp.	38·6°
8.	„	„	3^h 45'	Nachm.	Gewicht	930^g	„	39·4
15.	„	„	4^h 20'	„	„	1020	„	—
28.	„	„	8^h 30'	Abends	„	1200	„	—
11.	Novemb.	„	7^h 30'	„	„	1500	„	—
16.	„	„	—		„	1670	„	—
19.	„	„	—		„	1580	„	—

7^h 15' Abends Blutuntersuchung: 6950000 rothe und 33000 weisse Blutkörperchen. Der Hämoglobingehalt nach Fleischl 55.

20.	Novemb.	1896.	—	Gewicht	1580^g	—
22.	„	„	—	„	1570	—
23.	„	„	—	„	1550	—
24.	„	„	7^h 40' Abends	„	1540	Temp. 40·1°

Das Thier ist seit einigen Tagen nicht so lebhaft wie bisher, hält sich am liebsten verborgen, frisst weniger. Am Bauche fühlt man im subcutanen Bindegewebe hier und dort erbsengrosse Infiltrationen. Der Hämoglobingehalt nach Fleischl 40. Die Zählung zeigt 5780000 rothe und 66000 weisse Blutkörperchen.

25. November	1896.	7^h	Abends.	Gewicht	1540^g,	Temperatur	$39 \cdot 4^0$
26.	„	„ $6^h 30'$	„	„	1560	„	$39 \cdot 9$

Die Zählung zeigt 4950000 rothe und 33000 weisse Blutkörperchen. Die Infiltrationen haben sich vermehrt.

27. November	1896.	$3^h 15'$	Nachm.	Gewicht	1540^g,	Temperatur	$39 \cdot 4^0$
28.	„	„ $7^h 40'$	Abends	„	1570	„	—
2. December	„	9^h	„	„	1600	„	$39 \cdot 9$
4.	„	„ 9^h	„	„	1590	„	$40 \cdot 1$

Die subcutanen Infiltrationen sind jetzt fast vollständig verschwunden. Die Zählung zeigt 5630000 rothe und 15000 weisse Blutkörperchen.

5. December	1896.	Gewicht	1610^g,	Temperatur	$39 \cdot 6^0$
11. „	„	„	1850	„	—
29. „	„	„	1940	„	—
6. Januar	1897.	„	2105	„	—
17. „	„	„	2105	„	—
20. „	„	„	2610	„	—

Das Thier war bis Ende Juli 1897 gesund, starb aber um diese Zeit, ohne secirt zu werden.

Versuch Nr. 27. Schwarz und grausprenkelige Katze, weiblich, ca. 5 Wochen alt.

27. September 1896. Gewicht 515^g. Aethernarkose. Lumbalschnitt. Rechte Nebenniere wird vollständig exstirpirt. Ca. $^1/_3$ von der linken Nebenniere, zum grösseren Theile Rindensubstanz, wird weggenommen ($2^h 30'$ bis $3^h 40'$ Nachm.). Während der Operation mässiger Blutverlust. Rectaltemperatur am Anfang der Narkose $38 \cdot 3^0$, nach der Operation $27 \cdot 0^0$. Das Thier nach der Operation ziemlich munter. $4^h 45'$ Nachm. Rectaltemperatur $25 \cdot 4^0$.

28. September 1896.	1^h	Nachm.	Temperatur	$37 \cdot 0^0$
	$1^h 15'$	„	„	$32 \cdot 2$
	$3^h 15'$	„	„	$30 \cdot 3$
	5^h	„	„	$25 \cdot 5$. Respirations-

frequenz 24. Pulsfrequenz 88.

8^h Abends. Das Thier liegt in comatösem Zustand, reagirt langsam und schwach bei sensiblen Reizungen, Cornealreflexe fehlen fast ganz. Rectaltemperatur $19 \cdot 7^0$. Respiration unregelmässig und saccadirt, Frequenz 10. Exspiratorische Dyspnoe. Schwache, heisere, kaum hörbare Stimme. Pulsfrequenz 50.

Section. $8^h 15'$ Abends. Nackenstich. Die Operationswunde ohne Bemerkenswerthes. Dünndärme mässig contrahirt, enthalten einen dünnen, schaumigen grünen Schleim; im Colon ein wenig gelbgrüner Schleim. Die Leber hat ein auffallend bleiches, graugelbes, buntes Aussehen mit graugelben und grauröthlichen Partien. Die Nieren im Ganzen bleich, besonders die Rinde. Die Musculatur ist bleich. Im Rectum zähe, mit der Schleimhaut fest adhärirende, bald gelbgrüne, bald dunkelgrüne Fäces.

Versuch Nr. 28. Schwarz und grausprenkelige Katze, weiblich. 5 Wochen alt.

27. September 1896. Gewicht 500^g. Aethernarkose. Lumbalschnitt. Exstirpatio gl. suprarenal. sin. (4 bis $4^h 40'$ Nachm.). Temperatur vor der Narkose $38 \cdot 6^0$, nach der Operation $31 \cdot 6^0$.

28. September	1896.	1^h	Nachm.	Rectaltemp.	$37 \cdot 6^0$	—
—	„	$1^h 15'$	„	„	38·2	—
29. „	„	$3^h 30'$	„	„	39·0	Gewicht 475^g
1. October	„	$3^h 20'$	„	„	38·8	„ 480
3. „	„	4^h	„	„	38·8	„ 455
4. „	„	12^h	Mittags	„	—	„ 460
6. „	„	$4^h 30'$	Nachm.	„	—	„ 450
8. „	„	$4^h 30'$	„	„	39·1	„ 460
15. „	„	$4^h 30'$	„	„	—	„ 640
17. „	„		—	„	—	„ 695

Aethernarkose ($8^h 25'$ bis $9^h 15'$ Abends). Lumbalschnitt. Amputatio gl. suprarenal. dextr. ($8^h 35'$ bis $9^h 15'$ Abends). Zuerst wurde ein Stück von dem oberen Ende abgeschnitten; da aber der Schnitt gerade zwischen Mark und Rinde traf und in Folge der Gefässverzweigung ein neuer Schnitt nicht tiefer unten angelegt werden konnte, wurde das untere Ende frei gelegt und die herausragende, markenthaltende Spitze von der Nebenniere abgeschnitten. Im Ganzen etwa $^1/_3$ des ganzen Organs weggenommen. Temperatur vor der Operation $39 \cdot 3^0$, nach derselben $32 \cdot 7^0$.

21. October 1896.	Gewicht	630^g				
28. „ „	„	660	Temperatur	$39 \cdot 6^0$,	$8^h 40'$	Abends
31. „ „	„	720	„	39·1	$4^h 15'$	Nachm.
11. Novemb. „	„	785	„	39·3	$7^h 45'$	Abends

Der äussere Theil des linken Ohres pergamentähnlich eingetrocknet, blauschwarz gefärbt, scharf gegen die normale Haut abgegrenzt. Das rechte im Ganzen blauschwarz und verdickt, zeigt beim Einschnitt eine reichliche, zwischen Knorpel und Haut gelegene Blutimbibition. An der inneren Seite des Ohres eingetrocknete, dunkelbraune Massen, nach deren Wegwischen die Haut ziemlich ausgebreitete Erosionen zeigt. Aus den Nasenöffnungen quillt ein schmutzig graugelbes Secret; ab und zu Niesen.

12. November 1896. Gewicht 720^g. Die Haut in der Umgebung des rechten Operationsgebietes schwarz, pergamentähnlich eingetrocknet.

13. November 1896. Gewicht 680 g. Temperatur 36·2°. Getödtet durch Nackenstich 9h 25′ Abends.

Section sofort. Die Gangräne in der Operationswunde auf die Haut beschränkt. Im Colon ein zäher blutgemischter Schleim. Die Schleimhaut verdickt. An den übrigen Organen nichts Bemerkenswerthes.

Versuch Nr. 29. Schwarz und grausprenkelige Katze, männlich. 5 Wochen alt.

27. September 1896.	12h 30′	Mittags.	Gewicht	455 g,	Rectaltemp.	38·9°
1. October „	3h 20′	Nachm.	„	510	„	39·4
4. „ „	12h	Mittags	„	490	„	—
6. „ „	4h 30′	Nachm.	„	510	„	—
8. „ „	4h 30′	„	„	520	„	—
15. „ „	4h 30′	„	„	660	„	—
16. „ „	8h 45′	Abends	„	670	„	39·1

17. October 1896. Aethernarkose 6h 30′ bis 7h 45′ Abends. Lumbalschnitt. Exstirpatio gl. supraren. sin. + Amputatio 1/3 gl. supraren. dextr. Gewicht 675 g. Temperatur am Anfang der Narkose, 1/2 Stunde nach dem Aufbinden, 37·7° und nach der Operation 28·9°, Puls 88. Beinahe 1/2 Stunde nach der Operation liegt das Thier apathisch da, ohne freiwillige Bewegungen zu zeigen und mit erhobenen Cornealreflexen. Nach Erwärmung und einer kleinen Campherinjection erwachte das Thier. 9h 40′ Abends Temperatur 30·0°, Puls 160.

21. October 1896.	6h 15′	Abends.	Gewicht	540 g,	Temperatur	39·1°
	Das Thier scheint gesund zu sein.					
28. „ „	8h 40′	Abends.	Gewicht	540 g	„	39·5
31. „ „	4h 15′	Nachm.	„	570	„	37·4
1. Novemb. „	12h 30′	Mittags	„	535	„	38·5
2. „ „	4h 30′	Nachm.	„	570	„	36·8
3. „ „	11h 20′	Abends	„	510	„	37·7

(Kein Futter seit der letzten Wägung.) Um den After theilweise eingetrocknete Fäces. Aus dem Anus quillt ein blutgemischter Inhalt.

4. November 1896. Der Zustand wie am vorigen Tage.

6. November 1896. Am Morgen liegt das Thier todt da.

Section. Gewicht 485 g. Alle inneren Organe colossal bleich. Der Nebennierenrest der rechten Seite gelbweiss, die Schnittfläche gefurcht. In der Bauchhöhle etwas dünnflüssiger seropurulenter Inhalt. Im oberen Theil des Dünndarmes ein lichtgelber, mit zahlreichen weissen Gerinnseln gemischter Inhalt. Die Schleimhaut bleich, mit zähem, grauweissem Schleim belegt, der im unteren Theile des Darmes eine braune bis schwarzbraune Farbe annimmt. Im alleruntersten Theile eine ca. 3 cm lange Wunde in der Schleimhaut mit gelbweissen, ein wenig verdickten Rändern. Die Wunde ist rein. Im Coecum schwarzgefärbter Schleim. Blutungen in der Schleimhaut. Das ganze Colon und Rectum stark blutimbibirt, blauschwarz, die Schleimhaut daselbst verdickt und aufgelockert.

Versuch Nr. 30. Schwarzgraue Katze, männlich. 5 Wochen alt.

27. September	1896.	12 h 30′	Mittags.	Gewicht 470 g,	Temperatur	39·0°
1. October	„	3 h 30′	Nachm.	„ 535	„	38·9
4. „	„	12 h	Mittags	„ 505	„	—
6. „	„	4 h 30′	Nachm.	„ 480	„	—
8. „	„	4 h 30′	„	„ 480	„	—
15. „	„	4 h 30′	„	„ 460	„	—

Sehr mager. Hat aller Wahrscheinlichkeit nach eine Darmaffection. Am Anus eine reichliche Menge theilweise eingetrockneter Fäcalmassen. Die Haut in der Analgegend kahl, schiefrig entfärbt.

28. October 1896. Gewicht 570 g, Temperatur 39·5°. Die Symptome vom Darmcanal sind in den letzten Tagen immer mehr zurückgegangen und das Thier hat von Tag zu Tag ein besseres Aussehen erhalten.

31. October	1896.	Gewicht 620 g.	Völlig gesund.
11. Novemb.	„	„ 810	—
12. „	„	„ 830	—

Aethernarkose 8 h 5′ bis 8 h 25′ Abends. Lumbalschnitt. Exstirpatio gland. suprarenal. sin. (8 h 15′ bis 8 h 50′ Abends). Temperatur am Anfang der Narkose 39·0°, am Ende der Operation 32·2°. Nachdem eine Ligatur um den Hilus gelegt war, wurde die Nebenniere mit der Scheere entfernt, wobei die Ligatur lose ward und eine beträchtliche Blutung entstand, die erst durch Ligatur einer in der Nähe der Nebenniere verlaufenden grossen Vene gehemmt wurde. Eingiessen von warmer Kochsalzlösung in die Bauchhöhle. 11 h Abends Temperatur 28·1°. Um 11 h 20′ Abends starb das Thier.

Section. Alle Organe sehr bleich. Sonst nichts zu bemerken. Verblutungstod.

Versuch Nr. 31. Weisse Katze mit schwarzgelben Flecken, weiblich, erwachsen.

7. October 1896. Gewicht 3830 g. Chlorof.-Aethernarkose. Lumbalschnitt. Exstirpatio gland. suprarenal. sin. (9 bis 10 h 45′ Abends). Die Operation wurde durch die Schwierigkeit, das Thier zum Schlaf zu bringen, bedeutend verzögert. Temperatur vor der Operation 39·0°, nach der Operation 33·4°. Beim Durchschnitt zeigt die Nebenniere makroskopisch in der Rinde drei concentrische Zonen, eine äussere und eine innere gelbweisse und eine dazwischen liegende dünnere von graurother Farbe.

17. October	1896.	—	Gewicht 3050 g	—	
21. „	„	7 h Nachm.	„ 2870	Temperatur	40·3°
28. „	„	—	„ 2850	„	39·5
31. „	„	—	„ 3080	„	—
11. Novemb.	„	—	„ 3590	„	39·4

Chlorof.-Aethernarkose. Lumbalschnitt. Amputatio gland. supraren. dextr. (10 h 30′ bis 11 h 45′ Abends). Die halbe Nebenniere wurde mit der Scheere abgetragen.

13.	November	1896.	$9^h 20'$ Abends.	Gewicht	3450 g
16.	„	„	—	„	3450
19.	„	„	—	„	3550
22.	„	„	—	„	3700
24.	„	„	—	„	3795

Die Zählung zeigt 6350000 rothe und 13000 weisse Blutkörperchen.

25. November 1896. $7^h 30'$ Abends. Gewicht 3740 g. Die Operationswunde ist gut geheilt. Operation. Aethernarkose $8^h 5'$ bis 10^h Abends. Temperatur am Anfang der Narkose 39·7°, nach der Operation 35·2°. Lumbalschnitt. Exstirpation des zurückgelassenen Theiles der rechten Nebenniere ($8^h 30'$ bis $10^h 10'$ Abends). Nach aussen von der Nebenniere, an der Bauchwand entlang nach unten sich erstreckend, ist eine kaum wallnussgrosse, in Organisation begriffene Blutung zu sehen. Mit dieser ist die Wundfläche der Nebenniere durch ein graubraunes Gewebe fest vereint. Das Nebennierenmark ist sehr gross. Das Thier geht gleich nach der Operation umher.

26. November 1896. $6^h 45'$ Abends. Gewicht 3550 g. Temp. 34·5°, Pulsfrequenz 174°. Respirationsfrequenz 36. Das Thier liegt meistens still. Springt es von einem Tische, so kommt es ungeschickt zu Boden. Miaut schwach und ängstlich. $11^h 15'$ Abends. Temperatur 31·0°. Puls etwas unregelmässig, Frequenz 100. Respirationsfrequenz 34.

27. November 1896. Liegt am Morgen todt da.

Section. $12^h 30'$ Mittags. Operationswunde reactionslos. Keine Nebennierenreste, keine accessorischen Nebennieren. Stase der rechten Niere. Die Lungen dunkler roth als gewöhnlich. Sonst keine Organveränderungen.

Versuch Nr. 32. Weissrothe, grauschwarze Katze, weiblich. Ziemlich jung.

14. October 1896. Gewicht 2350 g. Chlorof.-Aethernarkose. Lumbalschnitt. Exstirpatio gl. suprarenal. sin. + Amputatio gl. suprarenal. dextr. ($7^h 45'$ bis $9^h 30'$ Abends). Circa die Hälfte der rechten Nebenniere wurde mit der Scheere abgetragen, wobei das Organ nur aufgehoben, aber nicht frei gemacht wurde. Die blutende Wundfläche wurde mit Paquelin cauterisirt. Temperatur am Anfang der Narkose 39·6°, nach der Operation 33°.

21. October 1896. 7^h Abends. Gewicht 1920 g. Temperatur 39·7°.

26. October 1896. Gewicht 1760 g. Das Thier ist seit den nächsten Tagen nach der Operation sehr heiser gewesen. Das Thier liegt um $4^h 30'$ Nachmittags todt da.

Section. Die Operationswunden sind reactionslos. Der zurückgelassene Theil der rechten Nebenniere zeigt normales Aussehen. Die Lungen sind bleicher als normal, ziehen sich weniger zusammen und zeigen eine sehr feste und zähe Consistenz. In allen Bronchen, auch in ihren kleinsten Verzweigungen reichlicher blutiger Schleim. Leber, Nieren und Milz sehr blutreich. Das Herz blutgefüllt. Von anderen Organen nichts zu erwähnen.

Versuch Nr. 33. Weiss-, schwarz- und grausprenkelige Katze, männlich, ziemlich jung.

14. October 1896. Gewicht 2325 g. Aethernarkose 9h 40′ bis 10h 30′ Abends. Lumbalschnitt. Exstirpatio gl. suprarenal. dextr. (10h bis 10h 30′ Abends). Beim Abschneiden des Organs Blutung, die durch Wandligatur an der V. cava gehemmt wurde. Temperatur am Anfang der Narkose 39·6°, nach der Operation 35·8°.

16. October 1896. Gewicht 2130 g. Aethernarkose 9 bis 10h Ab. Lumbalschnitt. Amputatio gland. supraren. sin. (9h 15′ bis 10h Ab.). Circa $^4/_5$ des Organs wurden weggenommen. Während der Operation eine nicht unbedeutende Blutung. Temperatur am Anfang der Narkose 39·4°, nach der Operation 35·1°.

17. October 1896. 6h Abends. Gewicht 2050 g, Temperatur 39·7°.

18. October 1896. Das Thier sitzt still da, erscheint etwas stumpf, reagirt jedoch sehr leicht bei Anrede und Berührung. Lebt noch um 8h Ab.

19. October 1896. 12h Mittags. Das Thier liegt todt und kalt da. Gewicht 1945 g.

Section. Die Operationswunden reactionsfrei. Um die linke Niere und Nebenniere herum Blutinfiltration in sehr geringem Grad. Im Ventrikel, der von einem dünnen, mit weissen Flocken untermischten Inhalt gefüllt ist, werden drei Ascariden und ein 3 cm langes Stroh angetroffen. Die Schleimhaut zeigt multiple milie bis hanfsamengrosse Wunden mit glatten Rändern und meistens reinem Boden, der in den grossen Wunden aus Muscularis besteht. Die Dünndärme mässig contrahirt, enthalten einen spärlichen, grauweissen Schleim. Im Dickdarm ein gelbgrüner, dünnflüssiger Inhalt, der in ziemlich grosser Menge aus der Analöffnung hervorgeflossen ist. Die Herzmusculatur ist blass, im Uebrigen nichts zu bemerken. Der Rest der linken Nebenniere zeigt sich bei mikroskopischer Untersuchung nekrotisirt.

Versuch Nr. 34. Schwarz und weisse Katze, männlich. Erwachsen.

11. November 1896. Gewicht 3900 g. Chlorof.-Aethernarkose 8h 30′ bis 10h 5′ Abends. Lumbalschnitt. Exstirpatio gland. suprarenal. sin. (9h 5′ bis 10h 5′ Abends). Temperatur am Anfang der Narkose 38·9°, am Ende der Narkose 35·3°. Beim Durchschnitt der entfernten Nebenniere zeigt die Rinde eine äussere, dicke gelbweisse Zone und eine innere, 3 bis 4 Mal dickere graurothe.

13.	November	1896.	Gewicht	3600 g,		—	
16.	„	„	„	3440	Temperatur	39·6°	8h Abends
19.	„	„	„	3320	„	39·7	—
22.	„	„	„	3340	„	—	—
24.	„	„	„	3235	„	—	—
25.	„	„	„	3325	„	38·3	7h 40′ Abends
26.	„	„	„	3300	„	39·7	8h „
28.	„	„	„	3240	„	—	—
30.	„	„	„	3400	„	—	—

4. December 1896. Gewicht 3615 g
17. Januar 1897. „ 4020
7. September „ „ 4300
11. „ „ „ 4380. Thier getödtet.

In Betreff der Grösse der rechten Nebenniere nichts Besonderes zu bemerken.

Versuch Nr. 35. Grau und weisse Katze, männlich. Erwachsen, ziemlich jung.

17. November 1896. Gewicht 4470 g
19. „ „ „ 4380

Die Zählung zeigt 5100000 rothe und 7000 weisse Blutkörperchen. Der Hämoglobingehalt nach Fleischl 50.

22. November 1896. Gewicht 4520 g
24. „ „ „ 4350
25. „ „ „ 4390
26. „ „ „ 4350. Die Zählung zeigt 8700000 rothe und 7000 weisse Blutkörperchen.

Aethernarkose von 9h 5' bis 9h 45', von 10h 15' bis 10h 40' Abends. Lumbalschnitt. Die linke Nebenniere wird vollständig exstirpirt, von der rechten wird ca. $^1/_3$ weggenommen (9 bis 10h 5', von 10h 15' bis 10h 40' Abends). Temperatur gleich nach der Aufbindung 39·3°, nach der Operation 36·3°. Beim Durchschnitt zeigen die Nebennieren in der Rinde drei Zonen, eine äussere gelbweisse, eine mittlere schmälere und graurothe und eine innere, sehr dünne und oft durchbrochene gelbweisse. Gleich nach der Operation geht das Thier umher.

27. November 1896. 3h 30' Nachm. Gewicht 4170 g, Temp. 37·8°. Pulsfrequenz 172. Ist still, macht langsame Bewegungen. Etwas unsicher in den Hinterbeinen. Kommt, wenn es springt, ungeschickt zu Boden.

28. November 1896. 7h 40' Abends. Gewicht 4070 g, Temp. 39·2°. Sieht müde und stumpf aus, hat nicht gewöhnliche gute Laune. Springt und geht ohne besonders Bemerkenswerthes umher.

29. November 1896. 3h 30' Nachm. Gewicht 4040 g, Temperatur 39·4°
30. „ „ 9h 30' „ „ 3880 „ 39·6

Etwas lebhafter als vorher.

1. December 1896. 4h 20' Nachm. Gewicht 3800 g, Temperatur 40·0°
2. „ „ 9h Abends „ 3700 „ 39·5
4. „ „ 9h „ „ 3615 „ 39·1

Das Thier ist fortwährend sehr still, hat seine lebhafte Laune verloren. Seine Bewegungen sind nicht so lebhaft und rasch wie vorher. Keine bemerkenswerthe Schwäche der Extremitäten. Geht und springt normal.

5. December 1896.	Gewicht	3520^{g},	Temperatur	39·2°	
8. „ „	„	3360	„	39·0	
10. „ „	„	3450	„	—	
11. „ „	„	3780	„	—	
14. „ „	„	3850	Das Thier ist jetzt ebenso		

lebhaft wie vor der Operation.

29. December 1896.	Gewicht	4130^{g}	
17. Januar 1897.	„	4850	
20. Februar „	„	4860	
18. April „	„	4960	Das Thier wird

castrirt.

7. September „	„	5230

Aethernarkose von 7^{h} 55′ bis 8^{h} 55′ Nachmittags. Temperatur vor der Narkose 39·1°, nach der Narkose 37·0°. Lumbalschnitt. Der zurückgelassene Theil der rechten Nebenniere, der kaum Bohnengrösse hat und eine zusammengezogene Narbe zeigt, wird exstirpirt. Von der Narbe gegen die Mitte der Nebenniere hin erstreckt sich eine Kalkscholle. Die Zeichnung der Schnittfläche ist sehr unregelmässig. Gleich nach der Operation geht das Thier umher.

8. September 1897.	10^{h} 30′	Vorm.	Temperatur	39·1°	—
„ „	7^{h} 30′	Abends	„	38·7	—
9. „ „	12^{h} 20′	Mittags	„	39·0	—
10. „ „	7^{h} 30′	Abends	„	38·5	—
11. „ „	1^{h} 30′	Nachm.	„	38·1	Gewicht 5000^{g}
12. „ „	2^{h}	„	„	37·4	—
13. „ „	9^{h}	Abends	„	37·3	—
14. „ „	11^{h}	Vorm.	„	35·8	Gewicht 4888^{g}

Das Thier ist stumpf, zeigt aber keine erheblichere Schwäche der Extremitäten.

15. September 1897. 9^{h} Abends Temperatur 35·3°. Zeigt Schwäche in den Hinterbeinen.

16. September 1897. 6^{h} 30′ Abends Temp. 32·0°. Gewicht 4725^{g}. Sehr stumpf. Heiser. Kann sich beim Springen vom Tisch nicht auf den Hinterbeinen halten.

17. September 1897. Das Thier liegt am Morgen todt und kalt da.

Section 1^{h} Nachm. Die Operationswunde pr. primam geheilt. Keine Nebennierenreste, keine accessorischen Nebennieren. Die Nieren anämisch. Die Därme contrahirt. Sonst nichts zu bemerken.

Versuch Nr. 36. Grau- und schwarzsprenkelige Katze, männlich, ca. 1 Monat alt.

8. December 1896. Gewicht 645^{g}. Aethernarkose von 4^{h} 10′ bis 4^{h} 45′ und von 5 bis 5^{h} 25′ Nachm. Lumbalschnitt. Exstirpatio glandular. suprarenal. amb. (4^{h} 30′ bis 4^{h} 50′, 5^{h} 5′ bis 5^{h} 25′ Nachm.). Temperatur am Anfang der Narkose 39·2°, am Ende der Operation 33·0°. 7^{h} 30′ Abends Temperatur 36·3°. Froh und gesund.

9. December 1896. 1h 45′ Nachm. Temp. 37·1°, Gewicht 600 g. Etwas schwach in den Beinen.

10. December 1896. 3h Nachm. Gewicht 570 g, Temperatur 36·4°. Fortdauernd schwach und ungeschickt in den Hinterbeinen.

11. Dec. 1896. Am Morgen liegt das Thier todt da. Gew. 560 g.

Section. Die Operationswunden reactionslos. Keine Nebennierenreste, keine accessorischen Nebennieren. Die Lungen von dunklerer Farbe als normal. Die Därme nicht contrahirt. Im Ventrikel spärlicher gelb gefärbter, schleimiger Inhalt. In den Dünndärmen halbflüssige, gelbbraune Contenta, im Colon Milchfäces. Sonst nichts zu bemerken.

Versuch Nr. 37. Grau- und schwarzsprenkelige Katze, männlich, ca. 1 Monat alt.

8. December 1896. Gewicht 620 g. Aethernarkose von 6h 15′ 6h 35′ und von 6h 50′ bis 7h 20′ Abends. Lumbalschnitt. Exstirpatio glandular. suprarenal. amb. (6h 20′ bis 6h 40′ und von 7 bis 7h 30′ Abends). Temperatur vor der Narkose 39·4°, nach der Operation 34·8°.

9. December 1896.	1h 45′ Nachm.	Gewicht 595 g,	Temperatur	38·1°
10. „ „	3h „	„ 590	„	37·3

Ist sehr still. Zeigt keine Schwäche beim Gehen. Reagirt bei Reizungen beträchtlich langsamer als die gesunden Geschwister. 4h 30′ Nachm. Temperatur 37·0°.

11. December 1896. Das Thier liegt am Morgen todt da, ist noch nicht steif. Gewicht 560 g.

Section. Die Operationswunden reactionslos. Keine Nebennierenreste, keine accessorischen Nebennieren. In der linken Lunge einige kleine tiefrothe, atelectatische Partien. Im Ventrikel nur wenig gelb gefärbter Inhalt. Die Därme sind mässig contrahirt. In den Dünndärmen halbflüssiger, gelbbrauner Inhalt, im Colon Milchfäces. Von den übrigen Organen nichts zu erwähnen.

Versuch Nr. 38. Grauschwarzsprenkelige, weisse Katze, weiblich, ca. 1 Monat alt.

8. December 1896. Gewicht	560 g
10. „ „ „	600
11. „ „ „	665

Operation von 9h 30′ bis 9h 50′ Abends. Aethernarkose von 9h 15′ bis 9h 45′ Abends. Lumbalschnitt. Die linke Nebenniere wird vollständig exstirpirt und in die langen Rückenmuskeln unter der Aponeurose implantirt. Temperatur am Anfang der Narkose 39·3°, am Ende der Operation 37·4°.

14. December 1896.	Gewicht 670 g,	Temperatur 39·2°	8h Abends
16. „ „	„ 680	—	
20. „ „	„ 770	—	
27. „ „	„ 970	—	

6. Januar 1897.	Gewicht	1075 g
16. „ „	„	1295

Aethernarkose 7 h 45′ bis 8 h 25′ Abends. Lumbalschnitt. Exstirpatio gland. suprarenal. dextr. (7 h 55′ bis 8 h 25′ Abends). Temperatur nach der Operation 36·0°.

17. Januar 1897.	2 h 20′ Nachm.	Gewicht	1240 g,	Temperatur	39·6°
20. „ „	5 h „	„	1205	„	38·9

Das Thier ist nicht so lebhaft wie vorher.

21. Januar 1897. 1 h Nachm. Gewicht 1165 g, Temperatur 37·9°. Sitzt am liebsten still, frisst nicht.

22. Januar 1897. 12 h Mittags. Gewicht 1140 g, Temperatur 35·7°. Sitzt am liebsten still, wackelt, wenn es geht oder springt, auf den Hinterbeinen. Schnaubt, wenn es gereizt wird. Miaut dann und wann klagend. Frisst nicht, wenn man ihm Nahrung reicht.

Elektrische Untersuchung:

Nerv. ischiad. dextr. Ka. S. Z. — 3 M. A.
An. S. Z. — 4 M. A.

Reagirt leicht auf faradische Reizung.

23. Januar 1897. Das Thier liegt todt da.

Section. Die Operationsnarben ohne Bemerkenswerthes. Keine Nebennierenreste, keine accessorischen Nebennieren. Die Därme sind contrahirt. Im Dünndarme recht viel schleimiger, graugelber Inhalt. Im Colon spärliche, braungelbe Fäces. Die Lungen von dunkler Farbe. Die implantirte Nebenniere ist vollständig resorbirt.

Versuch Nr. 39. Schwarz und weisse Katze, männlich, ca. 1 Mon. alt.

8. December 1896.	Gewicht	600 g
10. „ „	„	665
14. „ „	„	750

Aethernarkose 8 h 50′ bis 9 h 20′ Abends. Lumbalschnitt. Exstirpatio gland. suprarenal. sin. (9 bis 9 h 30′ Ab.). Temperatur vor der Narkose 39·5°, nach der Operation 34·9°.

15. December 1896.	Gewicht	720 g,	Temperatur 39·5°
16. „ „	„	720	—
20. „ „	„	800	—
27. „ „	„	965	—

Aethernarkose 1 h 30′ bis 2 h 15′ Nachm. Temperatur vor der Narkose 39·4°, nach der Narkose 33·4°. Lumbalschnitt. Exstirpatio gland. suprarenal. dextr. (1 h 45′ bis 2 h 15′ Nachm.).

28. December 1896. 4 h 15′ Nachm. Gewicht 930 g, Temperatur 40·1°
Der Verband zerrissen.

29. December 1896.	2 h „	„	920	„	39·8
30. „ „	2 h 30′ „	„	920	„	39·2

Elektrische Untersuchung:

Nerv. ischiad. dextr. Ka. S. Z. — 3 M. A.
An. Oe. Z. — 4·5 M. A.

Reagirt leicht auf faradische Reizung (12 cm Rollenabstand).

31. December 1896.	$2^h 30'$ Nachm.	Gewicht	910 g,	Temperatur	38·7°
1. Januar 1897.	$2^h 30'$	„	880	„	37·8

Erscheint etwas träger als vorher.

2. Januar 1897.	$2^h 10'$ Nachm.	„	870	„	37·2

Zeigt Schwäche und Unsicherheit in den Hinterextremitäten.

Elektrische Untersuchung:

Nerv. ischiad. dextr. Ka. S. Z. — 2 M. A.
An. Oe. Z. — 4·25 M. A.

Reaction auf faradische Reizung (13 cm Rollenabstand). 4^h Nachm. Temp. 36·3°. Bei Entnahme der Blutprobe keine genügende Menge aus dem Schwanz, gerade genug aus dem Ohre. Blutuntersuchung: 9800000 rothe und 12000 weisse Blutkörperchen.

3. Januar 1897. $10^h 15'$ Vorm. Das Thier liegt still auf dem Bauch. Die Hinterbeine paretisch, kann nicht gehen. Miaut, wenn man es berührt, lange und klagend. Dyspnoische Respiration. Zittert oft in dem ganzen Körper. Die Augen halb geschlossen, das Maul auf dem Boden. Temperatur 27·6°, Respirationsfrequenz 19, Pulsfrequenz 104 und etwas unregelmässig.

Elektrische Untersuchung:

Ka. S. Z. — 3 M. A.
An. S. Z. — 5 M. A.

Keine An. Oe. Z. selbst bei 40 M. A., wo Ka. S. Te. auftrat. Reaction auf faradische Reizung bei 11 cm Rollenabstand. $12^h 45'$ Mitt. Respirationsfrequenz 14, Pulsfrequenz 54, Temperatur 22·3°. Miaut schwach und heiser. Liegt um $3^h 20'$ Nachm. todt da. Schlaffe Haltung. Gewicht 830 g.

Section. Die Operationswunde reactionslos.

Versuch Nr. 40. Schwarzweisse Katze, männlich, ca. 1 Monat alt.

8.	December	1896.	Gewicht	535 g
10.	„	„	„	590
14.	„	„	„	670
15.	„	„	„	700
16.	„	„	„	730
20.	„	„	„	840
27.	„	„	„	980
6.	Januar	1897.	„	1170
17.	„	„	„	1475
17.	September	„	Das Thier wird castrirt.	
20.	December	„	Gewicht 5220 g.	

Aethernarkose 7^h 30′ bis 8^h 45′ Abends. Temperatur vor der Narkose 39·8° (ist vorher viel umhergelaufen), nach der Narkose 36·3°. Lumbalschnitt. Exstirpatio glandul. suprarenal. amb.

22. December 1897.	1^h Nachm.	Gewicht	5110 g,	Temperatur	38·8°
23. „ „	1^h „	„	5040	„	37·9
24. „ „	1^h „	„	5040	„	36·2

Weniger lebhaft als vorher. Deutliche Schwäche in den Hinterbeinen. Springt nur mit Schwierigkeit auf einen Tisch hinauf.

25. December 1897. 12^h 30′ Mitt. Gewicht 4875 g. Temp. 30·1°. Respirationsfrequenz 36, Pulsfrequenz 104. Kann nur mit Schwierigkeit stehen. Versucht es zu gehen, so schwankt es erheblich und fällt leicht um. Ist heiser. 1^h Nachm. Nach einigen anhaltenden Anstrengungen zu gehen, ward das Thier ganz erschöpft und lag einige Minuten in tiefster Prostation, worauf es sehr ruhig starb. Unmittelbar nach dem Tode wurde die elektrische Reizbarkeit der Nn. ischiadici geprüft. Sie reagirten lebhaft sowohl auf galvanischen, als auf faradischen Strom.

N. ischiad. dextr. Ka. S. Z. — 5·5 M. A.
An. S. Z. — 8 M. A.

Ca. $^1/_4$ Stunde nach dem Tode wurde der rechte N. ischiad. blossgelegt und zeigte dann

Ka. S. Z. — 3 M. A.
An. S. Z. — 10 M. A.

Auf mechanische Reizung keine Reaction.

Section. In den beiden Operationswunden gut abgekapselte, etwa wallnussgrosse Eiterherde, die ein wenig in die Musculatur hineinragten. Das Peritoneum war glatt und glänzend. Keine Nebennierenreste. Von den übrigen Organen nichts zu erwähnen.

Die Thiere Nr. 36 bis 40 sind von demselben Wurfe.

Versuch Nr. 41. Grauweiss- und schwarzsprenkelige Katze, weiblich. Erwachsen.

29. December	1896.	Gewicht	3460 g
6. Januar	1897.	„	3310
18. Juli	„	„	3340

Aethernarkose (2^h 20′ bis 2^h 50′ Nachm.). Temperatur vor der Narkose 38·6°, nach der Narkose 35·6°. Laparotomie. Beiderseitige Ovariotomie.

19. December 1897. Operation. Das Thier erhielt zu viel Aether und starb während der Operation.

Versuch Nr. 42. Graubraune Katze, weiblich. Erwachsen.

29. December	1896.	Gewicht	2930 g
6. Januar	1897.	„	3000
12. September	„	„	3870

Aethernarkose 3 bis 4h Nachm. Laparotomie. Beiderseitige Ovariotomie.

27. November 1897. Das Thier wird todt zwischen den Schienen des Käfigs hängend gefunden.

Versuch Nr. 43. Schwarz- und weisssprenkelige Katze, männlich. 1 Monat alt.

6. September 1897. Gewicht 485 g. Das Thier wird castrirt.
12. „ „ „ 440

Aethernarkose 1 bis 1h 30' Nachm. Temperatur vor der Narkose 39·0°, nach der Narkose 30·2°. Lumbalschnitt. Exstirpatio gland. suprarenal. dextr.

14. September 1897. Gewicht 400 g. Scheint ganz gesund zu sein. Aethernarkose 8h 15' bis 9h Abends. Lumbalschnitt. Exstirpatio gland. suprarenal. sin. Temperatur nach der Operation 32·2°.

15. September 1897. 2h Nachm. Gewicht 400 g. Temp. 38·8°. Das Thier ist nicht so lebhaft wie vorher, wankt und taumelt. 6h Ab. Das Thier liegt todt und kalt da.

Section. Die Wunde reactionslos. Keine Nebennierenreste noch accessorische Nebennieren. Die Därme sind contrahirt, der Ventrikel leer. Von den übrigen Organen der Bauch- und Brusthöhle und vom Gehirn nichts zu erwähnen.

Versuch Nr. 44. Schwarzgrau und weisse Katze, männlich. 2 Mon. alt.

6. September 1897. Gewicht 1020 g. Das Thier wird castrirt.

14. September 1897. Aethernarkose (9h 30' bis 10h 30' Abends). Temperatur vor der Narkose (eine Weile nach dem Aufbinden) 37·2°, nach der Narkose 32·3°. Lumbalschnitt. Exstirpatio glandul. suprarenal. amb. Beim Herausnehmen der rechten Nebenniere entstand eine beträchtliche venöse Blutung, die durch Wandligatur an der Vena cava gehemmt wurde. Das Thier ist nach der Operation in sehr schlechtem Zustande. Pulsfrequenz etwas unregelmässig, 160 bis 192 pr. Min. 11h 20' Abends. Das Thier ist ein wenig lebhafter. Temperatur 31·9°.

15. September 1897. Das Thier liegt am Morgen todt da.

Section. Alle Organe sehr anämisch.

Versuch Nr. 45. Braungraue Katze, weiblich. 1 Monat alt.

15. September 1897. Gewicht 445 g. Aethernarkose (4h 15' bis 4h 35' Nachm.). Beiderseitige Ovariotomie. Temperatur nach der Operation 32°.

16. September 1897. 7h Nachm. Gewicht 420 g. Temp. 38·9°. Das Thier starb Ende October. Wurde nicht secirt.

Versuch Nr. 46. Schwarz tigrirte graubraune Katze, weiblich. 2 Monate alt.

18. September 1897. Gewicht 1270 g. Aethernarkose ($3^h 15'$ bis $3^h 30'$ Nachm.). Laparotomie. Beiderseitige Ovariotomie.

20. December 1897. Gewicht 1900 g. Aethernarkose $3^h 15'$ bis $4^h 30'$ Nachm. Temperatur vor der Narkose 38·4°, nach der Narkose 32·3°. Lumbalschnitt. Exstirpatio glandul. suprarenal. amb.

22. December 1897.	1^h Nachm.	Gewicht 1880 g,	Temperatur	38·7°
23. „ „	1^h „	„ 1800	„	39·0
24. „ „	1^h „	„ 1735	„	38·5
25. „ „	$12^h 30'$ „	„ 1685	„	35·9

Zeigt Schwäche, besonders in den Hinterbeinen. Elektrische Untersuchung des N. ischiad. dextr. zeigt:

Ka. S. Z. — 2 M. A.
An. S. Z. — 4 M. A.

Lebhafte Reaction auf faradische Reizung.

26. Dec. 1897. $12^h 30'$ Nachm. Das Thier liegt todt und kalt da.

Section. Die Operationswunden sind reactionslos. Keine Nebennierenreste noch accessorische Nebennieren. Die Därme contrahirt. Die Lungen von ziemlich dunkler Farbe. An den übrigen Organen nichts Besonderes zu bemerken.

Versuch Nr. 47. Ca. 5 Monate alter schwarzgrauer Kater, castrirt vor 4 Monaten. Mageres Thier.

22. Jan. 1898. Gew. 3820 g. Aethernarkose ($2^h 35'$ bis $3^h 5'$ Nachm.). Temperatur vor der Narkose 39·1°, nach der Narkose 36·3°. Lumbalschnitt. Exstirpatio gland. supraren. sin. ($2^h 45'$ bis $3^h 15'$ Nachm.). Beim Herauspräpariren des Organs entstand in seiner Substanz ein kleiner Riss, der zu einer unbedeutenden, schnell gehemmten Blutung Anlass gab. Bald nach der Operation lief das Thier herum. Wird im Käfig gehalten.

23. Januar 1898.	$2^h 30'$ Nachm.	Gewicht 3810 g,	Temperatur	38·5°
24. „ „	2^h „	„ 3770	„	39·3
26. „ „	2^h „	„ 3580	„	39·3
27. „ „	$3^h 30'$ „	„ 3560	„	39·9

Ist sehr unruhig und sucht stets aus dem Käfig zu entkommen.

28. Januar 1898.	7^h Abends.	Gewicht 3550 g,	Temperatur	39·8°
29. „ „	7^h „	„ 3640	„	39·8
30. „ „	$3^h 30'$ Nachm.	„ 3630	„	36·6
31. „ „	8^h Abends	„ 3500	„	40·4
1. Februar „	7^h „	„ 3420	„	40·5
2. „ „	7^h „	„ 3350	„	40·0
3. „ „	7^h „	„ 3285	„	40·0
4. „ „	5^h Nachm.	„ 3220	„	40·2

5. Februar 1898.	5^h Nachm.	Gewicht 3170^g,	Temperatur	39·9°
6. „ „	2^h „	„ 3160	„	39·9
7. „ „	$3^h 30'$ „	„ 3090	„	39·6
8. „ „	7^h Abends	„ 3060	„	—
10. „ „	7^h „	„ 3150	„	39·1
12. „ „	5^h Nachm.	„ 3250	„	—
14. „ „	9^h Abends	„ 3300	„	—
15. „ „	$11^h 30'$ Vorm.	„ 3260	„	—

Aethernarkose ($1^h 40'$ bis $2^h 35'$ Nachm.). Temperatur von der Narkose 38·8°, nach der Narkose 35·2°. Lumbalschnitt. Exstirpatio gland. suprarenal. dextr. (2 bis $2^h 35'$ Nachm.). Sehr günstig verlaufende Operation, ohne Blutverlust. Während der Operation hörte das Thier einmal zu athmen auf, erholte sich aber nach artific. Respiration bald.

16. Februar 1898.	9^h Abends.	Gewicht 3170^g,	Temperatur	38·6°
17. „ „	5^h Nachm.	„ 3130	„	39·2
18. „ „	5^h „	„ —	„	38·5
„ „	$9^h 15'$ Abends	„ 3040	„	39·0
19. „ „	$9^h 30'$ „	„ 2950	„	38·5
20. „ „	$6^h 40'$ „	„ 2890	„	38·7

Die Hinterbeine erscheinen ein wenig steif.

21. Februar 1898.	$3^h 30'$ Nachm.	Gewicht 2830^g,	Temperatur	38·0°
„ „	$8^h 20'$ Abends	„ —	„	37·9
„ „	$10^h 15'$ „	„ —	„	37·8
22. „ „	$4^h 30'$ Nachm.	„ —	„	37·4
„ „	$7^h 15'$ Abends	„ 2750	„	37·3

Zeigt Schwäche in den Hinterbeinen.

23. Februar 1898. 2^h Nachm. Das Thier springt ziemlich gut, zeigt jedoch bedeutende Schwäche in den hinteren Extremitäten. Um 8^h Ab. liegt das Thier todt mit einer Rectaltemp. von 26·0° da. Gew. 2720^g. War bei der um 3^h vorgenommenen Reinigung des Raumes beunruhigt worden und hatte sehr heftige Bewegungen gemacht, war viel umhergelaufen.

Section. Von den Operationsgebieten nichts zu bemerken. Keine Reste der Nebenniere, keine accessorischen Nebennieren. Uebrige Organe alle normal.

Versuch Nr. 48. Erwachsener Kater, weiss mit grauen Flecken, castrirt seit wenigstens 1 Jahr. Sehr fettleibig.

22. Januar 1898. Gewicht 6055^g. Aethernarkose ($4^h 10'$ bis $5^h 5'$ Nachm.). Temperatur vor der Narkose 38·8°, nach der Narkose 37·7°. Lumbalschnitt. Exstirpatio gland. suprarenal. sin. ($4^h 30'$ bis $5^h 10'$ Nachm.). Sehr geringer Blutverlust.

23. Januar 1898.	$2^h 30'$ Nachm.	Gewicht 5870^g,	Temperatur	39·7°
24. „ „	2^h „	„ 5780	„	39·3

Hat den Collodiumverband zum grössten Theil abgerissen.

26.	Januar	1898.	2^h	Nachm.	Gewicht	5900^g,	Temperatur	39·0°
27.	„	„	$3^h 30'$	„	„	5820	„	38·8
28.	„	„	7^h	„	„	5840	„	39·2
29.	„	„	7^h	„	„	5880	„	39·1
30.	„	„	$3^h 30'$	„	„	5820	„	38·9
31.	„	„	8^h	„	„	5850	„	38·9
1.	Februar	„	7^h	„	„	5790	„	38·7
2.	„	„	7^h	„	„	5820	„	38·5
3.	„	„	7^h	„	„	5710	„	38·8
4.	„	„	5^h	„	„	5660	„	38·6
5.	„	„	5^h	„	„	5610	„	—
6.	„	„	2^h	„	„	5580	„	38·8
7.	„	„	$3^h 30'$	„	„	5450	„	38·8
8.	„	„	$1^h 30'$	„	„	—	„	38·9

Bekam eine subcutane Injection von ca. 10 ccm Kalb-Nebennierenextract (1 : 30 phys. NaCl-Lösung). Die Temperatur gleich nach der Injection, während welcher das Thier lebhafte Bewegungen machte, betrug 39·1°.

8.	Februar	1898.	$2^h 30'$	Vorm.	Gewicht	—	Temperatur	38·8°
	„	„	$3^h 30'$	„	„	—	„	38·5
	„	„	10^h	„	„	—	„	38·6
	„	„	7^h	Nachm.	„	5400^g	„	—
10.	„	„	7^h	„	„	5360	„	38·6
12.	„	„	5^h	„	„	5200	„	—
14.	„	„	9^h	„	„	5020	„	—
16.	„	„	9^h	„	„	4900	„	39·8
17.	„	„	5^h	„	„	4800	„	39·9
18.	„	„	5^h	Vorm.	„	—	„	39·8
	„	„	$9^h 30'$	Nachm.	„	4760	„	39·6
19.	„	„	$9^h 45'$	„	„	4650	„	40·0

Schnupfen.

20.	Februar	„	$6^h 45'$	„	„	4560	„	39·5
21.	„	„	$3^h 30'$	„	„	4440	„	39·5

Hochgradiger Schnupfen. Reichliche Secretion um die Nasenlöcher herum.

22.	Februar	1898.	$7^h 25'$	Nachm.	Gewicht	4370^g,	Temperatur	39·0°
23.	„	„	$8^h 30'$	„	„	4265	„	39·3

Bedeutender Catarrh in den Respirationswegen.

25.	Februar	1898.	$8^h 45'$	Nachm.	Gewicht	4310^g,	Temperatur	39·1°
1.	März	„	$2^h 30'$	„	„	4120	„	—

Die Secretion von der Nase vermindert. Das Thier lebhafter als vorher.

4.	März	1898.	$1^h 20'$	Nachm.	Gewicht	3930^g,	Temperatur	39·5°
14.	„	„	$8^h 35'$	„	„	3410	„	39·1

Subcutane Injection von 2 ccm Kaninchen-Nebennierenextract (1:6 phys. NaCl-Lösung).

14. März 1898. 9h 30′ Nachm. Temperatur 39·4°
" " 11h 20′ " " 39·1
15. " " 2h " " 39·0
16. " " 12h 10′ " " 38·6
17. " " 9h 20′ " " 38·5

Subcutane Injection von 1 ccm Kaninchen-Nebennierenextract (1:3 phys. NaCl-Lösung).

18. März 1898. 2h 10′ Vorm. Temperatur 38·2°
" " 2h 15′ Nachm. " 37·9

Subcutane Injection von 2 ccm Ochsen-Nebennierenextract (1:3 phys. NaCl-Lösung).

18. März 1898. 4h 5′ Nachm. Temperatur 38·1°
19. " " 10h 20′ " " 38·6
20. " " 2h 30′ " " 38·2

Subcutane Injection von 5 ccm gekochtem Ochsen-Nebennierenextract (1 : 3 phys. NaCl-Lösung).

20. März 1898. 4h Nachm. Temperatur 38·4°
21. " " 7h " " 34·2
22. " " Gestorben. Gewicht 3020 g.

Section. Das Thier zeigt auf dem Bauch noch immer ein spärliches Fettpolster, und im Mesenterium und dem Omentum, sowie um die Nieren herum findet sich noch Fett. Die Musculatur ist atrophisch. Die obere Partie der beiden Lungen hyperämisch und ödematös. In den Bronchien reichlicher, zäher, graugelber Schleim. Die Mucosa geschwollen und hyperämisch. Im Ventrikel eine kleine Menge gelb gefärbter Flüssigkeit, die Därme leer, contrahirt. Die Rinde der Nieren weissgelb. Die rechte Nebenniere von gewöhnlicher Grösse und blassröthlicher Farbe. Die Rinde derselben zeigt sich auf dem Durchschnitt von grauröthlicher Farbe, mit einem Stich ins Gelbliche. Kein Rest der linken Nebenniere; keine accessorischen Nebennieren. Im Uebrigen nichts zu bemerken.

Versuch Nr. 49. Schwarz und weisse Katze, männlich. 2 Jahre alt. Castrirt seit $1^1/_2$ Jahren. Gut entwickeltes Fettpolster. Gewicht 3800 g.

26. Januar 1898. Aethernarkose (2h 40′ bis 3h 20′ Nachm.). Temperatur vor der Narkose 39·6°, nach der Narkose 36·8°. Lumbalschnitt. Exstirpatio gland. suprarenal. sin. (2h 50′ bis 3h 20′ Nachm.). Geringer Blutverlust.

27. Januar 1898.	3h 30′ Nachm.	Gewicht	3680 g,	Temperatur	39·3°
28. " "	7h "	"	3540	"	39·4
29. " "	7h "	"	3460	"	39·6
30. " "	3h 30′ "	"	3410	"	39·7
31. " "	8h "	"	3370	"	39·5
1. Februar "	7h "	"	3350	"	39·0
2. " "	7h "	"	3370	"	39·2
3. " "	7h "	"	3370	"	39·1

6. Februar 1898.	7^h	Nachm.	Gewicht	3200 g,	Temperatur	38·6°
7. „ „	2^h	„	„	3120	„	39·0
12. „ „	5^h	„	„	3450	„	—
14. „ „	9^h	„	„	3480	„	38·5
17. „ „	3^h 20′	„	„	3450	„	38·6

Aethernarkose (3^h 55′ bis 4^h 25′ Nachm.). Temperatur vor der Narkose 38·6°, nach der Narkose 36·9°. Lumbalschnitt. Exstirpatio gland. suprarenal. dextr. (4 bis 4^h 30′ Nachm.). Kein nennenswerther Blutverlust.

18. Februar 1898.	5^h	Vorm.	Temperatur	38·0°,	Gewicht	—
„ „	9^h	Nachm.	„	38·7	„	3320
19. „ „	9^h 50′	„	„	38·8	„	3240
20. „ „	6^h 50′	„	„	38·3	„	3180
21. „ „	3^h 50′	„	„	38·0	„	3120
„ „	8^h 30′	„	„	38·5	„	—
22. „ „	4^h 30′	„	„	37·9	„	—
„ „	7^h 10′	„	„	37·9	„	3100
23. „ „	8^h 30′	„	„	36·0	„	3050
24. „ „	3^h 30′	Vorm.	„	33·7	„	—
„ „	1^h 30′	Nachm.	„	31·0	„	—

Sehr schwankender Gang. Respirationsfrequenz 28. 3^h 30′ Nachm. Temperatur 30·1°. Das Thier kann nur mit Schwierigkeit aufrecht sitzen. Dyspnoische Respiration. Respirationsfrequenz 26, Puls 124. Ca. 5 ccm Schweine-Nebennierenextract (1:3 heisse phys. NaCl-Lösung) in subcutaner Injection.

24. Februar 1898.	3^h 45′	Nachm.	Temperatur	30·4°	
	4^h 15′	„	„	30·3	
	6^h 50′	„	„	31·7	
	9^h	„	„	31·8.	Puls 128, Resp. 24.

Circa 7 ccm frisch bereiteten Ochsen-Nebennierenextract (1:3 kochende phys. NaCl-Lösung) in subcutaner Injection. 10^h 30′ Nachm. Temp. 32·9°. Puls 132.

25. Februar 1898. 3^h Vorm. Geht bedeutend besser. Miaut kräftiger. Zeigt überhaupt vermehrte Stärke. Resp. 24. Puls 132. Temp. 32·2°. 5 ccm Ochsen-Nebennierenextract (wie vorher) in subcutaner Injection. 5^h Vorm. Temp. 32.5°. 15 ccm Ochsen-Nebennierenextract (wie vorher) in subcutaner Injection. 6^h Vorm. Temp. 31·6°. Kann sich nicht erheben. Das Thier liegt um 8^h 30′ Vorm. todt da.

Section. Gewicht 3000 g. Die Wunden sind reactionsfrei geheilt. Keine Nebennierenreste, keine accessorischen Nebennieren. Keine bemerkenswerthen Organveränderungen.

Versuch Nr. 50. Erwachsener Kater von streifiger rother Farbe. Mager.

28. Januar 1898. Gewicht 4400 g. Aethernarkose (8^h 35′ bis 9^h Nachm.). Temperatur vor der Narkose 39·2°, nach der Narkose 37·1°.

Lumbalschnitt. Exstirpatio gland. suprarenal. sin. (8^h 40′ bis 9^h 5′ Nachm.). Kaum nennenswerther Blutverlust.

29. Januar 1898.		Gewicht 4680 g,	Temperatur	39·2°
30. „ „		„ 4730	„	39·3
31. „ „	7^h Nachm.	„ 4770	„	39·2
1. Februar „	7^h „	„ 4950	„	39·0
2. „ „	8^h „	„ 4980	„	—

Das Thier ist immer sehr ruhig gewesen, bewegt sich nur wenig, frisst viel. Aethernarkose (8^h 15′ bis 9^h 5′ Abends). Temperatur vor der Narkose 39·0°, nach der Narkose 37·0°. Lumbalschnitt. Exstirpatio gland. supraren. dextr. (8^h 20′ bis 9^h 10′ Ab.). Peritoneum bei der Operation geöffnet. Das Thier unruhig, wodurch die Operation bedeutend verzögert wurde. Kein Blutverlust.

3. Februar 1898.	7^h 30′ Nachm.	Gewicht 4740 g,	Temperatur	38·7°
4. „ „	5^h „	„ 4650	„	38·8
5. „ „	5^h „	„ 4550	„	38·7
6. „ „	1^h 30′ „	„ 4420	„	38·9
7. „ „	3^h 15′ „	„ 4320	„	36·5

Springt mit ein wenig herabgesetzter Kraft. Heiser. Der Appetit liegt völlig darnieder. 4^h 30′ Nachm. Respirationsfrequenz 14. Puls 160. Das Thier bekommt eine subcutane Injection von ca. 8 ccm Nebennierenextract, bereitet durch Maceration von Katzennebennieren mit phys. NaCl-Lösung in 3 Tagen (Verh. 1 : 15).

7^h Abends Respirationsfrequenz 16. Puls 192. Temperatur 38·1°. Springt mit bedeutend grösserer Kraft.

10^h 30′ Abends Respirationsfrequenz 18. Puls 172. Temp. 36·7°.

11^h 15′ Abends. Subcutane Injection von ca. 20 ccm eines Kalbs-Nebennierenextractes (1 : 30 NaCl-Lösung). Den 2. Februar wurde der Extract bereitet, den 7. Februar mit einem Druck von 2 bis 4 Atmosphären durch ein Chamberlandfilter filtrirt. Der Extract hatte einige Stunden nach der Filtration eine starke Rosafarbe angenommen.

8. Februar 1898. 1^h 30′ Vorm. Das Thier sieht etwas stumpf aus und zeigt deutliche Schwäche in den Hinterextremitäten, ist aber trotzdem in seinen Bewegungen ziemlich kräftig und springt meterhoch. Rectaltemperatur 37·6°, Pulsfrequenz variirend, ca. 180, etwas unregelmässig.

2^h 30′ Vorm. Temperatur 37·3°. 3^h 30′ Vorm. Temperatur 37·2°. Respir. 18. Puls 152, etwas unregelmässig. Das Thier sieht lebhafter aus und springt nicht schlecht. 9^h Vorm. Das Thier sitzt still, sieht, wie vorher, stumpf aus. Geht jedoch dann und wann einige Schritte; zeigt sich unruhig, wenn man ihm naht.

9^h 45′ Vorm. Resp. 18. Puls 132. Temp. 36·8°. Ca. 20 ccm von dem zuletzt angewendeten Extracte in subcutaner Injection. Zeigt beim Sprunge deutliche Schwäche in den Hinterextremitäten. Macht jedoch ebenso lange Sprünge wie vorher. Frisst fortwährend nichts.

11h Vorm.	Resp. 17.	Puls 160.	Temp. 36·4°
12h Mittags	„ 16	„ 140	„ 36·1

Subcutane Injection von 10 ccm Kalbs-Nebennierenextract (1:10). Der Extract wurde mit Glycerin bereitet (3 Tage mit Glycerin, dann mit phys. NaCl-Lösung verdünnt und nachher filtrirt).

2h 15′ Nachm.	Resp. 19.	Puls 156.	Temp. 37·0°,	Gewicht 4250 g
6h 30′ „	„ 19	„ 144	„ 36·8	„ —
8h 20′ „	„ 20	„ —	„ 35·8	„ —

Springt erheblich schlechter als vorher. Schwächer in den Hinterextremitäten. 10 ccm desselben Extractes wie zum letzten Mal subcutan injicirt.

8. Februar 1898.	10h 50′ Nachm.	Resp. 20.	Temp. 36·3°
9. „ „	1h 45′ Vorm.	„ —	„ 35·4

20 ccm Kalbs-Nebennierenextract (1 : 10) 4h 30′ Vorm. Respir. 20, Puls 148, Temp. 33·1°. Noch eine Injection von 9 ccm schwächerem und 10 ccm stärkerem Extract. Das Thier sehr schwach. Beim Versuch zu springen fällt es auf den Rücken.

4h 55′ Vorm. Temp. 32·3°. Agitationszustand und bald darnach eintretender Tod. 5h 5′ Vorm. Temperatur unmittelbar nach dem Tode 32°.

Section. Operationswunden reactionsfrei. Keine Nebennierenreste, keine accessorischen Nebennieren. Sonst nichts zu bemerken.

Versuch Nr. 51. Grauschwarze Katze, männlich.

10. Februar 1898. Gewicht 4960 g. 2h 10′ Nachm. Das Thier wird für die Injection festgebunden. Temperatur 38·8°.

3h Nachm. Intravenöse Injection in die Vena saphena sin. von 50 ccm gleich nach dem Tode des Katers in phys. NaCl-Lösung gesammeltem Blute (Blut 1, NaCl-Lösung 4·6). Circa 2 ccm in der Minute unter Beobachtung aseptischer Cautelen mit gelindem Druck aus einer Bürette eingespritzt.

10. Februar 1898.	3h 30′ Nachm.	Gewicht —	Temperatur 37·7°
„ „	7h „	„ —	„ 38·3
11. „ „	1h 30′ Vorm.	„ —	„ 38·6
12. „ „	5h Nachm.	„ 5230 g	„ —
14. „ „	9h „	„ 5000	„ —
16. „ „	9h „	„ 4880	„ 38·8
17. „ „	5h „	„ 4950	„ —

18. Februar 1898. Aethernarkose (4h 40′ bis 5h 35′ Vorm.). Temperatur vor der Narkose 39·0°, nach der Narkose 36·4°. Lumbalschnitt. Exstirpatio gland. supraren. sin. (4h 45′ bis 5h 35′ Vorm.).

18. Februar 1898.	9h 20′ Nachm.	Gewicht 4730 g,	Temperatur 39·1°
19. „ „	9h 45′ „	„ 4610	„ 38·9
20. „ „	6h 50′ „	„ 4650	„ 39·0
21. „ „	3h 30′ „	„ 4520	„ 39·4

Aethernarkose ($8^h 55'$ bis $9^h 35'$ Abends). Temperatur vor der Narkose $38 \cdot 8^0$, nach der Narkose $37 \cdot 3^0$. Lumbalschnitt. Exstirpatio gland. supraren. dextr. ($9^h 5'$ bis $9^h 50'$ Abends).

22. Februar 1898.	$4^h 30'$	Nachm.	Gewicht	—	Temperatur	$39 \cdot 0^0$
„ „	$7^h 15$	„	„	4420^g	„	—
23. „ „	$8^h 30'$	„	„	4410	„	37·7
„ „	$11^h 20'$	„	„	—	„	37·2

Subcutane Injection von 15 ccm Glycerinwasserextract aus Katzennebennieren (1 : 40).

24. Februar 1898. $3^h 15'$ Vorm. Temperatur $37 \cdot 9^0$
„ „ $1^h 30'$ Nachm. „ 26·7, Respirationsfrequenz 40.

Liegt auf der Seite mit dyspnoischer Respiration. Gewicht 4370 g. 2^h Nachm. Das Thier stirbt.

Section. Erbsengrosser Abscess im oberen Theil der Fettkapsel der linken Niere. Keine Nebennierenreste, keine accessorischen Nebennieren. Sonst nichts zu bemerken.

c. Hunde.

Versuch Nr. 1. Hellgelber Hund, weiblich, jung. 4. Juni 1896. Gewicht 19·7 kg.

Narkose: 10 ccm einer Morphium-Atropinlösung von folgender Zusammensetzung:

Chlor. morph. — 1·2 g
Sulph. atrop. — 0·12 g
Aq. dest. — 75 g

wurden subcutan injicirt. Darnach Chloroform.

Lumbalschnitt + Exstirpatio gland. suprarenal. sin. (2 bis $4^h 30'$ Nachm.). Noch um 10^h Nachm. liegt das Thier schlaff da; beim Zuruf versucht es aufzustehen, doch kann es sich nur auf die vorderen Extremitäten stützen.

5. Juni 1896. Das Thier läuft herum und ist lebhaft. Trinkt gern Milch.

11. Juni 1896.	Gewicht 18·7 kg.	Die Wunde geheilt p. p.
18. „ „	„ 19·5	
27. „ „	„ 20·7	

Es war die Absicht, unter gemischter Morphium-Atropin-Chloroform-Narkose die rechte Nebenniere zu exstirpiren. Ungünstige Umstände machten die Operation unausführbar; das Thier wurde durch Nackenstich getödtet.

Versuch Nr. 2. 1. October 1896. Gewicht 5930 g.

Aethernarkose ($7^h 45'$ bis $9^h 15'$ Abends). Lumbalschuitt + Exstirpatio gland. suprarenal. sin. Rectaltemperatur vor der Operation 39·3°, nach der Operation 36·3°. Das Thier läuft gleich nach der Operation umher.

2. October 1896. Temperatur 39·1°. Das Thier ist lebhaft; trinkt 300 ccm Milch.

8. October 1896. In der Umgebung der Operationswunde eine fluctuirende Anschwellung. Die Wundränder wurden getrennt und ein dünnfliessender, schmutzig graubrauner Eiter entleert. Gewicht 6150 g. Temperatur 39·2°.

30. October 1896. Gewicht 8700 g, Temperatur 39·2°. Aethernarkose (8h 45′ bis 10h 10′ Abends). Lumbalschnitt + Exstirpatio gland. suprarenal. dextr. Das Thier geht gleich nach der Operation umher. Um 10h 20′ Abends Erbrechen.

31. October 1896. Um 10h 15′ Abends die Temperatur 39·6°. Sehr lebhaft; trinkt $^1/_2$ Liter Milch.

1.	November	1898.	Gewicht	8010 g,	Temperatur	38·9°
3.	„	„	„	7950	„	40·0
3.	„	„	„	7600	„	38·9
4.	„	„	„	7350	„	39·3

Zeigt nicht dieselbe Lebhaftigkeit wie vorher. Frisst begierig grosse Mengen von einem getödteten Kaninchen. Die Umgebung der Operationswunde stark hervorgewölbt und fluctuirend.

Um die Wunde untersuchen zu können, wurde das Thier aufgebunden (6h 30′ Abends). Kurz vorher lief dasselbe umher und bot keine anderen Abnormitäten als eine geringe Schwäche und Unsicherheit in den hinteren Extremitäten dar.

Beim Trennen der Wundränder von einander floss eine reichliche Menge eines dünnen, chocoladefarbigen Eiters hervor. Die Wundränder der Bauchmuskeln waren von einander getrennt; die Eiterhöhle nach innen gut abgekapselt. Nach Irrigation der Eiterhöhle wurde die Wunde wieder zusammengenäht und ein neuer Jodoform-Collodiumverband angelegt. Den ganzen Eingriff ertrug das Thier mit grosser Geduld; es machte nur mässige Zuckungen und klagte ziemlich schwach.

Von dem Operationstische abgelöst und auf den Boden gelassen fällt es um und bleibt ruhig liegen. Die hinteren Extremitäten können das Thier nicht mehr tragen; beim Versuche zu gehen, fällt es gleich auf die Seite.

5. November 1896. Am folgenden Morgen war das Thier gestorben. Hat viel erbrochen und hat eine dünne Darmentleerung gehabt.

Section. In der Bauchhöhle kein abnormer Inhalt. Das Peritoneum überall glatt und glänzend. Die Därme bleich.

Die rechte Niere an die Bauchwand durch dicke, ziemlich feste Neoplasmen, welche die Bauchhöhle vollständig von der Eiterhöhle trennen, angelöthet.

Die Milz ein wenig weicher und schlaffer als normal. Sonst nichts zu bemerken.

III. Symptomatologie.

1. Lebensdauer und Allgemeinbefinden.

Welche Schlüsse lassen nun die dargelegten Versuche bezüglich der Lebenswichtigkeit der Nebennieren zu?

Es zeigt sich, dass die Wirkung der Nebennierenexstirpation bei den von uns angewendeten Thieren in einigen Punkten sehr verschieden war.

Wenden wir uns zunächst den Katzen zu, so finden wir, dass bei ihnen die einseitige Nebennierenexstirpation niemals den Tod herbeiführt. Wie wir später bei der Besprechung der einzelnen Symptome näher erwähnen werden, giebt sie aber zu übergehenden, besonders bei alten Katzen nicht unbedeutenden Störungen im Allgemeinbefinden der Thiere Veranlassung.

Die beiderseitige Nebennierenexstirpation, gleichviel ob in einer, zwei oder drei Sitzungen ausgeführt, führt unvermeidlich binnen einigen Tagen den Tod herbei.

Wenn wir den Fall 44 ausschliessen, wo ein grosser Blutverlust bei der Operation den Eintritt des Todes beschleunigt hat, so finden wir, dass die Thiere die in einer Sitzung ausgeführte beiderseitige Exstirpation 36 bis 130, im Mittel 68 Stunden (9 Fälle) überlebt haben.

Werden die beiden Nebennieren in zwei Sitzungen entfernt, so lebten die Thiere durchschnittlich viel länger, von 20 bis 330 Stunden, im Mittel 134 Stunden (11 Fälle).

Nach Abtragung der Nebennieren in drei Sitzungen lebten die Thiere im Mittel 88 Stunden (5 Fälle), wobei jedoch zu berücksichtigen ist, dass hier 3 Fälle von Infection vorkommen. Unten werden wir noch auf den augenscheinlich auch diese Zahl beeinflussenden Umstand näher eingehen, dass in dieser Gruppe keine Castraten vorkommen.

Exstirpation der einen und Amputation der anderen Nebenniere in einer Sitzung haben unsere Thiere im allgemeinen schlecht vertragen. Von den 9 in dieser Weise operirten Katzen haben nur 2 die Operation eine längere Zeit überlebt; eine ist schon nach 6 Stunden, wahrscheinlich an der Nachwirkung der Narkose, gestorben und 3 sind nach 30 bis 72 Stunden dem Tode anheimgefallen. Bei diesen letzteren war der zurückgelassene Theil der Nebenniere von Nekrose befallen worden. Die übrigen 3 Thiere starben innerhalb 3 Wochen nach der Operation an verschiedenen Krankheiten, und auch das eine überlebende Thier (Nr. 9) war lange Zeit kränklich. Die grosse Zahl der erkrankten Thiere (4 von 9) scheint darauf hinzudeuten, dass die Entfernung eines grösseren Theiles des Nebennierengewebes die Thiere für Krankheitsprocesse empfänglicher macht.

Exstirpation und Amputation, in zwei Sitzungen ausgeführt, liefern etwas bessere Resultate, indem von 13 Thieren 2 durch Complicationen der Operation und 3 durch Nekrose des Nebennierenrestes gestorben sind. Die übrigen 8 haben alle mehr als 7 Tage gelebt, und von ihnen sind 2, das eine nach 27 und das andere nach 61 Tagen, an intercurrenten Krankheiten gestorben.

Wenn die Entfernung der Nebennieren in mehreren Sitzungen ausgeführt wird, scheint die Länge der Zeit, welche zwischen den Operationen verfliesst, keinen bestimmten Einfluss auszuüben, was nach Nothnagel beim Kaninchen der Fall ist.

Von der Katze Nr. 35, die mit einem Intervall von 285 Tagen zwischen den Operationen die vollständige Abtragung der Nebennieren länger als alle übrigen Katzen und namentlich 10 Tage überlebte, wäre vielleicht auf einen solchen Einfluss zu schliessen, wenn sich in diesem Falle nicht ein anderer Umstand geltend gemacht hätte. Bei diesem Thiere war nämlich ca. $4^1/_2$ Monat vor der letzten Operation die Castration ausgeführt worden. Die auffallende morphologische Aehnlichkeit, welche die Zellen der Nebennierenrinde mit den Zwischenzellen des Hodens und den Kornzellen des Ovariums darbieten, hat uns veranlasst, einige Untersuchungen über die Wirkung der Nebennierenexstirpation bei castrirten Thieren auszuführen. Dieselben haben gezeigt, dass die Resistenz der castrirten Thiere gegen die Folgen der Nebennierenexstirpation im allgemeinen grösser als die anderer Thiere ist.

Während nämlich die nicht castrirten Thiere die in einer Sitzung ausgeführte Entfernung der Nebennieren im Mittel 61 Stunden überlebten, war die entsprechende Zeit bei den castrirten 121 Stunden. Dieselbe Zahl, 121 Stunden, erhält man auch als Mittel für die Zeit, welche die in zwei Sitzungen operirten, nicht castrirten Thiere nach der Entfernung der Nebennieren lebten, während sie bei den Castraten unter diesen Verhältnissen 157 Stunden ist.

Ein Einfluss des Geschlechtes auf die Zeit, welche die Thiere nach der Entfernung der Nebennieren leben, lässt sich aus unseren Untersuchungen nicht nachweisen.

Ueber den Einfluss des Alters gestatten unsere Untersuchungen kein Urtheil, da, wie aus der Tabelle ersichtlich ist, nur sehr wenige Untersuchungen bei älteren und jüngeren Individuen mit einander vergleichbar sind.

Beim Kaninchen hat die in einer Sitzung ausgeführte totale Nebennierenexstirpation immer den Tod zur Folge, der bei gut gelungenen Operationen erst am 5. oder 6. Tage eintritt (Nr. V, 23).

Unsere Untersuchungen über die Wirkung, welche die Entfernung der Nebennieren in zwei Sitzungen auf das Thier ausübt, haben gezeigt, dass 2 Thiere, die mit einem Intervall von 1 bis 5 Tagen operirt werden, nach ca. 12 Stunden sterben. In diesen Fällen waren Complicationen der Operation vorhanden. Ein mit dem Intervall von 24 Tagen operirtes Thier lebte 12 Tage, und ein Thier, bei welchem 106 Tage zwischen den Operationen vergangen waren, lebte 16 Tage, 3 mit einem Intervall von 9 bis 14 Tagen operirte Thiere lebten 121 bis 125 Tage und wurden dann, völlig gesund, getödtet.

Nach Exstirpation der einen und Amputation der anderen Nebenniere sind die meisten Thiere längere Zeit, bis 320 Tage, am Leben geblieben. Dieses Ueberleben der totalen Entfernung der Nebennieren beim Kaninchen ist durchaus nicht durch die Anwesenheit wenigstens makroskopisch nachweisbarer accessorischer Nebennieren bedingt. Wir haben dem Vorkommen solcher Organe auf Grund der Angaben einiger Autoren von ihrem verhältnissmässig häufigen Auftreten stets unsere Aufmerksamkeit gewidmet. Stilling hat sie bei allen seinen Kaninchen gefunden, Alezais und Arnaud beobachteten sie bei 1 von 20 Kaninchen und Langlois hat sie bei mehreren der von ihm operirten Thiere 2 Mal gesehen. Wir haben sie bei unseren Thieren trotz sorgfältiger Section nicht finden können, und ebenso wenig ist uns dies bei den übrigen der von uns untersuchten Kaninchen, Katzen und Hunden möglich gewesen.

Die einseitige Nebennierenexstirpation übt auf die Kaninchen keinen oder nur einen geringen Einfluss aus.

Den Hunden thut die einseitige Exstirpation, nach unseren Resultaten zu urtheilen, nichts. Die vollständige Exstirpation haben wir nur bei einem Hunde ausgeführt; dieser lebte nach der Entfernung der Nebennieren, trotzdem er einen Abscess bekam, 6 Tage.

Das nach der Entfernung der Nebennieren sich zeigende Krankheitsbild ist, wenn man von solchen Fällen absieht, wo die Complicationen der Operation den Tod verursacht haben, sehr charakteristisch. Nach der Operation erholt sich das Thier binnen einigen Stunden wieder und zeigt in den nächsten Tagen nach der Operation ausser einer herabgesetzten oder völlig aufgehobenen Fresslust nichts Krankhaftes. Während der letzten 24 Stunden vor dem Tode, oder bei langsamerem Verlauf noch früher, wird das Thier stumpf, sitzt am meisten still und zeigt, was besonders bei den Katzen in auffälliger Weise der

Fall ist, bei seinen Bewegungen Schwäche und Unsicherheit in den hinteren Extremitäten. Gleichzeitig hiermit beginnt die Temperatur zu sinken. Unter fortwährendem Sinken der Temperatur nehmen die Apathie und die Schwäche des Thieres immer mehr zu. Die Katzen, an welchen sich diese Symptome am leichtesten studiren lassen, liegen zumeist mit der Schnauze am Boden und folgen mit ihren halb geschlossenen Augen dem, was um sie herum vorgeht, nicht, wie gewöhnlich, mit Interesse, auch reagiren sie bei Reizung schlechter und langsamer als früher. Sie gehen schwankend und unsicher, mit einer eigenthümlichen Steifheit in den hinteren Beinen. Beim Herabspringen von einem Gegenstande fallen sie leicht um. Sie ermüden schon bei geringer Bewegung und liegen dann lange in tiefer Prostration. Diese Asthenie nimmt immer mehr zu und schliesslich stellt sich Dyspnoe ein, die Athmung wird tief und langsam und die Herzthätigkeit langsam und unregelmässig, worauf das Thier stirbt. Convulsionen kommen bei Katzen und Hunden nicht vor, sind aber bei Kaninchen ziemlich gewöhnlich.

Wir wollen hier noch gegen Albanese, welcher die Kaninchen als die für die betreffenden Untersuchungen am meisten geeigneten Thiere bezeichnet, hervorheben, dass nach unserer Erfahrung Katzen, wenigstens so lange unsere Kenntniss von der Function der Nebennieren noch so mangelhaft ist, theils zu Folge der bei ihnen leicht ausführbaren Operation, theils auf Grund der präcisen Weise, in welcher sie stets gegen die Nebennierenexstirpation zu reagiren scheinen, für solche Untersuchungen besser als andere Thiere geeignet sind.

Ist es auch festgestellt, welche Symptome die Nebennierenabtragung bei einer Thierart hervorruft, so scheint es uns doch für die Beleuchtung der Nebennierenfrage nothwendig zu sein, comparativphysiologische Studien in möglichst weiter Ausdehnung zu machen, weil die bei einer Thierart gewonnenen Resultate natürlich nicht unbedingt auf eine andere übertragen werden können. Es erscheint eher als wahrscheinlich, dass den Nebennieren bei verschiedenen Thierarten eine verschiedene Bedeutung zukommt.

2. Besprechung einzelner Symptome.

Von besonderem Interesse ist die nach der Exstirpation der Nebennieren eintretende Abmagerung der Versuchsthiere. Nach einseitiger Exstirpation sinkt bei jungen Katzen während der ersten Tage das Körpergewicht, doch fängt es nach 3 bis 4 Tagen wieder zu wachsen an (vgl. Taf. I, Fig. 6). Nur ausnahmsweise haben wir eine bis 10 Tage währende Wirkung gesehen.

Bei älteren Katzen ist aber die Einwirkung der einseitigen Exstirpation auf das Körpergewicht weit erheblicher. Die Gewichtsabnahme ist, wie die Taf. II, Fig. 7 zeigt, grösser und erst nach 2 bis 3 Wochen fängt das Gewicht wieder zu wachsen an. Nur bei einem Thiere (Nr. 50, Taf. I, Fig. 3) trat nach der einseitigen Exstirpation keine Gewichtsabnahme ein, sondern das Gewicht nahm hier stetig zu. Es handelte sich hier wahrscheinlich um ein ausgehungertes Thier, das jetzt — am Anfang des Versuches — in besseres Futter kam.

Die einseitige Exstirpation bewirkt auch bei den Kaninchen eine Gewichtsabnahme, die aber, sowohl bei den älteren, wie den jüngeren Thieren, nur 2 bis 5 Tage anhält (s. Taf. II, Fig. 9). Eine einige Zeit nach der Abtragung der einen Nebenniere vorgenommene Amputation der anderen rief eine etwas länger anhaltende Gewichtsabnahme hervor. Tritt in dem Rest der Nebennieren Nekrose auf, so verhält sich das Gewicht des Körpers wie nach totaler Entfernung derselben.

Exstirpation und Amputation, in einer Sitzung ausgeführt, verursachen bei den Katzen eine hochgradige Gewichtsabnahme. Beispielsweise können wir auf Taf. II, Fig. 7 (Katze Nr. 35) hinweisen. Die Katze Nr. 9 blieb in Folge dieses Eingriffes in ihrem Wachsthum zurück, sodass sie 5 Wochen nach der Operation nur ein Körpergewicht von 520^{g} hatte, während die demselben Wurfe entstammende Katze Nr. 4, bei welcher zu derselben Zeit eine einseitige Exstirpation vorgenommen worden war, jetzt ein Körpergewicht von 1060^{g} erreicht hatte. Die Katze Nr. 9 zeigte in ihrem Habitus ganz ähnliche Veränderungen wie die von Eiselsberg (65) und Leonhardt (132) nach Thyreoidectomie bei jungen Thieren beschriebenen.

Nach vollständiger Entfernung der Nebennieren nimmt das Körpergewicht bei den Katzen continuirlich bis zum Tode ab (vgl. Taf. I u. II). In den ersten Tagen nach der Operation geschieht die Abnahme meistens schneller, später langsamer, was bei dem beinahe völligen Fasten der Thiere auch zu erwarten ist.

Wie aus der Casuistik (siehe unten) zu ersehen ist, wird der procentige Gewichtsverlust pro 24 Stunden nach der in einer Sitzung ausgeführten totalen Exstirpation grösser als nach der in zwei oder drei Sitzungen ausgeführten, was sich vielleicht mit der Verschiedenheit in der Zeit, um welche das Thier diese Operation überlebt, in Beziehung bringen lässt.

Die castrirten Thiere zeigen einen geringeren Gewichtsverlust pro

24 Stunden, als die anderen, und auch hier dürfte dasselbe Moment mitwirken.

Bei den Kaninchen, die der vollständigen Nebennierenexstirpation nach einiger Zeit erlagen, trat ebenfalls eine continuirliche Gewichtsabnahme ein, während bei denjenigen, welche dieselbe gut vertrugen, die nach der Operation eintretende Gewichtsabnahme nach einer wechselnden Zeit aufhörte und das Gewicht wieder stieg. Dies trat bei Nr. 18 und 20 schon am 4. Tage ein, wogegen bei Nr. 19 erst nach 42 Tagen eine definitive Erhöhung des Körpergewichts zu constatiren war.

Gehen wir jetzt zum Verhalten der Temperatur über, so finden wir, dass bei allen unseren Thieren jede Operation ein Sinken der Temperatur verursachte, dessen Grösse von der Dauer der Operation und von den während derselben eintretenden Complicationen abhängig war.

Bei den Katzen beträgt dieser Temperaturfall nach gewöhnlichen, gut verlaufenden Operationen 2 bis 4°. Wenn die Operation verlängert wird oder bei ihr Blutungen eintreten, zeigt er sich jedoch grösser, und in solchen Fällen kann die Temperatur um 10° oder mehr herabgehen (vgl. die Katzen Nr. 13, 14, 22, 24, Taf. I, Fig. 1). Ist die Operation ohne Complicationen abgelaufen, so geht dieses Sinken der Temperatur schnell vorüber, und am nächsten Tage ist dieselbe wieder auf ihre Norm zurückgekehrt.

Betrachten wir die Verhältnisse bei den Katzen näher, so finden wir, dass die Temperatur, wenn sie nach der Operation erheblich — auf 30° oder darunter — gesunken ist, die Norm nicht wieder völlig erreicht. Die normale Temperatur der Katze schwankt nach den von uns ausgeführten zahlreichen Messungen zwischen beinahe 39° und etwas darüber. Hier erreicht sie jedoch kaum mehr als 38°, bleibt aber oft weit darunter stehen. Wie hoch sie steigt, scheint in manchen Fällen durch die Grösse des Herabsinkens bedingt zu sein. Dass jedoch auch andere Umstände zu ihrem Steigen mitwirken, geht u. A. aus einer Vergleichung der Temperatur der Katzen Nr. 22 und 24 hervor, die unter denselben Umständen operirt worden waren, von denen aber die Katze Nr. 24 eine geringe Menge Aether erhalten und keinen Blutverlust gehabt hatte, während die Katze Nr. 22 einem grossen Blutverlust ausgesetzt gewesen war. Die Temperatur ging bei jener auf 28·2° herab, stieg aber am nächsten Tage wieder bis auf 37·9°; bei dieser fiel sie nur auf 29·8° und stieg am nächsten Tage nur bis auf 35·8°.

In einigen Fällen steigt die Temperatur nach der Operation nicht, sondern sie sinkt continuirlich bis zu dem binnen ca. 24 Stunden eintretenden Tod. Hier sind bei der Operation erhebliche Complicationen, wie Blutungen, lange Narkose u. dgl., entstanden. Wir haben also in der Temperaturcurve ein wichtiges Hülfsmittel, um bei den der Nebennieren beraubten Thieren beurtheilen zu können, ob der auftretende Symptomencomplex nur durch die Nebenniereninsufficienz bedingt, oder durch Nebenwirkungen der Operation beeinflusst ist. Sehen wir die Temperatur nach der Operation immer mehr sinken oder nicht auf ihre Norm zurückkehren, so können wir mit Wahrscheinlichkeit die Einwirkung von Complicationen annehmen.

Betrachten wir jetzt die Exstirpationen in dieser Hinsicht, so finden wir, dass bei fast allen in einer Sitzung ausgeführten doppelseitigen Exstirpationen die Temperatur nicht ganz auf ihre Norm zurückkehrt, weshalb wir bei diesen Thieren einen ungünstigen Einfluss der langen Dauer der Operation auf ihr Verhalten nach derselben nicht ausschliessen können. Die zwei castrirten, länger lebenden Thiere zeigen ebenfalls die Temperatur nach der Operation zur Norm zurückgekehrt. Die Katze Nr. 7 zeigt jedoch, dass der letale Ausgang auch bei einem günstigen Verlauf der Temperaturcurve sehr bald (in 60 St.) eintreten kann.

Bei den einseitigen Exstirpationen ist es eine Ausnahme, wenn die Temperatur nach der Operation nicht auf ihre Norm zurückkehrt.

Nach Entfernung eines Theiles des Nebennierengewebes bleibt die Temperatur, wenn keine Complicationen eintreffen, normal. Sind aber die Nebennieren vollständig entfernt worden oder tritt im zurückgelassenen Nebennierenrest Nekrose auf, so zeigt sich nach einer wechselnden Zeit bei allen drei Thierarten ein sehr charakteristisches Sinken der Temperatur, das in den meisten Fällen erst während der letzten 24 Stunden vor dem Tode anfängt und nur bei sehr protrahirtem Verlauf der Symptome schon 48 Stunden vor seinem Eintreffen einsetzt. Nachdem die Temperatur einmal unter 38° herabgegangen ist, sinkt sie sehr schnell continuirlich bis zum Tode weiter, der in den allermeisten Fällen bei sehr niederer, unter 30° gelegener Temperatur eintritt. Die niedrigste von uns beim Tode beobachtete Temperatur war 19·5° bei der Katze Nr. 19. Nur in ein paar Fällen (Taf. I, Fig. 1 u. 2) haben wir nach dem Eintreten des Temperaturfalles eine vorübergehende Steigerung der Temperatur um einige Zehntelgrad beobachtet; sonst geht die Temperaturcurve geradlinig nach unten. Dieser steile Fall der Temperaturcurve in der letzten Zeit vor dem Tode ist, wie aus den Tabellen hervorgeht, für die durch Exstirpation der Nebennieren zu Grunde gegangenen Thiere charakteristisch und von uns nie vermisst worden. Zur Vergleichung haben wir in der Taf. I, Fig. 1

die Temperaturcurve der an Bronchopneumonie unter einem Fallen der Temperatur gestorbenen Katze Nr. 2 wiedergegeben. Das allmähliche und mässige Abnehmen der Temperatur in diesem Falle contrastirt scharf mit dem steilen Temperaturfalle der nebennierenlosen Katze.

Bei dem früher vor dem Tode eintretenden Temperaturfall ist, was man besonders bei den castrirten Katzen deutlich sehen kann, der Anfang des sinkenden Theiles der Temperaturcurve nicht so steil wie gewöhnlich.

In Betreff des Verhaltens des Blutes haben wir nur wenig zu erwähnen. Unsere Untersuchungen des Blutes sind wenig zahlreich und nur bei Katzen ausgeführt. Einen Einfluss der Abtragung der Nebennieren auf den Hämoglobingehalt des Blutes haben wir bei diesen Untersuchungen nicht constatiren können. Die rothen Blutkörperchen haben in drei Fällen nach der Abtragung der Nebennieren an Zahl etwas zugenommen, was sicherlich auf Rechnung des Hungers zu schreiben ist. Die wechselnden Zahlen der weissen Blutkörperchen haben es nicht erlaubt, Schlüsse zu ziehen. Die Toxicität des Blutes haben wir in einem Falle (Katze Nr. 51) untersucht. Wir konnten hier eine solche nicht nachweisen. Diarrhöe haben wir nie beobachtet, was gegen die Auffassung Jacobj's spricht, dass die Nebennieren Hemmungscentren für die Darmbewegungen sind. Schliesslich wollen wir noch die nach vollständiger Entfernung der Nebennieren auftretende Schwäche und Apathie der Thiere etwas näher berücksichtigen. Abelous und Langlois vergleichen diesen Zustand mit den Curarewirkungen, und zwar hauptsächlich deshalb, weil sie bei nebennierenlosen Thieren die elektrische Erregbarkeit der Nerven in der letzten Zeit vor dem Tode erloschen gefunden haben, was jedoch von Gourfein bei den Fröschen und den Tauben verneint wird. Bei mehreren Versuchen bei nebennierenlosen Katzen haben wir jedoch nie eine Veränderung in der Erregbarkeit der Nn. ischiadici für den elektrischen Strom gefunden; ja selbst eine Weile nach dem Tode lassen sich noch Muskelzuckungen durch elektrische Reizung der Nerven hervorrufen. Es lassen sich also, wenigstens bei den Katzen, nach der Entfernung der Nebennieren keine den Wirkungen des Curare ähnlichen Erscheinungen nachweisen, und überhaupt haben wir bei Katzen, Kaninchen und Hunden keine Paralysen beobachten können, sondern nur die obenerwähnte, hochgradige Schwäche und Prostration. Für die Pathogenie der Addison'schen Krankheit dürfte dieser Umstand nicht ohne Bedeutung sein, und er verdient es, um so mehr betont zu werden, da z. B. Brault in seinem Artikel über die Addison'sche Krankheit in Traité de Médecine (197) die Angabe Langlois' für die Bekämpfung der Theorie der Nebenniereninsufficienz als Ursache der Addison'schen Krankheit verwerthet.

Die zuerst von Albanese erwähnte grosse Empfindlichkeit der nebennierenlosen Thiere bei Körperbewegungen können wir, was die Katze und den Hund anbetrifft, völlig bestätigen. Wir haben mehrere Male die Thiere nach stärkeren Körperbewegungen plötzlich sterben sehen, auch wenn die Temperatur nur um wenige Grade gesunken war, vgl. die Katze Nr. 40, den Hund Nr. 2.

3. Einwirkung der Nebennierenexstirpation auf den Eiweissumsatz.

Die Nothwendigkeit einer Reihe systematischer Harnuntersuchungen bei der Nebennieren beraubten Thieren geht aus der historischen Darstellung deutlich hervor. Die von uns zu diesem Zwecke angewendeten Versuchsthiere sind hauptsächlich Kaninchen gewesen; einige Versuche sind auch an jungen Katzen ausgeführt worden.

In erster Linie beabsichtigten wir, den Eiweissumsatz beim Ausfall der Nebennierenfunction zu untersuchen. Nach den Angaben der meisten Autoren, dass die Nebennierenexstirpation eine ziemlich hochgradige Toxicität des Blutes und der Gewebe hervorrufe, lag es nahe, anzunehmen, dass sie auch den Eiweissumsatz in irgend einer Weise beeinflusse. — Um den Eiweissumsatz der Nebennieren beraubter Thiere richtig beurtheilen zu können, zeigte es sich, zumal die Litteratur nur wenig Angaben in dieser Hinsicht enthält, bald als nothwendig, zugleich den Eiweissbedarf normaler, nicht operirter Thiere zu bestimmen.

Wenn wir von den früheren, an hungernden Kaninchen ausgeführten Versuchen von Frerichs und Bischoff absehen, so finden sich über die Stickstoffausscheidung folgende Angaben von Rubner:[1]

Hungerkaninchen Versuch Nr. 2.	Gesammtstickstoff	Im Mittel pro die
1. bis 3. Tag	5·03	1·67
4. „ 5. „	2·92	1·46
6. „ 8. „	9·65	3·21
Versuch Nr. 3.		
1. bis 2. Tag	3·00	1·80
3. „ 8. „	6·18	1·03
9. „ 15. „	6·34	0·91
16. „ 18. „	7·94	2·65

[1] *Zeitschr. f. Biol.* Bd. XVII. 1881.

Hungerkaninchen Versuch Nr. 5.	Gesammtstickstoff	Im Mittel pro die
1. bis 7. Tag	4·495	0·642
8. „ 13. „	4·803	0·646
15. „ 18. „	5·662	1·416

Zugleich mit seinen Untersuchungen über den Eiweissumsatz der Kaninchen bei Fieber stellte R. May (147) auch eine Reihe von Versuchen an normalen, hungernden Thieren an. Er fand im Mittel von 3 bis 4 Hungertagen folgende Werthe der täglichen Stickstoffausscheidung mit dem Harn:

Kaninchen Nr.	Körpergewicht im Mittel	Stickstoff
	g	
1	2598	1·51
2	2821	1·99
3	3412	1·32
4	3012	1·42
5	2529	1·37
6	2516	2·43
7	2885	1·49
8	2885	1·55

Nur bei einem der folgenden Versuche (Nr. 13) haben wir so hohe Werthe des Eiweissumsatzes wie die genannten Forscher gefunden. Derselbe betraf ein mit Hafer und Kohl reichlich gefüttertes, 1916 g wiegendes Kaninchen, das eine tägliche N-Ausscheidung von 1·67 g hatte.

Uebrigens ergaben unsere Beobachtungen an nicht operirten Kaninchen folgende Mittelzahlen:

	Stickstoff pro Tag	Körpergewicht im Mittel
		g
Im Mittel der ersten Hungertage .	0·74	1432
Bei Haferfütterung	0·78	1955

Versuche an Kaninchen.

Beiderseitige Exstirpation in einer Sitzung.

Versuch Nr. III. Grau und weiss, männlich. 8. Juni 1893 wird es in einen Käfig gesperrt und mit Hafer und Kartoffeln gefüttert.

8. Juni 1893.		Körpergewicht	1730 g
9. „	„	„	1650
10. „	„	„	1555
13. „	„	„	1325

Trotz der Darreichung von Nahrung nahm das Thier 5 Tage lang an Körpergewicht ab.

Die Menge des während dieser Tage genossenen Hafers und der Kartoffeln betrug nur:

88^g Hafer	9·4^g	N-Substanz enthaltend
132^g Kartoffeln . . .	2·7	„ „
Summe	12·1^g	N-Substanz enthaltend

Im Mittel für den Tag erhielt das Thier also in seiner Nahrung 2·4^g N-Substanz.

Mit dem Harn, welcher nur die zwei ersten Tage untersucht wurde, wurden ausgeschieden:

8. bis 9. Juni.	0·50^g N,	entsprechend 3·1^g	N-Substanz
9. „ 10. „	0·43 „	„ 2·7	„
		Im Mittel 2·9^g	N-Substanz

13. Juni um 4^h Nachm. wurde ein Hungerversuch eingeleitet. Das Körpergewicht und die N-Ausscheidung des Thieres gestalteten sich dabei wie folgt:

Datum	Körpergewicht	N im Harn	Entspr. Eiweiss
	g	g	
13. bis 14. Juni	—	0·39	2·4
14. „ 15. „	—	0·98	6·1
15. „ 16. „	1170	0·99	6·2

Nachdem das Thier 3 Tage lang gehungert und die 2 letzten Tage einen constanten Eiweissumsatz gehabt hatte, wurde am 16. Juni von 9^h 15′ bis 11^h Vorm. unter Aethernarkose eine doppelseitige Nebennieren-exstirpation ausgeführt. Keine nennenswerthe Blutung. Die abgetragenen Nebennieren wogen zusammen 0·540^g. Das Thier befand sich gleich nach der Operation sehr wohl, starb aber am folgenden Tage um 10^h 15′ Vorm. Der Tod erfolgte unter Convulsionen. Bei der Section nichts zu bemerken.

Versuch Nr. V. Gelb, männlich. 20. Juni 1893. Körpergewicht 2365^g.

Exstirpatio glandul. suprarenal. amb. (2 bis 3^h 30′ Nachm.). Die exstirpirten Nebennieren wogen 0·720^g.

Das Thier wurde gleich nach der Operation auf Hunger gesetzt, wobei Körpergewicht und Eiweissumsatz sich folgendermaassen verhielten:

Datum	Körper-gewicht	Harnmenge	N im Harn	Eiweiss zersetzt
	g	ccm	g	
20. bis 21. Juni	2305	—	0·44	2·7
21. „ 22. „	2220	54		
22. „ 23. „	2150	52	0·65	4·1

Das vorher keine bemerkenswerthen Veränderungen zeigende Thier sitzt am 23. Juni stumpf mit geschlossenen Augen da und reagirt träge. Von beiden Augen ein eitriges Secret. Rectaltemperatur 35·4° C. Bekommt Wasser, welches gierig getrunken wird, und Hafer.

24. Juni um 2^h Nachm. Temperatur 35·6°
25. „ „ $10^h 45'$ „ „ 33·6°
26. „ „ $3^h 30'$ „ „ 31·1°. Körpergew. 1920 g.
Puls 136, Frequenz der Athmung 26.

Stumpf und äusserlich schwach. Stützt die Schnauze auf den Boden. Reagirt sehr träge mit kleinen Bewegungen. Beim Versuch zu gehen fällt das Thier auf die Seite. Um $4^h 45'$ Nachm. stellten sich Krämpfe ein und der Tod folgte.

Vom 23. bis 26. Juni genoss das Thier nur 24 g Hafer, 2·6 g N-Substanz enthaltend.

Die Menge des Harns und dessen Stickstoffgehalt während dieser Zeit betrugen:

Datum	Harnmenge	N im Harn	Zersetztes Eiweiss
	ccm	g	
23. bis 24. Juni	73	0·81	5·1
24. „ 26. „	135	1·91	11·9

Bei der Section nichts Besonderes zu bemerken.

Das Kaninchen Nr. III verlor in 8 Tagen 560 g an Gewicht, also im Mittel pro Tag 70 g, das Kaninchen Nr. V in 6 Tagen 445 g, also im Mittel pro Tag 74 g oder in Procenten des Körpergewichtes 4 bezw. 3 Procent für den Tag. Obgleich die Versuchsthiere von ziemlich verschiedenem Körpergewicht waren und auch ihr Nutritionszustand vielleicht etwas verschieden war, scheint uns doch auf Grund der gleichmässig fortschreitenden Abmagerung die Anstellung eines Vergleiches zwischen den beiden Versuchen berechtigt zu sein. Wir finden dann, dass das Kaninchen Nr. III, bei welchem kein Eingriff gemacht worden war, am 2. und 3. Hungertage einen Eiweissumsatz von 6·1 und 6·2 g zeigte und das Kaninchen Nr. V am 5. und 6. Tage, nachdem die beiden Nebennieren entfernt worden waren, bei beinahe vollständigem Hunger im Mittel 6·0 g Eiweiss umsetzte. Aus diesen beiden Versuchen scheint demnach hervorzugehen, dass die beiderseitige Nebennierenexstirpation keinen Einfluss auf den Eiweissumsatz ausübt.

Trotz der die letzten Versuchstage beim Versuch Nr. V bedeutend herabgesetzten Körpertemperatur und des aller Wahrscheinlichkeit nach sehr niedrigen Blutdruckes finden wir keine Verminderung der ausgeschiedenen Harnmenge — eher das Gegentheil.

Nebennierenexstirpation in zwei Sitzungen.

Versuch Nr. I. Weiss und gelbes Kaninchen, männlich. 11. Mai 1893. Körpergewicht 1470 g.

Exstirpatio gland. supraren. dextr. (12 bis 1^h Nachm.).

14. Mai 1893.	Körpergewicht 1240 g,	Temperatur 39·1°
15. „ „	„ 1180	—
16. „ „	„ 1380	—
17. „ „	„ 1363	—
18. „ „	„ 1445	—

19. Mai 1893. Das Thier wird im Käfig gehalten und mit Hafer und Wasser gefüttert. Körpergewicht 1395 g. Was das Körpergewicht, die Fütterung und die N-Ausscheidung mit dem Harne während der nächsten Tage betrifft, so wird auf die folgenden Tabellen hingewiesen.

Datum	Körpergewicht	Hafer	N-Substanz	Fett	N-freie Extractivstoffe	Calorien		Harn		
						Summe	pro Kilogramm	Menge	N	N-Substanz
	g	g	g	g	g			ccm	g	g
19. bis 20. Mai	1395	27	2·9	1·3	15·8	—	—	57	0·95	5·9
20. „ 21. „	1320	61	6·5	3·0	35·6	—	—	70	1·75	10·8
21. „ 22. „	1225									
22. „ 23. „	1190	35	3·7	1·4	20·4	—	—	50	1·03	6·4
23. „ 24. „	1150	35	3·7	1·4	20·4	—	—	44	0·90	5·6
24. „ 25. „ 25. „ 26. „	1090	65	7·0	3·2	38·0	—	—	90	1·34	8·4
Mittel	1217	32	3·4	1·6	18·7	105·5	86·7	44	0·85	5·3

Während dieser Versuchstage sank das Gewicht des Thieres von 1395 bis auf 1090 g, also um 305 g. Dies macht für den Tag 43·6 g = 3·1 Proc. des ursprünglichen Gewichtes. Während dieser Zeit betrug die 24 stünd. N-Ausscheidung mit dem Harne im Durchschnitt 0·85 g, was 5·3 g umgesetzten Eiweisses entspricht und die eingenommene Eiweissmenge mit beinahe 2 g für den Tag überschreitet.

Vom 29. an wurde das Thier mit Hafer und Kartoffeln gefüttert. Von diesen Nahrungsmitteln wurden vom 2. bis 7. Juni im Mittel für den Tag genossen: 15 g Hafer und 139 g Kartoffeln. Das Körpergewicht, der Gehalt an Nährstoffen in der Nahrung und die N-Ausscheidung mit dem Harn während dieser Zeit gestalten sich so, wie es die folgende Tabelle zeigt:

Datum	Körpergewicht	N-Substanz	Fett	N-freie Extrac-tivstoffe	Calorien		Harn		
					Summe	pro Kilogramm	Menge	N	N-Substanz
	g	g	g	g			ccm	g	g
2. bis 3. Juni	1225	4·3	0·5	38·0	—	—	—	0·19	1·2
3. „ 4. „	1255	3·5	0·6	29·0	—	—	—	0·21	1·3
4. „ 5. „	1280	4·7	0·6	41·1	—	—	—	0·26	1·6
5. „ 6. „	1300	4·4	0·5	38·6	—	—	—	0·17	1·1
6. „ 7. „	1310	4·9	1·0	40·1	—	—	—	0·33	2·1
Mittel	1274	4·5	0·7	38·3	182·0	142·8	—	0·23	1·5

Bei einer Veränderung der Fütterung finden wir also, dass das vorher stetig abmagernde Thier an Körpergewicht zunimmt und von Eiweiss 3 bis 4 Mal weniger umsetzt.

7. Juni 1893. Exstirpatio gl. supraren. sin. Das Thier wurde mit $\overset{+}{\text{Mo}}$. und $\overset{+}{\text{Atr}}$. narkotisirt.

Bei Abbindung der Nebenniere zuckte das Thier und eine nicht zu stillende Blutung entstand, welche zum Tode führte. Die Nebenniere nicht unbedeutend vergrössert. Wog 0·410 g. Bei der Section nichts von Interesse zu bemerken.

Versuch Nr. II. Schwarz und weisses Kaninchen. 14. Mai 1893. Körpergewicht 1870 g.

Exstirpatio gland. supraren. dextr. (von 12h 40' bis 1h Nachm.). Narkose: $\overset{+}{\text{Mo}}$., $\overset{+}{\text{Atr}}$.

15. Mai 1893.	Das Thier lebendig. Frisst Hafer und säuft Wasser.	
15. „ „	Körpergewicht 1785 g	
16. „ „	„ 1750	
18. „ „	„ 1690	
20. „ „	„ 1650	
22. „ „	„ 1655	
23. „ „	„ 1705	
25. „ „	„ 1660	
26. „ „	„ 1695	Temperatur 39·1°
29. „ „	„ 1605	

Den 29. und die folgenden Tage verhielt sich das Thier in Betreff des Körpergewichtes, der eingenommenen Nahrung und des Eiweissumsatzes wie die folgende Tabelle zeigt:

Datum	Körpergewicht	Hafer	Kartoffeln	N-Substanz	Fett	N-freie Extractivstoffe	Calorien Summe	Calorien pro Kilogramm	Harn N	Harn Entspr. Eiweissmenge	Bemerkungen
				in der Nahrung							
	g	g	g	g	g	g			g	g	
29. bis 30. Mai	1630	17	228	—	—	—	—	—	1·02	6·38	
30. „ 31. „	1610	4	211	—	—	—	—	—	0·30	1·90	
31. M. bis 1. Juni	1560	1	92	—	—	—	—	—	0·57	3·62	Hat 4 Junge geboren. Der blutgemischte Harn wurde nicht analysirt.
1. bis 2. „	1515	5	28	—	—	—	—	—	0·29	1·80	
2. „ 3. „	1415	6	108	—	—	—	—	—	—	—	
3. „ 4. „	1405	9	118	—	—	—	—	—	0·69	4·30	
4. „ 5. „	1435	12	194	—	—	—	—	—	0·49	3·10	
5. „ 6. „	1420	8	181	—	—	—	—	—	0·29	1·80	
6. „ 7. „	1365	10	144	—	—	—	—	—	0·34	2·10	
7. „ 8. „	1330	10	120	—	—	—	—	—	0·26	1·60	
8. „ 9. „	1290	6	93	—	—	—	—	—	0·36	2·30	
9. „ 10. „	1300	4	135	—	—	—	—	—	0·62	3·90	
10. „ 12. „	1315	24	386	—	—	—	—	—	0·90	5·60	
Mittel	1331	8	148	3·9	0·6	37·6	175·7	132·0	0·47	2·9	

Eine ziemlich gleiche Nahrung wie die hier oben gegebene genügte beim Versuch Nr. I, um eine Zunahme des Körpergewichtes und eine Ablagerung von Eiweiss im Körper zu stande zu bringen. Bei diesem Versuch dagegen magerte das Versuchsthier allmählich etwas ab, und der Eiweissumsatz war bei ihm nahezu doppelt so gross wie beim Kaninchen Nr. I. Die Ursache dieses Unterschiedes ist nicht leicht zu finden. Vielleicht hat der Umstand, dass bei dem Vers. Nr. II Gravidität und Geburt stattgefunden hatten, eine nicht unwesentliche Rolle gespielt.

12. Juni 1893. Exstirpatio gl. supraren. sin.

Am Ende der Operation entstand eine bedeutende Blutung. Das Thier starb nach einigen Stunden.

Die Nebenniere wog 0·22 g. Section: Die rechte Niere schlaffer und kleiner als die linke. Ihr Gewicht 5 bezw. 6 g. Im Uebrigen nichts zu bemerken.

Versuch Nr. IV. Weisses Kaninchen, männlich. 13. Juni 1893. Körpergewicht 1730 g.

Exstirpatio gl. supraren. sin. (2 bis 3h Nachm.).

Datum	Körpergewicht	Kartoffeln	N-Substanz	Fett	N-freie Extractivstoffe	Calorien		Harn		
						Summe	pro Kilogramm	Menge	N	N-Substanz
	g	g	g	g	g			ccm	g	g
14. bis 15. Juni	1565	100	—	—	—	—	—	100	1·19	7·4
15. „ 16. „	1520	125	—	—	—	—	—	100	1·26	7·9
16. „ 17. „	1470	116	—	—	—	—	—	85	0·88	5·5
Mittel	1518	114	2·4	—	24·2	109·0	71·8	95	1·11	6·9

18. Juni 1893. Körpergewicht 1535 g, Temperatur 39·1°. Beim Versuche, die rechte Nebenniere vollständig zu entfernen, entstand Blutung aus der Vena cava. Nackenstich.

Versuch Nr. VII. Graues Kaninchen, weiblich. 27. Juni 1893. Körpergewicht 1210 g, Temperatur 39·4°.

Exstirpatio part. gland. suprarenal. dextr. Die Nebenniere hatte eine sehr innige Verbindung mit der Vena cava, weshalb eine vollständige Entfernung der Niere nicht gelang. Ein ganz kleiner Theil derselben wurde zurückgelassen.

Datum	Körpergewicht	Temperatur	Hafer	N-Substanz	Fett	N-freie Extractivstoffe	Calorien		Harn		
							Summe	pro Kilogramm	Menge	N	N-Substanz
	g		g	g	g	g			ccm	g	g
27. bis 29. Juni	1210	39·4	62	—	—	—	—	—	52	1·02	6·4
29. „ 30. „	—	39·7	—	—	—	—	—	—	—	—	—
30. J. bis 1. Juli	—	—	—	—	—	—	—	—	—	—	—
1. bis 2. „	—	—	—	—	—	—	—	—	70	1·94	12·1
2. „ 3. „	1060	39·8	70	—	—	—	—	—	—	—	—
3. „ 5. „	1160	39·6	84	—	—	—	—	—	85	1·32	8·2
Mittel	1143	—	27	2·9	1·3	15·8	88·8	77·7	26	0·54	3·4

5. Juli 1893. Exstirpatio gland. suprarenal. sin. Die entfernte Nebenniere wog 0·19 g. Die Temperatur gleich nach der Operation 35·3°.

Die Aufbewahrung des Harnes vom 6. bis 7. Juli misslang.

Ueber das Verhalten des Thieres während der folgenden Tage siehe nachstehende Tabelle.

Datum	Körpergewicht	Temperatur	Hafer	N-Substanz	Fett	N-freie Extractivstoffe	Calorien Summe	Harn Menge	Harn N	Harn Entspr. Eiweissmenge	Bemerkungen
	g	g	g	g	g	g		ccm	g	g	
6. bis 7. Juli	1015	39·3	0	—	—	—	—	—	0·61	3·8	
7. „ 10. „	970	39·7	79	—	—	—	—	100	2·55	15·9	
10. „ 11. „	975	—	40	—	—	—	—	60	0·42	2·6	
11. „ 12. „	965	39·8	37	—	—	—	—	65	0·69	4·3	
12. „ 13. „	970	39·6	38	—	—	—	—	65	0·75	4·7	
13. „ 14. „	965	—	36	—	—	—	—	45	0·49	3·1	
14. „ 15. „	945	39·9	35	—	—	—	—	50	0·77	4·8	
15. „ 17. „	900	—	70	—	—	—	—	65	1·14	7·1	
17. „ 19. „	920	—	70	—	—	—	—	68	1·16	7·2	
19. „ 21. „	910	39·8	61	—	—	—	—	150	1·21	7·6	Starke Indicanreaction.
21. „ 22. „	945	—	37	—	—	—	—	88	0·51	3·2	Starke Indicanreaction.
22. „ 24. „	905	39·5	55	—	—	—	—	110	0·93	5·8	Die Indicanreact. stärker hervortretend als bei einem gleich gefütterten, nicht operirt. Kaninchen.
24. „ 26. „	930	—	66	—	—	—	—	75	1·02	6·4	
Im Mittel von 19 Tagen (7. bis 26. Juli)	942	—	33	3·5	1·6	19·3	108·4	50	0·61	3·8	

Während der folgenden Tage bestand die Fütterung aus Hafer und Kartoffeln.

Datum	Körpergewicht	Hafer	Kartoffeln	N-Substanz	Fett	N-freie Extractivstoffe	Calorien Summe	Harn Menge	Harn N	Harn N-Substanz	Bemerkungen
	g	g	g	g	g	g		ccm	g	g	
26. bis 27. Juli	950	20	120	—	—	—	—	56	0·66	4·1	Starke Indicanreaction.
27. „ 28. „	960	16	94	—	—	—	—	46	0·18	1·1	Schwache Indicanreaction.
28. J. bis 2. Aug.	950	55	304	—	—	—	—	165	0·83	5·2	
Mittel	955	13	74	2·9	0·6	23·3	113·0	38	0·24	1·5	

Am 2. August starb das Thier. Section: Der rechte Nebennierenrest wiegt 43 mg. Die Lungen sind grösstentheils atelektatisch. Sonst nichts von Interesse zu bemerken.

Der oben mitgetheilte Versuch bietet viel von Interesse dar.

Ein Versuchsthier, bei welchem die ganze linke Nebenniere und der grösste Theil der rechten entfernt worden ist, magert allmählich ab und stirbt am 36. Tage nach der ersten und 28. Tage nach der zweiten Operation.

Die unmittelbar nach der Operation folgenden 8 Tage, während welcher Zeit das Thier ein Körpergewicht von im Mittel 1143 g hatte und im Mittel für den Tag 27 g Hafer genoss, zeigte es nach der N-Ausscheidung mit dem Harne einen täglichen Eiweissumsatz von 3·4 g. Die 24-stündige Harnmenge während dieser Periode betrug 26 ccm.

Die ersten 19 Tage nach der zweiten Operation hatte das Thier ein mittleres Gewicht von 942 g und nahm täglich 33 g Hafer zu sich. Es zeigte während dieser Periode einen mittleren Eiweissumsatz von 3·8 g und schied durch die Nieren 50 ccm Harn aus.

Im Anfange und am Ende der zweiten Periode zeigt der Eiweissumsatz kleine Unterschiede, indem sich, wie aus der nachfolgenden Zusammenstellung der 3 bis 5 Tage umfassenden Periode der N-Ausscheidung und des entsprechenden Eiweissumsatzes ersichtlich ist, eine Tendenz zu seiner Verminderung bemerkbar macht.

Datum	N im Harn (im Mittel für den Tag)	Entsprech. Eiweiss (im Mittel für den Tag)
	g	g
7. bis 10. Juli	0·85	5·3
10. „ 13. „	0·62	3·9
13. „ 17. „	0·60	3·8
17. „ 21. „	0·59	3·7
21. „ 26. „	0·49	3·1

Obgleich das Versuchsthier während der zweiten Periode 200 g weniger als während der ersten wog und die Perioden also nicht völlig mit einander vergleichbar sind, dürfte man doch zu dem Schlusse berechtigt sein, dass eine fast vollständige Entfernung der Nebennieren bei Kaninchen keinen nennenswerthen Einfluss auf den Eiweissumsatz hat.

Während der auf die zweite Operation folgenden Versuchsperiode finden wir die Harnmenge beträchtlich vermehrt.

Während einer dritten, 6 Tage umfassenden Versuchsperiode, während welcher das Thier mit Hafer und Kartoffeln gefüttert wurde, fand eine bedeutende Verminderung des Eiweissumsatzes statt, woraus hervorgeht, dass eine an Kohlenhydrat reiche Nahrung auch bei einem der Nebennieren beraubten Thiere seine eiweissersparenden Eigenschaften entwickelt.

Versuch Nr. VIII. Schwarzes Kaninchen, weiblich. 6. Juli 1893. Körpergewicht 2150 g.

Exstirpatio gl. suprarenal. dextr. (1 bis 2h 15′ Nachm.). Temperatur vor der Operation 39·3°, nach der Operation 36·4°. Die entfernte Nebenniere wog 0·29 g.

7. Juli 1893. Gewicht 2055 g, Temperatur 39·5°.

Datum	Gewicht	Hafer	Harn-menge	N im Harn	Entspr. Eiweiss
	g	g	ccm	g	g
7. bis 10. Juli	1940	56	115	2·97	18·6
Mittel pro Tag	2000	19	38	0·99	6·3

11. Juli 1893. Gewicht 1890 g, Temperatur 39·5°. Exstirpatio gl. supraren. sin. Bedeutende Blutung bei der Operation. Temperatur nach derselben 35·9°. Das Thier war am folgenden Tage todt.

Versuch Nr. IX. Grauweisses Kaninchen, männlich. Gewicht 1640 g.

Exstirpatio gl. supraren. dextr. (11h 30′ Vorm. bis 12h 30′ Nachm.). Die abgetragene Nebenniere wog 0·225 g.

17. Juli 1893. Gewicht 1585 g, Temperatur 40·2°. Exstirpatio gl. supraren. sin. Temperatur nach der Operation 36·8°. Gewicht der Nebenniere 0·260 g.

18. Juli 1893. Das Thier ist in der Nacht gestorben. Bei der Obduction nichts Besonderes zu bemerken.

Versuch Nr. XIII. Graubraun und weisses Kaninchen, männlich. 21. December 1893. Körpergewicht 1660 g.

Unter Urethannarkose wurde die rechte Nebenniere fast vollständig abgetragen. Ein stecknadelkopfgrosser Rest wurde zurückgelassen. Gewicht der exstirpirten Nebenniere 92 mg.

22. December 1893.	Körpergewicht	1500 g,	Temperatur	37·3°
23. „ „	„	1520	„	—
26. „ „	„	1600	„	39·3
28. „ „	„	1580	„	—
2. Januar 1894.	„	1775	„	—
6. „ „	„	1854	„	—

8. Januar 1894.	Körpergewicht	1905 g,	Temperatur	39·4°
23. „	„	1960	„	—
31. „	„	2050	„	—
12. Februar	„	2035	„	—
1. März	„	2200	„	—
7. „	„	2170	„	—
30. „	„	2250	„	—

Bei einem jetzt angestellten Hungerversuche verhielt sich das Körpergewicht und die Harnausscheidung wie folgt:

Datum	Körpergewicht	Harn			Entspr. Eiweiss
		Menge	Spec. Gew.	N	
	g	ccm	g	g	g
30. bis 31. März	2180	—	—	—	—
31. März b. 1. April	2060	87	1·031	1·66	—
1. bis 2. „	1980	47	1·043	1·33	—
2. „ 3. „	1940	30	1·042	0·83	—
Mittel	2082	55	—	0·96	6·0

Die folgenden Tage Haferausfütterung.

Datum	Körpergewicht	Hafer	N-Substanz	Harn			N-Substanz
				Menge	Spec. Gew.	N	
	g	g	g	ccm	g	g	g
3. bis 4. April	2080	105	—	50	1·032	1·07	—
4. „ 5. „	2120	100	—	70	1·014	0·39	—
5. „ 6. „	—	91	—	82	1·021	—	—
6. „ 7. „	2140	105	—	75	1·025	2·10	—
7. „ 8. „	2150	120	—	—	—	—	—
8. „ 9. „	2130	75	—	—	—	—	—
9. „ 10. „	—	—	—	275	1·029	4·10	—
10. „ 11. „	2020	80	—	—	—	—	—
11. „ 12. „	2075	48	—	?	—	1·09	—
Mittel	2082	80	8·6	69	—	0·97	6·1

12. April 1894. Exstirpatio gl. suprarenal. sin. (4^h 45′ bis 5^h 15′ Nachm.). Die abgetragene Nebenniere wog 0·347 g.

Das Thier wurde unmittelbar hungern gelassen, und sein Gewicht sank in 7 Tagen von 2075 bis auf 1810 g. Die ersten 5 Tage nach der Operation wurden 145 ccm Harn, also 29 ccm pro Tag, gelassen. Der Stickstoffgehalt des Harns betrug im Ganzen 2·84 oder 0·57 g, 3·6 g zersetztem Eiweiss entsprechend, für den Tag.

Vom 17. bis 19. April, also am 6. und 7. Tage nach der Operation, liess das Thier 59 ccm Harn und schied mit demselben 1·95 g Stickstoff aus, was im Mittel pro Tag 29 ccm Harn, 0·98 g N, 6·1 g zertheiltem Eiweiss entspricht (vgl. die Versuche Nr. III und VII).

Vom 19. bis 26. April wurde das Thier mit Hafer und Kohl gefüttert und verhielt sich wie folgt:

Datum	Körpergewicht	Hafer	Kohl	N-Substanz	Stickstoff im Harn	Entspr. Eiweiss
	g	g	g	g	g	g
19. bis 20. April	1860	—	405	—	—	—
20. „ 21. „	1850	10	—	—	—	—
21. „ 22. „	1840	—	885	—	4·90	—
22. „ 23. „	2040	70	657	—	—	—
23. „ 24. „	1900	20	518	—	—	
24. „ 25. „	2015	50	555	—	4·86	—
25. „ 26. „	2010	78	457	—	1·91	—
Mittel	1916	33	499	13·0	1·67	10·4

Vom 26. April an Haferfütterung.

Datum	Körpergewicht	Hafer	N-Substanz	Stickstoff im Harn	Entspr. Eiweiss
	g	g	g	g	g
26. bis 27. April	1955	92	—	—	—
27. „ 28. „	1925	125	—	—	—
28. „ 29. „	1960	90	—	—	—
Mittel	1954	100	10·7	1·11	6·9

Vom 30. April an bestand die Ausfütterung aus Hafer und Heu.

3. Mai	1894.	Körpergewicht	2070 g
15. „	„	„	2100
31. „	„	„	2160
11. Juli	„	„	2300
15. Novemb.	„	„	2420
9. Januar	1895.	„	1960
12. Februar	„	„	2140
11. Juni	„	„	2550

26. Februar 1896. Das Thier liegt sterbend da. Zuckungen in den vorderen und hinteren Extremitäten.

Section. Körpergewicht 2470 g. Das Unterhautfett auf ein Minimum reducirt. Die Musculatur bleich und trocken, sehr spärliche Fettmengen von grüngelber Farbe im Mesenterium. Die Umgebung der Nieren ist die einzige, ziemlich fettreiche Stelle, aber auch hier ist das Fett von atrophischem Aussehen, hochgelber Farbe und fester Consistenz.

Die Därme, besonders das Colon, in hohem Grade contrahirt. Der Magen mit zertheiltem Heu gefüllt. Im Duodenum und oberen Theil des Dünndarmes ein gelbgrüner, dünnflüssiger, etwas schleimiger Inhalt. Im Dickdarme einzelne kleine, harte Fäcalklümpchen, nirgendwo gewöhnliche typische Kothballen. Die ziemlich stark ausgedehnte Harnblase enthält

65 ccm klaren, hellgelben Harn. An den beiden Operationsstellen eine weite Bruchpforte.

An der Ecke zwischen der V. cava und der V. renal. dextr. liegt am Platze der Nebenniere eine ungefähr bohnengrosse, abgerundete, ebene, an der Oberfläche abwechselnd graue und braunrothe Bildung, die in ihrem Aussehen an den Querschnitt einer Muscatnuss erinnert. Ein kleines adhärentes Gebiet an der Wand der Vena cava zeigt eine gelbe Farbe. Beim Einschneiden eine ziemlich normale Nebennierenstructur mit einem Unterschiede zwischen der Rinde und dem Mark (regenerirte Nebenniere).

Das Gewicht der neugebildeten Nebenniere betrug 0·520 g. Der mikroskopische Bau dieser Nebenniere wird bei der Besprechung der Regenerationserscheinungen näher erörtert werden.

Leber und Milz von normalem Aussehen. Die Nieren ziemlich stark blutgefüllt. Das Herz bietet, mit Ausnahme einer bleichen und trockenen Musculatur, nichts von Interesse dar.

Die beiden Lungen überall Luft enthaltend; unter dem Brustfell einzelne kleine Blutungen. Im vorderen und unteren Theil der rechten Lunge ziemlich hochgradige Hypostase.

Gehirn und Rückenmark zeigen mit Ausnahme einiger kleinen Blutungen in der Pia der Dorsalregion makroskopisch keine Veränderungen. Nirgends abnorme Pigmentirung.

Versuch Nr. XIV. Gelb und weisses Kaninchen, weiblich. 27. December 1893. Körpergewicht 1785 g.

Exstirpatio gland. suprarenal. dextr. Temperatur nach der Operation 36·4°.

Mit Hafer, Heu und Wasser ausgefüttert.

28. December	1893.	Körpergewicht	1710 g
2. Januar	1894.	„	1905
3. „	„	„	1855
8. „	„	„	1870
23. „	„	„	1915
24. „	„	In der Nacht zwei Junge geboren.	
26. „	„	Körpergewicht	1900 g
31. „	„	„	1925
10. Februar	1895.	„	1900
18. „	„	„	2000
25. „	„	In der Nacht vier Junge geboren. Körpergewicht	1830 g
1. März	„	„	1970
7. „	„	„	2030
14. „	„	„	2120
21. „	„	„	2270
29. „	„	„	2250
30. „	„	„	2210. Das Thier wird dem Hunger ausgesetzt. Es bekommt nur Wasser
31. „	„	Körpergewicht	2150 g.

Der gelassene Harn war mit Blut untermischt, und es wurde keine Analyse desselben vorgenommen. Der Hungerversuch wurde von diesem Tage an gerechnet.

Datum	Körper-gewicht	Harn	Spec. Gewicht	N	Entspr. Eiweiss
	g	ccm	g	g	g
30. bis 31. März	2150	nicht aufbewahrt	—	—	—
31. März b. 1. April	1990	91	1·022	1·18	—
1. bis 2. April	1900	50	1·027	0·76	—
2. „ 3. „	1820	52	1·025	0·80	—
Mittel	2014	64	—	0·91	5·7

Haferfütterung.

Datum	Körper-gewicht	Hafer	N-Substanz	N im Harn	Entspr. Eiweiss
	g	g	g	g	g
3. bis 4. April	2030	98	—	0·77	—
4. „ 5. „	2000	75	—	0·99	—
5. „ 6. „	—	—	—	—	—
6. „ 7. „	2000	155	—	1·48	—
7. „ 11. „	1980	307	—	3·22	—
11. „ 12. „	2000	60	—	1·14	—
Mittel	1955	77	8·2	0·84	5·3

12. April 1894. Exstirpatio gl. suprarenal. sin. (2^h 30′ bis 3^h 30′ Nachm.). Die entfernte Nebenniere wog 0·376 g.

Während eines gleich nach der Operation folgenden Hungerversuches verhielt sich das Thier wie folgt:

Datum	Körper-gewicht	Menge	Harn Spec.Gew.	N-Substanz	Entspr. Eiweiss	Bemerkungen
	g	ccm	g	g	g	
12. April	—	—	—	—	—	Stumpf. Temp. 34°.
12. b. 13. April	1940	—	—	—	—	Secretion v. d. Augen.
13. „ 14. „	1950	—	—	—	—	Lebendiger. Temp. 37·5°.
14. „ 15. „	1840	155	1·020	1·03	—	—
15. „ 16. „	1780	—	—	—	—	—
16. „ 17. „	1760	162	1·019	1·10	—	—
17. „ 18. „	1680	123	1·019	—	—	—
18. „ 19. „	1620	102	1·011	1·68	—	—
Mittel	1821	77	—	0·54	3·4	

Vergleichen wir die beiden Hungerversuche nach ein- und beiderseitiger Exstirpation mit einander, so haben wir zuerst die verschiedene Zeitdauer derselben zu beachten, indem die erste Hungerperiode nur 4 Tage, die zweite aber 7 Tage dauerte. Die Mittelzahlen der N-Ausscheidung jeder ganzen Periode weichen bedeutend von einander ab. Die geringe N-Ausscheidung während der letzten Periode dürfte indessen dadurch erklärt werden können, dass der Hungerversuch unmittelbar auf die Operation folgte, nach welcher das Thier ziemlich heruntergekommen war. Erst am dritten Tage hatte es sich wieder völlig erholt. Da gleichwohl der operative Eingriff offenbar nicht unwesentlich auf den Eiweissumsatz in den ersten Tagen nach der Operation eingewirkt hat, müssen wir bessere Aufschlüsse über die Rolle, die der Ausfall der Nebennierenfunction bei der Eiweisszersetzung möglicher Weise spielt, erwarten, wenn wir den Eiweissumsatz an dem letzten Tage jeder Periode vergleichen, wo er beinahe constant geworden war.

Die zwei letzten Tage der ersten Hungerperiode hatte das Thier eine mittlere 24-stündige N-Ausscheidung von 0·78 g, in der zweiten Periode von 0·84 g.

Es dürfte daraus geschlossen werden können, dass die doppelseitige Nebennierenexstirpation beim Kaninchen keinen Einfluss auf den Eiweissumsatz ausübt.

Die Harnmenge bei den beiden Hungerversuchen betrug 64, bezw. 77 ccm, mithin findet sich auch bei diesem Versuche nach beiderseitiger Abtragung der Nebennieren eine geringe Tendenz zur Steigerung.

Nach Abschluss der zweiten Hungerperiode wurde das Thier mit Hafer und Kohl gefüttert. Es verhielt sich dabei wie folgt:

Datum	Körpergewicht	Hafer	Kohl	N-Substanz	Menge	N im Harn	Zersetzt. Eiweiss	Bemerkungen
	g	g	g	g	ccm	g	g	
19. bis 20. April	1640	—	120	—	—	—	—	Temp. 37·5°. Die linke Ohrspitze hängt schlaff herab. Beide Ohren kalt. Das Thier reagirt wenig u. sehr träge.
20. „ 21. „	1575	—	45	—	—	—	—	
21. „ 22. „	1550	—	—	—	62	0·56	—	
22. „ 23. „	1480	—	25	—	72	—	—	
23. „ 24. „	1440	10	35	—	74	—	—	
24. „ 25. „	1400	—	40	—	64	1·98	—	
25. „ 26. „	1380	—	20	—	—	—	—	Temp. 37°.
26. „ 27. „	1355	—	—	—	90	0·94	—	
Mittel	1493	—	36	—	45	0·44	2·8	

Den 28. April um 8h Vorm. war das Thier todt; es ist also 122 Tage nach der ersten und 16 Tage nach der zweiten Operation gestorben.

Versuch Nr. XV. Gelb und weisses Kaninchen, mager. 23. April 1894. Körpergewicht 2135 g.

Exstirpatio gl. supraren. sin. Die entfernte Nebenniere wiegt 0·128 g. Das Thier wird dem Hunger ausgesetzt.

Datum	Körpergewicht	Harnmenge	Spec. Gewicht	N	Entspr. Eiweiss
	g	ccm	g	g	g
23. bis 26. April	1870	100	1·039	3·54	—
26. „ 29. „	1650	—	—	6·28	—
Mittel	1885	—	—	1·64	10·3

In 6 Tagen nahm das Körpergewicht des Thieres 485 g = 22·7 Proc. ab und das Thier hatte in diesen Tagen einen Eiweissumsatz von im Mittel 10·3 g pro Tag.

Nach der Hungerperiode Fütterung mit Hafer und Heu.

30. April 1894.	Körpergewicht	1720 g	
4. Mai „	„	1805	
15. „ „	„	1901	
28. „ „	„	2050	
6. Juni „	„	2135	
11. Juli „	„	2010	
15. Nov. „	„	2400	
12. Febr. 1895	„	2160	
11. Juni „	„	2450	
1. März 1896	„	2660 .	Temperatur 38·5°.

Beim Versuche, die rechte Nebenniere vollständig abzutragen, entstand tödtliche Blutung. Die rechte Nebenniere wog nur 0·040 g.

Die oben angeführten Untersuchungen geben folgende Mittelzahlen:

Hungernde Kaninchen	N-Ausscheidung	Entspr. Eiweiss
	g	g
Nicht operirt . .	0·74	4·6
Einseitig operirt .	0·91	5·7
Doppelseitig operirt	0·91	5·7
Mit Hafer gefütterte Kaninchen:		
Nicht operirt . .	0·78	4·9
Einseitig operirt .	0·84	5·3
Doppelseitig operirt	0·76	4·8

Diese Mittelzahlen bestätigen also unsere obigen Schlussfolgerungen, dass eine ein- und beiderseitige Nebennierenexstirpation beim Kaninchen keinen wesentlichen Einfluss auf den Eiweissumsatz ausübt.

Aus unseren hier dargelegten Untersuchungen lässt sich auch ein anderer Schluss ziehen.

Beim Versuch Nr. XIII fanden wir, dass das Versuchsthier einige Monate nach einseitiger Exstirpation vom 3. bis 12. April bei einer täglichen Haferfütterung von im Mittel 80 g dasselbe Körpergewicht behielt, daher wir mit Recht das im Mittel in 24 Stunden zersetzte Eiweiss, 6·1 g, als ein Maass für das resorbirte ansehen können. Darnach ist die Ausnutzung des Stickstoffes im Hafer im Darme des Versuchsthieres auf 70·9 Procent zu berechnen.

In einer späteren Versuchsperiode, wo es doppelseitige Exstirpation durchgemacht hatte, erhält sich das Thier vom 26. bis 30. April bei einer täglichen Haferfütterung von im Mittel 100 g bei demselben Körpergewicht und zersetzt im Mittel pro Tag 6·9 g Eiweiss. Unter der oben erwähnten Voraussetzung lässt sich eine Ausnutzung des Stickstoffes im Hafer zu 64·5 Procent berechnen.

In ähnlicher Weise wird die Ausnutzung des Stickstoffes beim Versuche XIV berechnet. Bei diesem Versuche blieb das Thier nach einer einseitigen Exstirpation vom 3. bis 12. April bei einer mittleren täglichen Zufuhr von 77 g Hafer bei demselben Gewicht und zersetzte im Mittel pro Tag 5·3 g Eiweiss. Die Ausnutzung des Stickstoffes betrug hier also 64·6 Procent.

Vergleichen wir ferner diese Werthe der Ausnutzung des Stickstoffes mit dem bei einem besonders ausgeführten Ausnutzungsversuche bei einem Kaninchen erhaltenen, nämlich 63·8 Procent, so dürften wir berechtigt sein zu schliessen, dass nicht nur bei einseitig, sondern auch bei doppelseitig operirten Kaninchen, welche die Operation eine längere Zeit überleben, die Resorption des Eiweisses im Darme sich wie bei normalen Thieren verhält.

Experimente mit Katzen.

Mit vier jungen Katzen von demselben Wurfe haben wir eine vergleichende Untersuchung über den Eiweissumsatz während einer viertägigen Hungerperiode angestellt. Bei dem einen Thiere wurden die beiden Nebennieren entfernt; bei dem zweiten nur die eine; das dritte Thier wurde etwa dieselbe Zeit, die für die Operationen erforderlich war, narkotisirt; das vierte war ganz intact.

Die Ergebnisse dieser Untersuchung sind in folgender Tabelle zusammengestellt:

Katze	Körpergewicht vor dem Hunger	Körpergewicht nach dem Hunger	Abmagerung in Gramm	Abmagerung in Proc. d. Gew.	N im Harn während der ganzen Periode	Entspr. Eiweiss während der ganzen Periode	N pro die	Eiweiss pro die
	g	g	g	%	g	g	g	g
16[1]	680	540	140	20·6	1·30	8·1	0·43	2·7
15[2]	670	565	105	15·7	1·40	8·8	0·47	2·9
14[3]	760	600	160	21·1	2·03	12·7	0·68	4·2
13[4]	710	600	110	15·5	0·99	6·2	0·33	2·1

Die hier auftretenden Schwankungen des Eiweissumsatzes sind aller Wahrscheinlichkeit nach hauptsächlich durch die verschiedene Körperarbeit bedingt. Die Katze Nr. 14 war die ganze Versuchszeit sehr unruhig. Die Katzen Nr. 13 und 16 lagen meistens ziemlich ruhig und sind am besten vergleichbar. Aus den obigen Hungerversuchen dürfte man deshalb berechtigt sein zu schliessen, dass auch bei Katzen die Nebennierenexstirpation den Eiweissumsatz nicht wesentlich beeinflusst.

Wie die Thiere sich nach den Hungerversuchen bei Ausfütterung mit Häring erholten, geht aus der folgenden Tabelle hervor:

Katze	Körpergewicht vor dem Versuche	Körpergewicht nach dem Versuche	Häring	N-Substanz im Häring Gesammtmenge	N-Substanz im Häring pro die	Stickstoff im Harn	Entspr. Eiweiss	Zersetztes Eiweiss pro die
	g	g	g	g	g	g	g	g
16[1]	540	·625	457	70	14·5	8·61	53·8	10·8
15[2]	565	660	457	70	14·0	8·82	55·1	11·0
14[3]	600	620	370	56·6	11·3	—	—	10·0
13[4]	625	805	826	126·4	15·8	—	—	11·8

[1] Nicht operirt.
[2] Operirt, narkotisirt.
[3] Einseitig operirt.
[4] Beiderseitig operirt.

Zweiter Abschnitt.

Ueber die Nebennierenextracte.

Beim Studium der nach den Nebennierenexstirpationen auftretenden Symptome drängt sich unwillkürlich die Frage auf, in welcher Weise sich diese Symptome durch Injectionen von Nebennierenextract beeinflussen lassen. Einige Versuche, die wir anstellten, um diese Frage zu beantworten, veranlassten uns, die Wirkungen der Extracte bei normalen Thieren zu prüfen, wobei wir ausser den toxischen Eigenschaften der Extracte namentlich auch ihrer Einwirkung auf die Körpertemperatur unsere Aufmerksamkeit gewidmet haben.

Bevor wir auf die Darlegung der Ergebnisse unserer diesbezüglichen Versuche eingehen, wollen wir das auf diesem Gebiete in der Litteratur Erschienene zusammenstellen.

I. Historische Uebersicht.

1. Ueber die Wirkungen der Nebennierenextracte.

Bei dem Interesse, welches die Wirkungen der Organextracte in den beiden letzten Jahrzehnten geweckt haben, dauerte es nicht lange, bis auch die Nebennieren ein Gegenstand fleissiger Studien in dieser Richtung wurden.

Das Verdienst, dieser Frage zum ersten Male Aufmerksamkeit gewidmet zu haben, kommt Pellacani (169) zu. Viele von ihm hervorgehobene interessante Thatsachen scheinen in Vergessenheit zu gerathen, weshalb wir hier seinen ersten Untersuchungen ein wenig näher treten wollen. Pellacani untersuchte die Wirkung der Nebennierenextracte von verschiedenen Thieren (von Fröschen, Kaninchen, Meerschweinchen, Hammeln, Katzen und Hunden) an Kaninchen, Meerschweinchen und Hunden nach sowohl subcutaner, als intravenöser Injection. In den meisten Fällen riefen die Einspritzungen den Tod hervor, und nach Angabe des Autors hatten die intravenösen Injectionen eine langsamere Wirkung als die subcutanen (und intraperitonealen).

Sowohl bei subcutaner, als bei intravenöser Injection fand Pellacani die Nebennierenextracte von Fleischfressern und kleinen Pflanzenfressern viel kräftiger wirkend als von grösseren Pflanzenfressern.

Intravenöse Injection von 17 ^{cg} Katzennebenniere tödtete ein Kaninchen nach 12 Stunden; subcutane Injection von 15 ^{cg} Hundenebenniere tödtete ein Kaninchen schnell; subcutane Injection von 18 cg Kaninchennebenniere tödtete ein Kaninchen schnell; subcutane Injection von Extract aus zwei Hundenebennieren tödtete eine Katze nach 24 Stunden; subcutane Injection von Extract aus einer Katzennebenniere tödtete ein Kaninchen nach 23 Stunden; subcutane Injection von Extract aus einer Kalbsnebenniere tödtete eine Katze nach 3 Tagen.

Die am häufigsten vorkommenden Symptome nach Injection grösserer Dosen der genannten Nebennierenextracte bei Kaninchen, Meerschweinchen und Fleischfressern sind nach Pellacani folgende:

12 bis 15 Stunden nach der Injection tritt ein Sinken der Temperatur ein. Das Versuchsthier bewegt sich weniger, und besonders das Kaninchen sieht stumpf aus. Die Sensibilität und die Reflexe sind beibehalten. Puls und Respiration zeigen im Anfang keine Veränderungen. 1 bis 2 Stunden vor dem Tode liegt das Thier auf der Seite und hat starke Dyspnoe und gewaltsame Herzthätigkeit. Bisweilen Krämpfe. Bald wird die Herzthätigkeit verlangsamt, auf 30 bis 40 Schläge in der Minute, und intermittent. Das Thier liegt apathisch. Die Körpertemperatur sinkt 4 bis 5° unter die Norm, und in diesem Zustande tritt der Tod ein. Die Thiere nehmen an Gewicht constant ab.

Bei der Section wurden folgende Befunde beobachtet: Anämie des Gehirns, Congestion der Milz, der Leber und der Nieren. Digestionstractus normal. Der Harn von saurer Reaction.

Bei Injectionen kleinerer Dosen der Extracte lebten die Versuchsthiere mehrere Tage und boten oft Temperatursteigerung dar; so z. B. wurden einem 1980 g schweren Kaninchen 4 g Ochsen-Nebennierenextract (1 : 8) subcutan injicirt. Die Temperatur, vor der Injection 39·3°, stieg am Abend um 1°, am dritten Tage um 1·8°; am 4. und 5. Tage hielt sie sich um 39° und ging am Abend des 5. Tages auf 38° herab. Puls- und Respirationsfrequenz betrugen dann 160 bezw. 56. Darnach trat Tremor auf, und das Thier lag gleichgültig ausgestreckt. Temperatur 37°, Puls 96, Resp. 90. Sensibilität herabgesetzt. Krämpfe in den Extremitäten. Mors bei einer Körpertemperatur von 34°. Nach intravenöser Injection beobachtete der Autor eine bis 4 Tage andauernde Temperatursteigerung. Befunde bei der Section: Anämie des Gehirns. Das Herz von Blutcoageln ausgedehnt. Leber, Milz und Niere blutgefüllt.

Betreffs der Temperatursteigerung hebt Pellacani hervor, dass diese besonders bei stattgefundener, localer Infection ausgesprochen gewesen ist. Und es ist zu bemerken, dass die meisten Versuche

Pellacani's durch Infection complicirt worden sind. Doch hat er auch bei nicht inficirten Thieren eine Temperatursteigerung bis zu 1° beobachtet.

Subcutane und intraperitoneale „Greffes“ sah Pellacani fast dieselbe Wirkung ausüben wie die Extracte. Irgend eine Temperatursteigerung nach „Greffe“ wurde indessen, sobald locale Infection ausgeschlossen werden konnte, nicht beobachtet.

Die von Pellacani nachgewiesene giftige Wirkung der Nebennierenextracte verschiedener Thiere schien ihm keine für diese Organe specifische zu sein, denn er konnte durchaus dieselbe Wirkung, wenngleich viel schwächer und langsamer, mit Extracten anderer Organe, wie Leber, Muskeln, Nieren und Gehirn, hervorrufen. Zwischen der Wirkung der Nebennierenextracte und derjenigen einiger anderer Organextracte wäre also nur ein quantitativer, aber kein qualitativer Unterschied vorhanden.

Diese Ansicht scheint indessen Pellacani (67) später beträchtlich modificirt zu haben. In einer 1883 zusammen mit Foà herausgegebenen Abhandlung heisst es nämlich: „tandis que l'extrait aqueux de capsules surrénales manifeste ses propriétés toxiques même lorsqu'il est employé a petites doses, l'extrait aqueux d'autres visceres n'était pas nuisible à la santé des animaux.“

Die nach Pellacani vorhandene Toxicität der Nebennierenextracte wurde schon 1880 von Ziino[1] nach Mattei (146) verneint, welcher die von Pellacani geschilderte Wirkung als durch Infection hervorgerufen auffasste. Dagegen führt Pellacani (170) mehrere Fälle an, in welchen er die Beobachtung gemacht hat, dass die krankhaften Symptome gleich nach der Injection auftraten und bis zum Tode anhielten, ohne dass man bei der Section Abscesse oder Bakterien nachzuweisen im Stande war.

Gegen die Auffassung Pellacani's trat bald auch Mattei (146) auf. Dieser Forscher meinte, dass nur den in den Extracten suspendirten Substanzen eine toxische Wirkung zuzuschreiben ist. Wurden diese durch sorgfältige Filtrirung mittels Thierkohle, Sandfiltra oder poröse Lehme ausgezogen, so hatten die Injectionen nur eine geringe Temperatursteigerung (bis $^1/_2$°) während der nächsten Tage zur Folge, verursachten aber nicht den Tod. Durch die am Filtrum zurückgebliebenen Substanzen wurde nach Mattei der Tod unter deutlichen Zeichen von Infection hervorgerufen, daher er glaubte, die Ursache des Todes nach Injection von Nebennierenextracten in den in den Körper

[1] Ziino, *Giorn. Internaz. di Sc. med., Napoli fasc.* 1880. Bd. III. Ref.

eingeführten unlöslichen Eiweissstoffen und der durch Decomposition derselben entstandenen Septicämie erblicken zu müssen (!).

Nach Mattei giebt es keinen Unterschied in der Wirkung der Organextracte verschiedener Thierarten.

Die wirksamen Substanzen der Nebennieren wurden 1883 von Foà und Pellacani (67) näher untersucht. Dieselben kamen zu dem Schlusse, dass die Nebennieren eine giftige Substanz enthalten, welche nicht mit dem Fibrinferment identisch ist, und welche bei Injection Agitation, motorische und sensible Erlahmung und zuletzt den Tod in Folge Lähmung des verlängerten Markes hervorruft. Nach Angabe der Autoren tödtete 1 g Alkoholextract in subcutaner Injection ein Kaninchen nach einer Stunde und einen Hund nach einem Tage. Das Extract wurde auf folgende Weise bereitet: Die zerschnittenen Nebennieren wurden eine kurze Zeit mit Wasser gekocht; die Flüssigkeit decantirt und abgedunstet; der Rückstand mit kaltem Alkohol ausgezogen. Nachdem das Filtrat abgedunstet war, wurde mit Wasser extrahirt. Diese Wasserlösung giebt nach Filtrirung und Eindampfung einen schwarzen Rückstand von eigenthümlichem Geruch und stark saurer Reaction. 1 g davon ist eine letale Dosis für einen Hund.

Das Vorhandensein einer giftigen Substanz in der normalen Nebenniere scheint Alexander (18) durch die Untersuchungen Foà's und Pellacani's nicht hinreichend erwiesen, denn — wie Alexander hervorhebt — es können bei Darstellung der Extracte die in denselben enthaltenen Substanzen leicht chemische Umsetzungen erleiden. In gleicher Richtung sprechen sich u. A. Alezais und Arnaud aus.

Ende der achtziger Jahre wurde wieder die hochgradige Toxicität des Nebennierenextractes von zwei italienischen Aerzten, Guarnieri und Marino-Zuco (86), hervorgehoben. Diese Forscher fanden, dass, wenn 1 ccm Wasserextract aus Rindernebennieren (10 Nebennieren in 60 ccm Wasser extrahirt) bei einem mittelgrossen Kaninchen eingespritzt wurde, das Kaninchen binnen Kurzem starb, dass dasselbe aber, wenn der Extract vorher mit einer Säure, z. B. Salzsäure, behandelt worden war, sogar bei Anwendung grösserer Dosen keine toxischen Symptome zeigte. Als wirksame Bestandtheile fanden diese Autoren in diesem Wasserextract Neurin und organische Phosphorverbindungen.

Bald nachdem die Einspritzung gemacht worden war, entwickelten sich paralytische Symptome. Die Thiere legten sich auf die Seite und reagirten wenig. Schliesslich stellte sich in den hinteren, seltener in den vorderen Extremitäten Paralysis ein und der Tod erfolgte dann durch Respirationslähmung.

Dieselben Phänomene zeigten sich bei Experimenten mit Fröschen. 3 mg Neurinphosphat riefen bei Fröschen den Tod innerhalb 14 bis 20 Minuten hervor; 1 mg hatte dieselbe charakteristische Giftwirkung und führte innerhalb 10 bis 20 Stunden zum Tode. Die Wirkung der Glycerinphosphorsäure war noch kräftiger, indem 0·0001 g genügten, um eine letale Vergiftung hervorzurufen.

Eine sehr giftige und namentlich curarisierende Wirkung des Neurins hatte Cervello (45) schon 1884 bei Versuchen an Fröschen, Kaninchen und Hunden nachgewiesen.

Albanese prüfte die verschiedene Giftwirkung des Neurins bei normalen und der Nebennieren beraubten Thieren. Eine Dosis von 0·5 mg, die sich bei normalen Thieren ohne Wirkung zeigte, rief bei Thieren, die der Nebennieren beraubt waren, schwere Vergiftungssymptome, ja sogar den Tod hervor. Während die letzte Dosis für normale Thiere 4 mg betrug, war sie für die der Nebennieren beraubten nur 1 mg. Die Kaninchen verhielten sich in ungefähr derselben Weise wie die Frösche. Albanese schloss hieraus, dass die Nebennieren das Neurin in irgend einer Weise zu einer weniger giftigen Substanz umbilden, seine Wirkung modificirend. Boinet (32) unterwarf diese Versuche einer Prüfung. Sowohl bei Fröschen, wie bei Mäusen studirte er die Einwirkung, welche eine doppelseitige Exstirpation der Nebennieren und Müdigkeit auf die Toxicität der Neurineinspritzungen haben, und er kam dabei zu dem Ergebniss, dass „le rôle antitoxique direct des capsules sur la neurine est assez limité. Il est bien moin accusé que l'action neutralisante exercée par ces organes sur l'atropine.“

Die hohe Toxicität des Neurins ist neuerdings von Joteiko (110) bestätigt worden. Derselbe fand, dass die letale Dosis für Frösche 1 mg beträgt. Wurde diese Dosis subcutan gegeben, so trat bald progressive Parese und nach 10 Minuten vollständige Paralysis auf. Zuckungen oder Convulsionen wurden nicht beobachtet. Nach 25 bis 30 Minuten hörte die Respiration auf und nach 2 bis 3 Stunden blieb das Herz in Diastole stehen. Durch Versuche mit Fröschen glaubt der Autor beim Neurin curarisirende Eigenschaften nachgewiesen zu haben: in kleinen Dosen angewendet lähmt es nur die Endapparate der motorischen Nerven, aber in grösseren Dosen angewendet auch die nervösen Centra.

Betreffs der Wirkungen des Neurins sagen Francesco Marino-Zuco und Sante Marino-Zuco (149) in ihrem Berichte über die von ihnen bei Thieren ausgeführten Versuche, mittels Einspritzungen von Neurin das Addison'sche Krankheitsbild hervorzurufen, dass Kaninchen, wenn man bei ihnen täglich in 2 Seancen 4 ccm einer 0·5 proc. Neurinlösung einspritzt, nach 6 bis 8 Tagen Vergiftungssymptome zeigen, die denjenigen ähneln, die bei Thieren, die der Nebennieren beraubt sind, entstehen.

Nach Supino (190) dagegen ist das Krankheitsbild, das sich bei Kaninchen nach der Injection von Neurin zeigt, sehr von demjenigen verschieden, das nach der Exstirpation der Nebennieren auftritt.

Eine nähere Erörterung der Frage von den physiologischen Wirkungen des Nebennierenextractes gaben erst um die Mitte der neunziger Jahre ungefähr gleichzeitig und von einander unabhängig einerseits Oliver und Schäfer (163) und andererseits Cybulski (53) und Szymonowicz (191). Sowohl diese Autoren, wie auch mehrere andere nach ihnen fanden constant, dass der Nebennierenextract eine kräftige, blutdrucksteigernde Wirkung ausübt.

Oliver und Schäfer wendeten hauptsächlich Extract aus den Nebennieren von Kälbern, aber auch von Schafen, Meerschweinchen, Katzen, Hunden und Menschen an. Sei es, dass Wasser-, Spiritus- oder Glycerinextract angewandt, oder dass der Extract durch Digestion aus frischer oder getrockneter Drüsensubstanz oder in der Form von Infusion oder Decoct hergestellt worden war, stets zeigten sich dieselben Wirkungen. Der Extract wurde stets sorgfältig filtrirt. Die wirksamen Bestandtheile desselben gingen nicht in absolut wasserfreien Alkohol oder Aether über. Ein kurzes Kochen hebt die Wirkung des Extractes nicht auf, was auch von Gluzinski (76) und Gourfein (79) bekräftigt worden ist. Auch verdünnte Säuren oder die Digestion durch Magensaft haben keine solche Wirkung auf den Extract. Dagegen üben Alkalien eine schwächende oder zerstörende Wirkung auf ihn aus. Hiervon scheint das Blut, als alkalisch, eine Ausnahme zu machen, da es nur eine geringe oder gar keine Tendenz zeigt, die wirksamen Bestandtheile des Extractes zu zerstören.

Bei ihren früheren Versuchen wendeten diese Autoren ein Wasserdecoct (1 Theil Nebenniere auf 6 Theile Wasser oder physiologische Kochsalzlösung), bei den späteren eine Lösung von 1 Theil Trockensubstanz auf 18 Theile desselben Lösungsmittels an. In einigen Fällen sind schwächere Lösungen (1 Theil getrocknete Drüsensubstanz auf 100 Theile Wasser und darüber) angewandt worden. Die Experimente sind hauptsächlich mit Hunden, aber auch mit Katzen, Ratten, Meerschweinchen und mit einem Affen ausgeführt worden. Als Betäubungsmittel wurden Chloroform und Morphin angewendet.

Die Extracte sind zumeist in intravenösen Injectionen gegeben worden. Schon eine Dosis von $1^1/_2$.^{mg} frischer Drüsensubstanz auf 1^{kg} des Körpergewichtes war hinreichend, um eine maximale Steigerung des

Blutdruckes hervorzurufen. Da diese Steigerung eintritt, auch wenn der Extract bei zerstörtem Nervensystem direct in das arterielle System eingeführt wird (beim Frosche), so beweist dieses, dass der Extract direct auf die Gefässmusculatur wirkt. Da der Extract zugleich auf die hemmenden Centra des Herzens wirkt, so tritt die Steigerung des Blutdruckes noch kräftiger auf, wenn die Nervi vagi abgeschnitten sind.

Grössere Dosen des Extractes rufen leicht Störungen in der Herzthätigkeit, Respiration und Körpertemperatur hervor. Beim Frosche trat eine bedeutende Herabsetzung der voluntären Muskelkraft ein. Zum Unterschied von der Curarevergiftung wurde diese Lähmung durch Einwirkung auf das centrale Nervensystem hervorgerufen.

In einem isolirten Froschherzen, das von physiologischer Kochsalzlösung durchströmt wird, ruft der Extract Anfangs spontane Contractionen, wenn solche sich nicht schon vorher gezeigt haben, und eine Acceleration des Rhythmus hervor. Bald werden die Contractionen regelmässig, und sind die Herzschläge vorher gruppenweise auf einander gefolgt, so verschwindet jetzt diese Gruppirung und der Rhythmus wird gleichförmig. Wird Extract bei einem schwach schlagenden Herzen angewendet, so nehmen die Contractionen an Stärke zu.

Die Einwirkung des Nebennierenextractes auf das Säugethierherz zeigte sich bei Oliver's und Schäfer's Versuchen, je nachdem die Vagi beibehalten waren oder nicht, wesentlich verschieden. War der eine der Vagi oder waren beide intact und das Versuchsthier nur mit Chloroform oder mit Chloroform und Morphin betäubt, so rief der Extract einen diastolischen Stillstand in der Thätigkeit der Herzvorhöfe hervor. Diesem Stillstand in der Thätigkeit der Vorhöfe ging eine Vermehrung der Schläge während einer kurzen Zeit voraus. Die Kammern fingen an langsamer als vorher zu schlagen.

Dass diese hemmende Wirkung des Extractes keine directe Wirkung auf das Herz ist, sondern in einer Reizung der Vagi ihren Grund hat, geht daraus hervor, dass diese Wirkung bei abgeschnittener Medulla obl., abgeschnittenen Vagi und bei Atropinvergiftung nicht nur gänzlich ausbleibt, sondern dass dann auch eine Vermehrung in der Stärke und der Frequenz der Herzschläge eintritt. Die Wirkung des Nebennierenextractes auf das Herz und das Gefässsystem, welche gefunden wurde, war viel kräftiger als z. B. die Wirkung von Digitalis und Ergotin.

Auch auf die Respiration wirkte der Extract ein, indem dieselbe kurze Zeit nach seiner Einspritzung vorübergehend oberflächlicher wurde.

Oliver und Schäfer studirten auch die Wirkungen des Nebennierenextractes auf die Skelettmuskeln. Beim Hunde und auch beim

Frosche fanden sie, dass der Muskel, welcher der Einwirkung des Nebennierenextractes unterworfen gewesen war, bei seiner Contraction eine normale Latenzzeit zeigte und dass auch die Höhe der Muskelcurve sich als ungefähr dieselbe wie bei einem gewöhnlichen Muskel erwies, dass die Curve aber verlängert war, d. h. dass der Muskel langsamer erschlaffte. Die Wirkung des Extractes auf die Muskeln war nicht mit der Wirkung der Müdigkeit, sondern eher mit derjenigen des Veratrins zu vergleichen, die bekanntlich in einer Verlangsamung der Wiederausdehnung des contrahirten Muskels besteht.

Der Extract übte seine Wirkung länger auf die Skelettmuskeln, als auf das Herz und die Gefässe aus. Die Verfasser nehmen deshalb an, dass die wirksame Substanz eine Zeit lang in den Muskeln abgelagert wird.

Da verschiedene Forscher, z. B. Guarnieri und Marino-Zuco (86) und Dubois (59, 60), dem Nebennierenextract paralysirende Eigenschaften zugeschrieben haben, dürfte hier hervorzuheben sein, dass Oliver und Schäfer bei ihren Versuchen nie eine curarisirende Einwirkung des Extractes beobachtet haben.

Die Skelettmuskeln reagirten durch ihre Nerven sogar kräftiger als vorher.

Eine Einwirkung des Nebennierenextractes auf secretorische Organe, wie die Glandula submaxillaris, liess sich nicht nachweisen.

Marino-Zuco's Annahme, dass der wirksame Bestandtheil des Nebennierenextractes Neurin sei, gab diesen Forschern Anlass, sowohl die Wirkung dieser Base, wie einiger ihrer Salze zu prüfen. Eine Wirkung, welche derjenigen des Nebennierenextractes glich, fanden sie indessen nicht. Mit diesen Stoffen wurde eher eine Senkung, als eine Steigerung des Blutdruckes hervorgerufen.

Cervello fand bei seinem Studium der physiologischen Wirkungen des Neurins eine gewisse, obschon im Verhältniss zu den angewandten Dosen nur unbedeutende Steigerung des Blutdruckes.

Die Wirkungen, welche das Neurin, wie dieser Forscher fand, auf die Drüsensecretion, das Herz und die Skelettmuskeln ausübt, weichen gänzlich von denjenigen ab, die Oliver und Schäfer mit dem Nebennierenextract erhalten haben.

Den wirksamen Bestandtheil des Nebennierenextractes betrachten Oliver und Schäfer als aus dem Marke herstammend und mit der zuerst von Vulpian (202) nachgewiesenen, für die Nebennieren specifischen Substanz identisch. Die Injection sogar grosser Dosen Extract aus der Rindensubstanz zeigte sich von keiner oder nur von unbedeutender Wirkung.

Ebensowenig beobachteten die Autoren eine den Blutdruck steigernde Wirkung, als sie in die Blutgefässe eines Hundes einen Extract spritzten, der aus den Nebennieren eines mit Morbus Addisonii in weit vorgeschrittenem Stadium behafteten Patienten erhalten worden war, bei dessen Section sich das Mark der Nebennieren käsig und die Rinde sclerosirt zeigte.

Das Resultat, welches Oliver's und Schäfer's Untersuchungen in Betreff der Eigenschaften und Wirkungen des Nebennierenextractes ergeben haben, wurde in allem Wesentlichen von Cybulski und Szymonowicz bekräftigt. Nur in einer Hinsicht wichen die Ansichten dieser Forscher von einander ab. Während Oliver und Schäfer der Ansicht waren, dass die Steigerung des Blutdruckes hauptsächlich durch eine periphere Gefässcontraction hervorgerufen wird, sahen Cybulski und Szymonowicz die vornehmlichste Ursache derselben in einer Reizung der vasomotorischen Centra im verlängerten Mark und im gewissen Grade auch im Rückenmark. Dieser letzteren Ansicht huldigt auch Gluzinsky. Szymonowicz will für seinen Theil einen gewissen Einfluss des Extractes auf die vasomotorischen Endverzweigungen, da er auch bei Thieren mit durchschnittenem und zerstörtem Rückenmark unter der Einwirkung desselben eine gewisse Steigerung des Blutdruckes gefunden hat, nicht verneinen.

Bei seinen Versuchen, die er sowohl mit normalen, wie mit den Nebennieren beraubten Thieren angestellt hat, fand Szymonowicz (a. a. O.), dass der Nebennierenextract beinahe stets eine Verlangsamung des Pulses, eine Steigerung des Blutdruckes und eine Schwächung der Respirationsbewegungen hervorruft.

Die Steigerung des Blutdruckes trat 5 bis 21 Secunden nach der Einspritzung des Extractes in das venöse System und unabhängig von seiner Menge und Concentration ein. Wenn wiederholt venöse Einspritzungen mit gleichen Mengen desselben Extractes gemacht wurden, traten die Wirkungen immer später ein. Eine Durchschneidung des Rückenmarkes hatte gleichfalls zur Folge, dass die Wirkungen des Extractes später, oftmals erst 37 bis 40 Secunden nach seiner Einspritzung, eintraten.

Nach Durchschneidung der N. Vagi stieg der Blutdruck, ähnlich wie nach Vergiftung mit Atropin, stets höher, als bei intacten Vagis.

Bis die Steigerung des Blutdruckes ihr Maximum erreicht hatte, dauerte es nach der Einspritzung des Extractes gewöhnlich 30 bis 60 Secunden. Im Uebrigen wurden hier grosse Wechselungen beobachtet.

Bei Einspritzung von Extract aus Mark und Rinde fand Szymonowicz (a. a. O.), dass die Steigerung des Blutdruckes eher eintrat und eher ihr Maximum erreichte, als wenn zu den Einspritzungen ausschliesslich Extract aus Mark angewendet wurde. Den wirksamen Bestandtheil des Nebennierenextractes sieht Cybulsky (a. a. O.) auf Grund des Verhaltens des Extractes bei der Dialyse, wo in den Dialysator eine Flüssigkeit überging, die in ihren Wirkungen vollständig mit dem Extracte selbst übereinstimmte, als ein Krystalloid an. Was die Toxicität anbelangt, so will Cybulski dem Extract nicht denselben Grad wie andere Forscher, z. B. — ausser den bereits genannten (Pellacani und Foà, Guanieri und Marino-Zuco) — Dubois, Gluzinsky und Gourfein, zuerkennen.[1] Cybulski (a. a. O.) fand

[1] Dubois arbeitete mit Rattennebennieren und fand, dass der Extract aus ihnen sehr giftig war. In kleinen Dosen eingespritzt, rief er nicht nur stets Stumpfheit und Paresis hervor, sondern er konnte unter paralytischen Symptomen auch den Tod verursachen. Die Toxicität dieses Extractes wechselte in Uebereinstimmung mit dem Futter, welches die Thiere erhielten, sehr. So wuchs dieselbe in mehreren Fällen, wo man den Thieren verdorbene Nahrung gegeben hatte, und nach der Einspritzung von Bouillonculturen verschiedener Arten von Bakterien erreichte sie, wenn die Thiere kurze Zeit nach der Einspritzung getödtet wurden, ihren Höhepunkt. Ebenso zeigte sich der Nebennierenextract von ermüdeten Thieren giftiger als von ausgeruhten.

In dem Vermögen der Thiere, den Extract zu vertragen, herrschte grosse individuelle Verschiedenheit.

Nach Dubois enthält der Nebennierenextract wenigstens zwei Substanzen: eine, die in 90-gradigem Spiritus unlöslich ist und allgemeine Gefässdilatation hervorruft, und eine, die sich in diesem Mittel leicht auflöst und ausgesprochene paralysirende Eigenschaften besitzt, die Herzthätigkeit schwächt und durch Asphyxie den Tod herbeiführt.

Gluzinsky (a. a. O.) fand, dass ziemlich concentrirter Wasserglycerinextract aus Nebennieren von Rindern, Kälbern, Schweinen, Hunden und Kaninchen eine in hohem Grade giftige Wirkung auf normale Thiere (Meerschweinchen, Kaninchen, Hunde) ausübt. Intravenöse Injectionen verursachten Lähmung und Gefühllosigkeit in den hinteren Extremitäten, gelinden Krampf in den vorderen, oft ausgeprägten Opisthotonus, accelerirte Respiration und Erweiterung der Pupillen; bei Dyspnoe und allgemeiner Lähmung starben die Thiere.

Subcutane Injectionen wirkten viel weniger giftig. Die Thiere wurden zwar krank und bekamen eine subnormale Temperatur, doch wurden sie, wenn die Dosen nicht zu gross gewesen waren, in welchem Falle in einigen Tagen der Tod eintrat, wieder gesund.

Zu etwas abweichenden Ergebnissen gelangte Gourfein, der die Wirkung des Nebennierenextractes von Rindern, Schafen und Kälbern untersuchte. Er unterschied im Glycerinextract, gleich Dubois, zwei Substanzen: eine in Alkohol lösliche und eine darin unlösliche. Die in Wasser lösliche ist wenig giftig, die in Alkohol lösliche hingegen besitzt stark giftige Eigenschaften. Bei Fröschen und Säugethieren ausgeführte subcutane Einspritzungen der in Alkohol

nämlich, dass 1 ccm einer gewöhnlichen 10 proc. Lösung des Extractes, in eine Vene eines Kaninchens eingespritzt, zwar bald den Tod des Thieres verursachte, dass nach einer 10- bis 20 maligen Verdünnung des Extractes aber viel grössere Mengen wirksamer Substanz als die in 1 ccm befindliche ohne Ungelegenheiten vertragen wurden. Die Thiere konnten nach und nach an sehr grosse Dosen gewöhnt werden.

Die Wirkung auf einmal eingespritzter grosser Dosen des Extractes beschreibt Cybulski (a. a. O.) wie folgt: „Die Athmung hört auf einmal auf; dem Aufhören der Athmung gesellen sich Krämpfe zu, manchmal allgemeiner Tetanus; diese Athmungspause macht aber den Eindruck einer Apnoe auf der Höhe der Inspiration.“

Nach der Injection von Nebennierenextract geht der wirksame Bestandtheil, wie Cybulski gefunden hat, in den Harn über.

Die passagere Natur, welche die Wirkungen des Nebennierenextractes auszeichnet, schreibt Cybulski einer im Organismus geschehenden Oxydation des wirksamen Bestandtheiles zu, der dadurch seine Toxicität verliert. Tritt ein Hinderniss für die Sauerstoffaufnahme, wie z. B. beim Ersticken, auf, so wird, meint Cybulski, die für die Nebennieren specifische Substanz im Blute angehäuft, wo sie dann ihre giftigen Eigenschaften entwickelt. Die Phänomene, die Cybulski nach der Injection von Nebennierenextract hat auftreten sehen, hat er in so vielen mit den von anderen Forschern (Konow und Stenbeck) studirten Symptomcomplexen bei Erstickung übereinstimmend gefunden, dass er die Toxicität des Blutes asphyktischer Thiere der Gegenwart dieser im Nebennierenextract befindlichen giftigen Substanz zuschreibt.

Der Streit, in den Oliver und Schäfer (a. a. O.) mit Cybulski und Szymonowicz (a. a. O.) über den Angriffspunkt für die den Blutdruck steigernde Wirkung des Nebennierenextractes geriethen, ist von späteren Forschern, Velich, Biedl (22, 23), Fränkel (69) und Gottlieb, zu Oliver's und Schäfer's Vortheil entschieden worden.

Biedl (a. a. O.) konnte bei Thieren mit zerstörter Medulla obl. durch intravenöse Injectionen des Nebennierenextractes eine halbe Stunde lang einen arteriellen Druck von 160 mm beibehalten. Nach Sectio bulbi und Exstirpation des Rückenmarkes sank der Druck bis auf 0,

---

löslichen Substanz riefen Respirationsbeschwerden, welche zunahmen, bis der Tod eintrat, Schwächung der Herzschläge und allgemeine Stumpfheit, aber keine Lähmung hervor. Die motorischen Nerven behielten ihre elektrische Reizbarkeit. Die Injectionen führten, wahrscheinlich durch Einwirkung auf das centrale Nervensystem, in kurzer Zeit den Tod herbei. Bei der Section liess sich nichts anderes als eine starke Lungencongestion constatiren. Der Extract zeigte eine sehr wechselnde Toxicität.

stieg aber nach neuen Injectionen wieder und war dann einige Zeit bei einer gewissen Höhe zu erhalten.

In Uebereinstimmung mit Szymonowicz (a. a. O.) fand Gottlieb (81), dass intravenöse Injectionen des Nebennierenextractes eine Steigerung des Blutdruckes, im Beginn der Steigerung eine Pulsretardation und nach Erreichung des Höhepunktes der Drucksteigerung eine Pulsacceleration hervorrufen.[1] Subcutane Injectionen zeigten sich beinahe ganz ohne Wirkung, und wurde der Extract per os gegeben, so war gar keine Wirkung zu bemerken.

Die Richtigkeit der Angabe früherer Forscher, dass der Nebennierenextract bei intensiver Injection den Blutdruck steigernde Wirkungen durch peripherische Reizung zeige, constatirte Gottlieb durch Versuche bei Thieren, die mit Chloral vergiftet waren, das bekanntlich eine Lähmung der Gefässcentra verursacht. Die Steigerung des Blutdruckes kam auch bei diesen Thieren zu Stande.

In Betreff der Art dieser peripherischen Reizung gelangte Gottlieb dagegen zu einer anderen Ansicht als seine Vorgänger.

Oliver und Schäfer sehen die Ursache der Blutdrucksteigerung hauptsächlich in einer peripherischen Gefässcontraction, aber auch in einer verstärkten Herzthätigkeit. Da Gottlieb bei seinen chloralisirten Thieren, bei denen die Gefässe ad maximum erweitert waren, fand, dass eine intravenöse Injection von Nebennierenextract eine bedeutende Drucksteigerung hervorrief, betrachtet er die „gesteigerte Herzthätigkeit" als die wichtigste Ursache derselben.

Die kräftige Einwirkung des Extractes auf das Herz hat der Verfasser durch folgende Experimente deutlich dargethan. Chloralisirte er seine Versuchsthiere so stark, dass das Herz nahe daran war, stehen zu bleiben, so konnte er durch eine Injection von Nebennierenextract einer drohenden Herzlähmung vorbeugen[2] und das Herz 20 bis 30 Minuten bei guter Thätigkeit erhalten. Wurde die Injection wiederholt, so konnten die Wirkungen des Chlorals Stunden lang zurückgedrängt und das Herz thätig erhalten werden. Der Extract zeigte in diesem Falle eine kräftigere Wirkung als die Kochsalztransfusion und die Digi-

---

[1] Gottlieb (81) wandte Wasserextract aus getrockneter Schweinenebenniere (1 : 10) an und führte seine Versuche bei Kaninchen aus.

[2] Eine ebenso günstige Wirkung beobachtete Mankowski (143) bei drohendem Chloroformtode. Er narkotisirte Hunde mit Chloroform, bis Herz- und Athmungsstillstand eintrat. 30 Secunden darnach wurden 1 bis 2 g eines 1 procentigen Nebennierenextractes intravenös mit günstiger Einwirkung auf Herzthätigkeit und Blutdruck injicirt.

talis. Ausserdem wurde durch denselben nicht, wie durch grosse Digitalisdosen, das Herz gelähmt.

Nachdem Gottlieb die frappante Einwirkung des Nebennierenextractes auf das Herz dargethan hatte, ging er in seinen Untersuchungen einen Schritt weiter, um zu entscheiden, wo im Herzen diese Einwirkung stattfindet, ob sie auf die Musculatur oder auf die Ganglien des Herzens gerichtet ist. Hierbei ging er von der von Stannius dargelegten Thatsache aus, dass bei einem Frosche durch Trennung der Herzkammer mittels einer Ligatur von den motorischen Ganglien im Sinus der ganglienfreie Theil der Kammer zum Stillstand, der auch nach Lösung der Ligatur fortdauert, gebracht wird, so dass auf jede Reizung der Herzspitze nur eine Contraction folgt. In einer solchen in Stillstand versetzten Herzkammer konnte nun Gottlieb durch Einspritzung einer geringen Menge Nebennierenextractes dieselbe Wirkung wie durch die sogenannte zweite Stannius'sche Ligatur, d. h. rhythmische Contractionen im Ventrikelreste, hervorrufen. Die elektrische Reizbarkeit der ganglienfreien Musculatur zeigte sich nach der Einspritzung etwas herabgesetzt, und eine mechanische Reizung der Herzspitze während des diastolischen Stillstandes rief mehrere Contractionen hervor.

Nach Anlage der zweiten Stannius'schen Ligatur steht die Herzkammer auch nach der Einspritzung von Nebennierenextract still, und jede mechanische Reizung der Herzspitze hat nur eine Contraction zur Folge.

Auf Grund dieser seiner Versuche ist Gottlieb der Ansicht, dass der wirksame Bestandtheil des Nebennierenextractes ein chemisches Reizmittel für die motorischen Ganglien der Herzkammer bildet.

Welcher Ansicht Gottlieb in Betreff der Frage von der Art der peripheren Wirkungen des Nebennierenextractes im Uebrigen zuneigt, geht deutlich aus seiner hier folgenden Aeusserung hervor: „. . . Wenn man mit der Mehrzahl der Autoren periphere Ganglien für die Gefässinnervation annimmt, so würde man zu einer einheitlichen Auffassung der ganzen Blutdruckwirkung gelangen; im Gegensatze zu der musculären Theorie von Oliver und Schäfer wäre die Blutdrucksteigerung dann zurückzuführen auf eine specifische Einwirkung des Giftes auf die Erregbarkeit intracardialer motorischer Ganglien und jener peripheren Gefässganglien, welche die Gefässweite beherrschen“.

Diese Gottlieb'sche Ansicht stimmt ja auch mit der neuerdings von Lauder Brunton und Tunnicliffe (41) in Betreff der Wirkung der Digitalis auf den Blutdruck ausgesprochenen überein.

Die Richtigkeit der Auffassung, dass das Nebennierenextract ein grosses Vermögen besitzt, die Herzthätigkeit zu steigern, ist weiter durch Hedbom's (97, 98) Untersuchungen am isolirten Säugethierherz nach Langendorff's Methode bestätigt worden.

Bei den hier dargestellten Untersuchungen über die Wirkungen des Nebennierenextractes sind, wie wir gesehen haben, unabhängig davon, von welcher Thierart der Extract herstammte, ziemlich übereinstimmende Ergebnisse erhalten worden. Neulich hat auch Langlois (125) die Mittheilung gemacht, dass er beim Hunde mit Extract aus den Nebennieren des Frosches bei venöser Injection ähnliche Veränderungen im Blutdruck wie mit Extract aus den Nebennieren des Meerschweinchens und des Pferdes erhalten habe. Nach Gürber (89) ist es ihm gelungen, nicht nur die in den Nebennieren enthaltene, blutdrucksteigernde, sondern auch eine den Blutdruck herabsetzende Substanz zu isoliren. Diese Substanz hatte eine mehr kurzdauernde Wirkung und war ein stärkeres Herzgift als jene. Die in den Nebennieren nach Gürber präformirt vorhandene blutdrucksenkende Substanz wird von der blutdruckerhöhenden im Allgemeinen übercompensirt. Wird indessen ein Wasserextract auf Nebennieren abgedunstet und bei mehr als 100° C. getrocknet, so soll nach dem Autor die Herabsetzung des Blutdruckes oft auftreten. Die gefässverengernden Eigenschaften, die dem Nebennierenextract zugeschrieben werden, sind auch etwas in der praktischen Medicin geprüft worden. So giebt ein amerikanischer Arzt, W. H. Bates, an, dass der Nebennierenextract eine kräftige, zusammenziehende Wirkung auf die Gefässe in der Conjunctiva ausübe. Die Richtigkeit dieser Angabe ist von Dor (57) und Königstein (118), welche dem Extracte ausserdem eine blutstillende Wirkung zuschreiben, constatirt.

Der zuerst von Pellacani (169) nachgewiesenen temperatursteigernden Eigenschaft der Nebennierenextracte hat in den letzten Jahren unseres Wissens nur Rouquès einige Aufmerksamkeit geschenkt. Bei drei mit Kaninchen angestellten Experimenten, wo Nebennierenextract ($^1/_3$ Nebenniere auf $^2/_3$ physiologische Kochsalzlösung) eingespritzt wurde, fand dieser Autor eine Steigerung der Temperatur um ungefähr 1° C.

Rouquès (182) fand auch bei einem Patienten mit Morbus Addisonii nach solchen Einspritzungen eine bedeutende Steigerung der Temperatur; da aber dieser Patient zugleich an Lungentuberculose litt, so äusserte er sich über die eigentliche Ursache dieser Steigerung sehr zurückhaltend.

Ueber die Allgemeinwirkung der Nebennierenextracte sind in den letzten Jahren Untersuchungen von Oliver und Schäfer, von

Wybauw (204) und vor Allem von Swale Vincent (199, 200) veröffentlicht worden.

Oliver und Schäfer injicirten ziemlich grosse Dosen Nebennierenextracte bei Hunden, Katzen und Meerschweinchen, ohne irgend einen deutlichen Effect zu erhalten. Bei Meerschweinchen und Hunden bewirkten grössere Extractmengen eine vorübergehende Störung der Pulsfrequenz, der Respiration und der Körpertemperatur (Abfall). Bei Kaninchen dagegen führten subcutane Injectionen grosser Dosen nach einer halben Stunde bis einem oder wenigen Tagen, im Allgemeinen unter Sinken der Temperatur, den Tod herbei. Die von Oliver und Schäfer und übrigens auch von Foà und Pellacani gefundenen späten Wirkungen der Extracte wurden von Vincent (a. a. O.) nie beobachtet. Bei Anwendung wirksamer Extracte sah er den Tod schon nach einigen Minuten eintreten. Vincent injicirte am häufigsten subcutan, aber auch in die Pleura- und Peritonealhöhle. Der von ihm angewendete Extract wurde hauptsächlich aus Nebennieren vom Schaf, aber auch vom Ochsen, vom Hunde, von der Katze und von dem Meerschweinchen, sowie theils aus frischer (mit oder ohne Kochen), theils aus trockener Substanz gewonnen. Vincent experimentirte mit folgenden Thieren:

1. Fröschen und Kröten. 0·5 ^{g} von einer frischen Drüse bewirkten eine bald nachlassende Paralyse. Bis 3 ^{g} wurden gegeben, ohne dass der Tod eintrat.

2. Ratten und Mäusen. 1·5 bis 3 ^{g} von einer frischen Drüse riefen eine frequente und oberflächliche Athmung und eine beschleunigte Herzthätigkeit hervor. Die Thiere laufen im Anfange in excitirtem Zustande umher, werden aber bald in den hinteren Extremitäten und dann auch in den vorderen paralytisch. Die Athmung wird langsamer und die Herzthätigkeit schwächer. Binnen Kurzem liegen die Thiere mit schlaffen Gliedern auf der Seite. Die Athmung wird unregelmässig und immer langsamer, und die Thiere sterben oft an Krampf. Bisweilen kommt ein reichlicher und mit Blut untermischter Harn vor. Die Defäcation geschieht häufiger als normal und die Temperatur sinkt vor dem Tode oft auf sehr niedrige Werthe. Injectionen in die Pleura- und Peritonealhöhle wirken, auch in kleiner Gabe, schneller.

3. Meerschweinchen. 6 ^{g} von einer frischen Drüse werden als eine letale Dosis angesehen. Diese Thiere zeigen in der Hauptsache dieselben Symptome wie die Ratten, nur mit dem Unterschiede, dass bei den Meerschweinchen Hämaturie häufiger vorkommt (aber nur bei Anwendung nicht völlig frischer Organe). Sehr oft wurde Blutung aus Mund und Nase beobachtet.

4. Kaninchen. Tödtliche Dosis sehr wechselnd. Die auftretenden Symptome weichen von den bei den Meerschweinchen vorkommenden in mehreren Hinsichten bedeutend ab. Die Thiere werden ruhig und schläfrig. Nach einiger Zeit stehen die Augen weit offen und die Pupillen sind erweitert. Zuerst werden die hinteren, dann auch die vorderen Extremitäten paralytisch. Bei Kaninchen sind niemals Hämaturie oder Blutungen aus Mund und Nase beobachtet worden.

Nach den Angaben Vincent's scheint bei den Versuchsthieren nach der Injection kleiner Extractmengen eine partielle Immunität für einige Wochen einzutreten.

Von Wybauw (a. a. O.) wird hervorgehoben, dass Extracte aus den Nebennieren von Meerschweinchen eine weniger toxische Wirkung als Extracte aus den Nebennieren anderer Thiere besitzen. Mit 2 ccm Extract (von nicht angegebener Stärke) aus Schafnebennieren tödtete Wybauw ein Meerschweinchen binnen 24 Stunden.

Injection von Nebennierenextracten, welche von Meerschweinchen herstammten, die mit Diphtherie inficirt waren, fand dieser Autor ohne Wirkung, und er erklärte dieses durch die Annahme, dass die Toxine degenerative Veränderungen in den Nebennieren hervorgerufen hatten, in Folge deren keine wirksamen Substanzen secernirt werden konnten.

Wie aus der obigen Darstellung hervorgeht, hat man betreffs der Wirkung der Nebennierenextracte hauptsächlich ihrer blutdrucksteigernden Eigenschaft seine Aufmerksamkeit gewidmet. Dass diese sonst sehr kräftige Wirkung von einer so passageren Natur ist, hat von Oliver und Schäfer, Cybulski und Langlois eine verschiedene Deutung erhalten. Oliver und Schäfer suchen die Erklärung in einer schnellen Dialyse der wirksamen Substanz durch die Gefässe. Cybulski (a. a. O.) wies freilich eine Ausscheidung derselben durch den Harn nach, glaubt aber, dass der wesentlichste Theil durch einen Oxydationsvorgang zerstört wird. Dieser Auffassung schliesst sich in der Hauptsache auch Langlois (126, 128) an. Mit verschiedenen oxydirenden Mitteln, wie Kalium hypermanganatum, Ozon, organische Oxydationsfermente, gelang es ihm, die Wirkung der Extracte zu vernichten. Dass auch im Organismus die Intensität und die Dauer der Extractwirkung von oxydativen Processen beeinflusst werden, hat Langlois (128) durch folgende Beobachtungen nachgewiesen. Wurde einer Schildkröte, deren Körpertemperatur zu 37° C. erhöht worden war, Nebennierenextract injicirt, ging die sonst, unter normalen Verhältnissen, bei diesem Thiere lange dauernde Wirkung schnell vorüber, während das im Blute eines zu 31° abgekühlten Hundes injicirte Extract sich bedeutend länger als normal beizubehalten vermag.

Auf Grund theils eigener, theils zusammen mit Athanasiu gemachter Untersuchungen ist Langlois (124) geneigt anzunehmen, dass die blutdrucksteigernde Substanz der Nebennierenextracte wenigstens theilweise in der Leber zerstört wird.

In Anbetracht der auf ziemlich zahlreiche experimentale Untersuchungen und klinische Beobachtungen gegründeten Annahme, dass die Nebennieren lebenswichtige Organe seien, bei deren Wegnahme oder Functionsaufhebung in kurzer Zeit der Tod eintritt, stellte sich bald die Frage dar, ob man nicht bei Thieren, die der Nebennieren beraubt sind, und bei Patienten mit Morbus Addisonii durch Nebennierenextract das Leben erhalten oder verlängern könne.

Abelous und Langlois machten 1891 in Soc. de biol. die Mittheilung, dass sie durch Wasserextract aus Nebennieren das Leben bei doppelseitig operirten Fröschen zu erhalten gesucht hatten, dass ihnen dieses aber nie für eine längere Zeit geglückt sei, was, wie sie annahmen, möglicherweise in der Schwierigkeit seinen Grund hatte, die kleinen Organe zu präpariren. Bei ihren im Mai 1892 veröffentlichten Versuchen mit Meerschweinchen waren diese beiden Autoren indessen zu einer anderen Ansicht gelangt, nämlich der, dass durch Einspritzung von Wasserextract gleich nach der Zerstörung der zweiten Nebenniere das Leben um ein paar Stunden und mehr verlängert werde, „prolongation qui pouvait atteindre le double de la survie moyenne“. Sie gaben auch an, dass die Einspritzung die Convulsionen zu unterdrücken vermochte, welche sich sonst vor dem Tode einzustellen pflegen. In einer noch späteren Mittheilung sagt Abelous, dass es ihm geglückt sei, der Nebennieren beraubte Frösche durch Einspritzung von Spiritusextract aus Hundenebennieren in den Stand zu setzen, die Operation mehr als 12 Tage zu überleben.

Ungefähr gleichzeitig mit den eben erwähnten Forschern theilte Brown-Séquard mit, dass er bei der Nebennieren beraubten Meerschweinchen, die beinahe todt waren, nach Einspritzung von Wasserextract aus Nebennieren eine bedeutende Verbesserung in ihrem Zustande beobachtet habe, und er giebt dabei seiner Verwunderung darüber Ausdruck, dass das Mittel nicht bei Morbus Addisonii angewendet worden war.

Es dauerte indessen nicht lange, bis dieses geschah. Die Ersten, welche diese Behandlungsmethode prakticirten, waren Abelous, Langlois und Charrin. Gegenwärtig finden sich in der Litteratur verschiedene Mittheilungen über Fälle von Morbus Addisonii, wo die Organtherapie (Opothérapie surrénale nach Landouzy) zur Anwendung gekommen ist. Man hat bald Extract nach Formeln, unter Anderen von Langlois und d'Arsonval aufgestellt, in subcutanen Einspritzungen oder in Kapseln (Sanson u. A.) und Tablettes, bald frische Nebennieren gegeben.

Die letztgenannte Methode wird von Dupaigne (62) empfohlen, welcher der Ansicht ist, dass man im Durchschnitt 1 bis 3 g per Tag geben und diese Behandlung lange Zeit, ja in infinitum fortsetzen muss.

In Hinsicht auf die Beobachtungen, welche Abelous in Betreff der Wirkung des Spiritusextractes gemacht hat, hebt Mahé (140) hervor, dass dieser Extract auch innerhalb der menschlichen Pathologie geprüft werden müsse.

Die Ergebnisse, die man mit der Organtherapie bei Morbus Addisonii erhalten hat, sind sehr verschieden.

Während unter Anderen Ringer und Phear, Parkinson und Murrell keine Einwirkung gesehen haben, sind gute Erfolge (Verbesserungen) u. A. von Maragliano, Dieulafoy, Osler (162), Dupaigne (a. a. O.), Béclère, Oliver, Rolleston, Pettit (162), Francis (68), Tonoli (195), Schilling (184) erhalten worden.

Nach Pettit sind Nebennieren vom Kalb und anderen jungen Thieren wirksamer und deshalb vor allen anderen anzuwenden.

Einen abweichenden Standpunkt betreffs der Berechtigung der Anwendung der Organtherapie bei Morbus Addisonii nimmt Dubois ein. Von seiner Ansicht ausgehend, dass die Nebennieren ganz wie die Leber unter Anderem die Aufgabe haben, im Organismus gebildete Toxine in sich aufzunehmen und sie umzubilden, betrachtet er es vollständig illusorisch, den Morbus Addisonii mit Nebennierenextract zu behandeln. Die zufälligen Verbesserungen im Zustande des Kranken, welche ein Theil der Autoren mit diesem Mittel erhalten haben, hätten nach seiner Meinung auch mit jedem anderen Organextract erhalten werden können.

In Betreff der Wirkungen des Nebennierenextractes können wir schliesslich erwähnen, dass ein Theil der Autoren, z. B. Huchard und Pantanetti, mit diesem Extract bei Neurasthenie und anderen Krankheiten, wo die Muskelkraft herabgesetzt gewesen ist, das Vermögen, mechanische Arbeit zu verrichten, erhöht haben.

Eine Frage, welche derjenigen von den therapeutischen Wirkungen des Nebennierenextractes nahe steht, ist die von der Bedeutung der „Greffe"-Behandlung.

Nachdem durch Untersuchungen von Schiff und Eiselsberg der Werth der Einimpfung von Gl. thyreoidea und von Minkowsky und Hédon die Wirkung der Pankreasgreffe festgestellt worden war, führte Abelous ähnliche Untersuchungen mit den Nebennieren des Frosches aus. Er kam dabei zu dem Resultat, dass eine vollständige Zerstörung beider Nebennieren beim Frosche den Tod nicht herbeiführt, sofern man vorher eine gelungene „Greffe“ einer Nebenniere gemacht hat, dass derselbe aber eintritt, sobald diese „Greffe“ entfernt wird.

Gourfein (80) fand, dass eine „Greffe“ das Leben der Nebennieren beraubter Thiere verlängerte und die krankhaften Symptome weniger hervortreten liess, vorausgesetzt, dass die eingeimpfte Nebenniere von derselben Art herstammte. Gourfein (a. a. O.) stützte sich auf folgende Experimente. Ein Stückchen Niere mit dazu gehöriger Nebenniere wurde in dem Rückenlymphsack eines Frosches implantirt. Am 6. Tage wurden die Nebennieren cauterisirt; die Thiere lebten 10 bis 23 Tage. In einer anderen Serie von Versuchen wurden die Nebennieren am 16. bis 20. Tage cauterisirt, wobei die Thiere bis zu 44 Tagen lebten. In sämmtlichen Fällen waren die „greffirten“ Organe atrophisch und entfärbt, aber adhärent bis an die Wand des Lymphsackes.

„Greffe“ von einer Meerschweinchennebenniere bei einem Frosche angewandt, verlängerte das Leben des Frosches nicht.

2. Chemismus der Nebenniere.

In naher Beziehung zum Studium der Extractwirkungen steht die Frage von den chemischen Bestandtheilen der Nebennieren. Da wir auch an anderen Stellen dieser Arbeit den Chemismus dieser Organe zu berühren Veranlassung haben, scheint es uns angemessen, hier eine Uebersicht des auf diesem Gebiete Ermittelten zu geben.

Von den chemischen Eigenschaften der Nebennieren sind es besonders zwei, die die Aufmerksamkeit der Forscher in höherem Grade auf sich gezogen haben. Es ist dies einerseits die Eigenschaft des Nebennierenmarkes, sich mit Eisenchlorid grün, mit Halogenen roth zu färben, andererseits der Reichthum der Nebennieren an Lecithin.

Die Farbenreactionen der Marksubstanz wurden zuerst von Vulpian (202) beschrieben. Der Saft des Nebennierenmarkes vieler Säuger, Vögel und Reptilien giebt seinen Angaben nach mit Eisenchlorid eine tiefgrüne und mit Ferrosalzen eine ähnliche Färbung, obschon langsamer. Halogene und Alkalien geben eine Rosa-Carminfärbung, die bei Anwendung einer grösseren Menge des Reagens zerstört wird. Durch Einwirkung von Luft und Licht wird dieselbe Färbung hervorgerufen. Die die Färbung verursachende Substanz ist in Wasser löslich, weniger in Alkohol, sehr bedeutend in Aether. Durch kurze

Kochung und durch die Einwirkung verdünnter Säuren wird sie nicht zerstört. Im Blute der Nebennierenvenen treten dieselben Reactionen auf, aber in keinem anderen Organe. Virchow (201) fand auch, dass Ferrisalze im Mark eine grüne oder graugrüne Färbung hervorrufen, die im Ueberschuss des Reagens verschwindet. Jodlösung giebt Rosafarbe. Die Färbung tritt nicht in den morphologischen Elementen, sondern im Intercellularsaft hervor.

Nach Arnold (19) nimmt der wässerige Auszug der Rindennebenniere nach kurzer Zeit eine intensiv rothe Farbe an und bildet nach 24-stündigem Stehen zwei Schichten, eine untere braunrothe und eine obere schwarze. Zieht man mit 85-proc. Alkohol die Nebennieren aus, so erhält man eine gelbgefärbte Flüssigkeit, die sich binnen einiger Wochen roth färbt. Durch die Einwirkung von Luft, Licht und Wärme oder durch Zusatz von Ammoniak wird diese Rothfärbung beschleunigt. Eine Isolirung des Farbstoffes suchte Arnold durch Fällung mit Bleiacetat und Ammoniak in der alkoholischen Lösung zu Stande zu bringen. Der so erhaltene fleischfarbene Niederschlag, der sich bei Berührung mit der Luft dunkelgrün färbt, wurde gewaschen, getrocknet und in Alkohol fein zertheilt. Nach Zerlegung mit Oxalsäure wurde das rothbraun gefärbte, fluorescirende[1] Filtrat mit Ammoniak versetzt und das Ammoniumoxalat wegfiltrirt. Nach Abdampfung der Flüssigkeit und Extrahiren des Rückstandes mit absolutem Alkohol erhielt er aufs Neue eine rothbraune Flüssigkeit, aus welcher sich der Farbstoff bei rascher Verdunstung in Form dunkelrother, öliger Tropfen, bei langsamer als rothe, polygonale Körper mit abgestumpften Ecken ausschied. Die eingetrocknete Substanz war in Wasser und Alkohol löslich, in Aether, Chloroform und Schwefelkohlenstoff unlöslich.

Henle (95) machte 1865 die Beobachtung, dass sich die Markzellen mit Chromsäure oder deren Salzen braun färben.

Holm (104) behandelte eingedickten Alkoholauszug der Nebennieren durch Fällung nach einander mit neutralem und basischem Bleiacetat und dann durch Kochen mit Kupferacetat, wodurch er eine purpurfarbene Flüssigkeit erhielt, aus welcher sich beim Eindunsten ein Farbstoff als eine violette Haut abschied. Dieser Farbstoff war in verdünnten Säuren löslich, unlöslich dagegen in Alkohol, Aether, Chloroform, Benzol und Schwefelwasserstoff. Aus den Säurelösungen fiel bei Zusatz von Ammoniak der Farbstoff als violette Flocken aus. Holm (a. a. O.) spricht die Ansicht aus, dass sich in den Nebennieren ein Chromogen befindet, das bei Oxydation zum Farbstoff wird.

[1] Die Fluorescenz wird von Krukenberg (120) verneint.

Neue Aufschlüsse über die Natur der dem Nebennierenmarke eigenthümlichen Substanz wurden durch die Untersuchungen Krukenberg's (a. a. O.) erhalten, welcher als Ursache der $FeCl_3$-Reaction Brenzkatechin ansah, eine Ansicht, die den meisten späteren Untersuchungen über die Natur der specifischen chemischen Bestandtheile des Nebennierenmarkes ihre Richtung angewiesen hat.

Zuerst stellte Krukenberg (a. a. O.) fest, dass die durch Licht, Luft, Wärme, Halogene, Ag- und Hg-Salze im Wasserauszug der Nebennieren hervorgerufenen rothen Färbungen nicht durch einen und denselben, vielleicht durch Oxydation eines farblosen Chromogens entstandenen Farbstoff bedingt werden, sondern dass hier verschiedene rothe Farbstoffe vorhanden sind, welche er, nach den spectralanalytischen Reactionen urtheilend, als durch Substituirung an derselben chromogenen Gruppe eines und desselben Chromogens entstanden anzusehen geneigt ist. Durch Elementaranalyse des nach der Methode Arnold's dargestellten rothen Farbstoffes gelangt er zu der Ansicht, dass dieser Farbstoff eine nicht flüchtige, schwefelfreie, eisen- und stickstoffhaltige organische Säure ist.

Während die oben genannten Reagentien dem Nebennierenextract eine rothe Färbung geben, erhält man mit Eisenchlorid eine blaugrüne Färbung desselben, die nach Zusatz von Alkali ins Violettroth umschlägt. Wird nach Zusatz von Ammoniak genau mit Essigsäure neutralisirt, so giebt die rothe Farbe wieder einem grünen Farbentone Platz. Ansäuerung der blaugrünen Lösung verändert die Farbe zu Gelb oder Roth. Der grüne Farbstoff wird von Chloroform, Benzol, Aethyl- oder Amylalkohol nicht aufgenommen. Diese Reactionen, welche mit denen des Brenzkatechins übereinstimmen, veranlassten diesen Forscher, das Vorhandensein dieses Körpers in der Nebenniere anzunehmen, eine Annahme, deren Richtigkeit durch die Eigenschaft des Nebennierenextractes, auf Silbernitrat in der Kälte und auf Knapp'sche Lösung beim Kochen reducirend einzuwirken, bestätigt wird. Nur in zwei Punkten weichen die Reactionen des Nebennierenextractes von denen des Brenzkatechins ab: Mit wässerigem Chlorkalk und Kaliumbichromat giebt Brenzkatechin eine schwarze Färbung und einen schwarzen Niederschlag, Nebennierenextract aber nur eine braune Färbung; Goldchlorid wird von Brenzkatechin schon in Kälte reducirt, von Nebennierenextract kaum beim Kochen. Zusatz von Nebennierenextract zu Brenzkatechin hebt aber diese Reactionen auch bei diesem Körper auf, weshalb Krukenberg diesen Verschiedenheiten keine grössere Bedeutung beilegt.

Mit Rücksicht auf die von ihm nachgewiesenen zahlreichen Beziehungen zwischen den rothen und den grünen Farbstoffen im Nebennierenextract ist Krukenberg geneigt, auch die rothen Farbstoffe als Brenzkatechinderivate anzusehen.

Unter den späteren Forschern hat Mühlmann (158) durch Kochen mit Salzsäure aus dem Nebennierenextracte in Aether lösliches Brenzkatechin dargestellt. Gürber (89) und Fürth (74), welche diese Angaben geprüft haben, verneinen die Richtigkeit derselben aber bestimmt. Mühlmann (158) vermuthet, dass das Brenzkatechin in der Nebenniere an eine Säure gebunden vorkommt. Den übrigen Autoren, welche den Chemismus der Nebennieren untersucht haben, ist es nicht gelungen, in ihnen Brenzkatechin zu finden, doch nehmen sie mit Ausnahme von Abel und Crawford (1) alle ein Orthodioxybenzolderivat in der Nebenniere an.

Es wird von diesen neueren Untersuchern auch die Frage von der chemischen Natur der von Oliver und Schäfer entdeckten blutdrucksteigernden Substanz der Nebenniere behandelt.

Fränkel (70) suchte diese Substanz durch folgende Procedur zu isoliren. Wässerige oder alkoholische Extracte wurden zu einem Syrup eingedunstet und darnach in Wasser oder Alkohol wieder aufgelöst. Dann wurde nochmals abgedunstet, der Rückstand in kochenden absoluten Alkohol aufgenommen, nach dem Erkalten filtrirt und die Lösung mit dem gleichen Volumen Aceton versetzt und filtrirt. Nach wiederholter Abdunstung und Lösung in Alkohol wurde mit Aether gefällt, wodurch Fränkel eine syrupöse Substanz erhielt, welche sowohl die Farbenreactionen, als die blutdrucksteigernde Wirkung des Nebennierenextractes zeigte. Diese Substanz, von ihm Sphygmogenin genannt, hält Fränkel für einen stickstoffhaltigen Körper der Orthodioxylbenzolreihe. Vom Brenzkatechin unterscheidet sie sich durch Unlöslichkeit in Aether und durch das Verhalten zu Kalkwasser, mit welchem sie sich rosa färbt, während Brenzkatechin damit eine Grünfärbung zeigt.

Ueber die Eigenschaften der blutdrucksteigernden Substanz giebt Moore (154, 155) Folgendes an.

Diese Substanz wird aus dem Wasserextracte nicht durch 10 Vol. Alkohol gefällt. Kochen, Alkalien oder Säuren zerstören sie bei kurzer Einwirkung nicht. Kochen während 3 bis 4 Stunden und die Einwirkung verdünnter Alkalien bei einer Temperatur von 40° während derselben Zeit zerstören sie, aber Säuren auch in 10 proc. Lösung greifen sie nicht an. Beim Eindunsten des Wasserextractes bei 70° erhält man eine in Wärme wachsige, in Kälte brüchige, braune, nicht flüchtige, leicht dialysirbare[1] Substanz, die physiologisch activ ist. Dieselbe ist in Wasser löslich, in Alkohol, Aether, Chloroform, Schwefelkohlenstoff, Amylalkohol, Benzin und Ligroin unlöslich. Sie wird aus der Lösung nicht durch Sättigung mit Magnesiumsulphat gefällt, giebt keine Fällung mit Quecksilberchlorid, Platinchlorid, Kaliumquecksilberjodid und Tannin oder mit Phenylhydrazin. Silbernitrat giebt einen Niederschlag, der sich unmittelbar schwarz färbt. Mit Fehling's Flüssigkeit erhält man keine Reduction, mit Phosphor und Wolframsäure eine grüne Farbe und ein blaues Präcipitat. Durch Oxydation wird die wirksame Substanz schnell zerstört, ebenso das Chromogen. Der Nebennierenextract zeigt sich am kräftigsten wirksam, wenn die Farbenreactionen stark sind. Mit der Abnahme der Farbenreactionen geht das Verschwinden der physiologischen Wirkung Hand in Hand. Moore schliesst aus diesen Verhältnissen, dass das Chromogen und die physiologisch wirksame Substanz mit einander nahe verbunden sind. Identisch sind sie aber nicht, was daraus hervorgeht, dass man durch längere Einwirkung von Alkohol, besonders in der Wärme, die blutdrucksteigernde Substanz zerstören kann, während das Chromogen bestehen bleibt. Behandelt man Nebennieren ein paar Wochen mit Alkohol, so zeigt sich darnach der Wasserauszug derselben physiologisch unwirksam und enthält nur Spuren von Chromogen. Der Alkoholextract ist ebenfalls physiologisch unwirksam, enthält aber grosse Mengen Chromogen.

Um über die Natur des Chromogens einige Aufschlüsse zu erhalten, stellt Moore Vergleichungen mit den Derivaten der Orthodioxybenzolreihe an. Alle diese Derivate, die Salze gewisser Säuren (z. B. diejenigen der Protocatechusäure) und einige mehr complexe, der Gruppe der Gerbsäure angehörige Vereinigungen ausgenommen, unterscheiden sich vom Nebennierenchromogen durch ihre Löslichkeit in Aether. Die erstgenannten Körper geben aber, mit Mineralsäuren behandelt, die in Aether lösliche freie Säure, was das Nebennierenchromogen nicht thut. Moore vermuthet darum, dass das Nebennierenchromogen zu den gerbsäureartigen Verbindungen gehört, von denen einige (wie die Kaffeegerbsäure) mit $FeCl_3$ eine grüne Farbe geben und ein zur Orthodioxybenzolreihe gehörendes Radical enthalten. Das andere Radical soll die blutdrucksteigernde Substanz darstellen. Was diese betrifft, so spricht Moore die Ansicht aus, dass sie ein Pyridinderivat darstellt, welche Ansicht er damit begründet, dass man bei vorsichtiger Schmelzung der nach der Methode Arnold's erhaltenen Substanz mit Kali

[1] Die leichte Dialysirbarkeit der blutdrucksteigernden Substanz ist schon vorher von Cybulski (a. a. O.) beobachtet worden.

den Geruch des Pyridins erhält. Die Elementaranalyse Krukenberg's scheint ihm auch für die Richtigkeit seiner Ansicht zu sprechen. Die Orthodioxybenzolderivate, von denen er viele geprüft hat, üben auf den Blutdruck keine Wirkung aus, während er das Piperidin sehr blutdruckerhöhend gefunden hat.

Abel und Crawford (1) haben die physiologisch wirksame Substanz als Benzoylvereinigung durch Behandlung des schwefelsauren Nebennierenextractes mit Benzoylchlorid und Natriumhydrat nach der Methode Baumann-Schotten's isolirt. Nach wiederholter Auflösung der erhaltenen hellgelben, klebrigen Substanz in Alkohol und Aether und Kochen mit Thierkohle erhielten sie ein krystallinisches, in Wasser, Alkalien und verdünnten Säuren unlösliches, aber in Alkohol, Aether, Eisessig und conc. Schwefelsäure lösliches Präparat, das alle Reactionen des Nebennierenextractes gab. Um dieses Präparat zu reinigen, wurde es in Eisessig aufgelöst und mit conc. Schwefelsäure gekocht, wodurch sie nach Abdunstung der Essigsäure und Entfernung der H_2SO_4 mit Bleicarbonat eine Schwefelsäureverbindung erhielten, die noch alle Reactionen des Nebennierenextractes zeigte. Wird die Lösung dieser Substanz mit Natriumhydrat alkalisch gemacht, so spaltet sie eine flüchtige, in Aether lösliche Base, deren Geruch an Coniin erinnert, ab und fällt einen rothen Farbstoff in Flocken aus. Nach Entfernung dieser beiden Körper stellt sich die so erhaltene Schwefelsäureverbindung der wirksamen Substanz der Nebenniere als eine hygroskopische, strohgelbe Masse dar, die eine Tendenz zur krystallinischen Form zeigt. Sie ist in Wasser und schwachem Spiritus löslich, unlöslich in absolutem Alkohol, Aether, Ligroin, Aceton und Chloroform. Bei Erhitzung mit Alkali nimmt sie eine braune Farbe an und spaltet Ammoniak ab. Sie giebt die Rothfärbung mit Halogenen nicht und mit Eisenchlorid eine purpurne Farbe, die mit Weinsäure und Alkali roth wird. Sie reducirt Silbernitrat, aber nicht Fehling's Flüssigkeit. Sie zeigt sich bei physiologischen Versuchen als kräftig blutdrucksteigernd. Abel und Crawford sehen diese Substanz als ein Pyrrolderivat an. Pyrocatechin haben sie aus ihr nicht darstellen können.

v. Fürth hat durch trockene Destillation aus der Nebenniere eine Substanz erhalten, die von Aether sowohl aus saurer, wie aus alkalischer Lösung aufgenommen wird und die dieselbe Eisenreaction wie das Brenzcatechin giebt.

Durch Fällung des alkoholischen Nebennierenextractes mit Bleiacetat und Ammoniak und Zersetzung der Bleiverbindung mit Schwefelwasserstoff erhielt Fürth die eisengrüne Substanz in Mischung mit Inosit. Durch Fällung mit Aether aus alkoholischer Lösung von

Inosit befreit und im Vacuum getrocknet, zeigte sich diese Substanz als eine rothbraune bröcklige Masse, die physiologisch wirksam war. Sie löst sich mit saurer Reaction in Wasser, ist in absolutem Alkohol und Aceton schwer löslich und in Aether, Chloroform u. s. w. unlöslich. Sie ist sehr leicht oxydabel, besonders in der Wärme, verträgt aber beim Ausschluss der Luft langdauerndes Kochen. Sie wird von Alkalien zerstört, ist aber gegen Säuren relativ widerstandsfähig. In Fehling'scher Lösung erzeugt sie keine Reduction, wogegen sie ammoniakalische Silberlösung reducirt und mit Kaliumbichromat eine braunschwarze Färbung giebt, die durch Wärme und Zusatz von Schwefelsäure befördert wird.

Durch Reduction der oxydirten eisengrünen Substanz mit Zink oder Magnesium in saurer Lösung hat Fürth eine sehr haltbare Substanz erhalten, die mit Eisenchlorid eine Grünfärbung giebt, welche Färbung sich aber nicht wie die der nativen Substanz spontan oder durch Kochen verändert. Bei Zusatz von Ammoniak geht die grüne Farbe in Purpurviolett über, aber durch Ansäuern mit Essigsäure wird sie wieder hervorgerufen, was bei dem unveränderten Nebennierenextracte niemals gelingt. Diese Substanz ist wie die ursprüngliche in Aether unlöslich und scheint stickstoffhaltig zu sein. Sie ist dagegen in Alkoholäther löslich und giebt mit Ferrosulfat eine Rothfärbung. Sie wird durch Kochen mit rauchender Salzsäure und Zink nicht zerstört und liefert bei Kalischmelzung kein Pyrocatechin. Nach Untersuchungen von Gottlieb (a. a. O.) ist ihre physiologische Wirkung „eine sehr ausgesprochene und nachhaltige".

Betreffs des Lecithingehaltes der Nebennieren ist zu erwähnen, dass schon Virchow (a. a. O.) das Vorkommen von zahlreichen Myelinformen in frischen Präparaten aus dem Nebennierenmark beschrieben hat. Quantitative Bestimmungen des Lecithingehaltes dieses Organes sind nur von Alexander (18) veröffentlicht worden. Bei einem Pferde fand derselbe in der Nebenniere 4·2973 Proc. Lecithin, bei zwei 3-jährigen Rindern im Mark 4·51 Procent, in der Rinde 2·40 Procent. Es haben also nach ihm die Nebennieren einen Lecithingehalt, der demjenigen des centralen Nervensystems gleich kommt.

II. Eigene Untersuchungen.

An drei nebennierenlosen Katzen haben wir die Wirkung der subcutanen Injectionen von Nebennierenextract in verschiedenen Stadien des prämortalen Temperaturfalles studirt (Katze Nr. 49, 50, 51).

Der Extract bewirkt bei diesen Thieren eine schnelle Steigerung der Temperatur, die (Katze Nr. 49) um 3° hinaufgehen kann. Die Temperaturerhöhung dauert aber nur einige Stunden, dann tritt die Senkung wieder ein. Durch wiederholte Injectionen lassen sich neue Erhöhungen erhalten, doch stets kleinere als die vorhergehenden, und schliesslich versagt die Wirkung des Extractes ganz, die Temperatur geht continuirlich nach unten und der unvermeidliche Tod tritt in gewöhnlicher Weise ein. Durch wiederholte Extractinjectionen haben wir jedoch, wie eine Vergleichung der Temperaturcurven der Katzen Nr. 49 und 50 mit den Curven nicht mit Extract behandelter Thiere deutlich zeigt, eine Verlängerung des Lebens um ca. 24 Stunden bei den nebennierenlosen Katzen erreicht.

Auf das Allgemeinbefinden der Thiere üben die Extractinjectionen eine bedeutende Wirkung aus. Die Thiere werden nach denselben lebhafter, die Schwäche und Unsicherheit ihrer Bewegungen werden vermindert, und sie springen mit erheblich grösserer Kraft. Wie die Einwirkung auf die Temperatur, schwinden auch diese Wirkungen schliesslich nach wiederholten Injectionen.

In drei Fällen, bei einer Katze (Nr. 38) und bei zwei Kaninchen (Nr. 18 und 19) haben wir Nebennieren-Greffe ausgeführt, aber ohne Erfolg. In allen Fällen wurde die in der ersten Sitzung entfernte Nebenniere in der langen Rückenmusculatur unter der Aponeurosis lumbodorsalis implantirt. Die Katze überlebte die Abtragung der zweiten Nebenniere nicht länger als unsere anderen, als Controlthiere dienenden Katzen, welche beiderseitige Nebennierenexstirpation in zwei Sitzungen durchgemacht hatten. Bei der Section war von der implantirten Nebenniere nichts zu sehen. Die greffirten Kaninchen lebten freilich mehrere Monate nach beiderseitiger totaler Exstirpation; auf gleiche Weise verhielt sich aber auch ein Controlthier, an welchem keine Greffe gemacht worden war. Die an Kaninchen implantirten Nebennieren zeigten sich bei der Section als nekrotische Fragmente.

„Greffe“ von Nebennieren scheint also für die Lebenserhaltung der Thiere ohne Bedeutung zu sein.

Versuch Nr. 1. Schwarz und weisses Kaninchen, männlich.

Tag	Zeit	Körpergewicht	Rectaltemp.	Pulsfrequenz	Respirat.-frequenz	Bemerkungen
1898		g				Intravenöse Injection v. 1 ccm Glycerinwasserextract aus Kalbs-Nebennieren (1:10).
8. Febr.	7h 40' Nachm.	1650	39·3	176	—	
	7 55 „	—	39·2	—	—	
	8 30 „	—	39·6	—	—	
	10 45 „	—	38·5	—	—	

Tag	Zeit	Körper-gewicht	Rectal-temp.	Puls-frequenz	Respirat.-frequenz	Bemerkungen
1898		g				
9. Febr.	2h Vorm.	—	37·2	—	—	
	4h 45′ „	—	37·6	—	—	
10. „	9 30 Nachm.	1665	38·9	—	—	Intravenöse Injection v. 1 ccm Kaninchen-Nebennieren-extract (1:15 phys. Kochsalzlösung).[1]
15. „	4 „	1650	39·9	—	—	
	4 15 „	—	40·2	—	—	
	7 30 „	—	41·0	—	—	
16. „	11 55 Vorm.	1550	40·5	200	76	
	10 Nachm.	—	39·9	—	—	Intravenöse Injection von 1 ccm Schweine-Nebennieren-extract (1:3 phys. Kochsalz-lösung).
17. „	6 20 „	—	39·9	—	—	
	6 23 „	—	—	—	—	Das Thier liegt mit ausgestreckten Extremitäten da, heftig athmend.
	6 35 „	—	39·7	144	128	
	6 55 „	—	39·6	140	86	
	7 35 „	—	39·3	140	82	
	8 15 „	—	39·1	168	100	
	9 20 „	—	38·5	204	72	
18. „	3 30 Vorm.	—	37·3	176	90	
	7 10 Nachm.	—	38·4	200	80	
19. „	4 30 „	1480	35·1	152	54	
	8 10 „	—	29·5	—	—	Das Thier liegt in Agone.

Section. An einer kleinen Partie des Blinddarmes trifft man eine geringe, fibrinöse, leicht abziehbare Belegung. Die Bauchorgane ziemlich stark blutgefüllt. Der sehr ausgespannte, mit einem übelriechenden Inhalt gefüllte Magen zeigt, ausser in der Umgebung der Curvatura min., der Cardia und des Pylorus, welche Partien von normalem Aussehen sind, eine dunkelrothe Farbe und an der vorderen Wand ein nur wenig ausgedehntes subseröses Emphysem. Entsprechend den missgefärbten Theilen ist die Magenwand verdickt, die Schleimhaut abgestossen und überall eine nekrotische Belegung zu finden. Der Rand der an den normalen Partien zurückgebliebenen Schleimhaut ist gezackt und theilweise abgehoben.

An der Oberfläche und im Inneren der Leber kleinere und grössere, grauweisse, nekrotische Herde.

In der Milz und in den Nieren gelbgraue, infarctähnliche Partien.

Die Nebennieren nicht unbedeutend vergrössert, hochgradig hyperämisch.

Culturen aus der Milz und dem Herzen zeigen Staphylokokken.

[1] Wo von physiologischer Kochsalzlösung gesprochen wird, ist diese mit 0·9 Procent identisch. Siehe Hedin, *Skand. Archiv f. Physiologie.* Bd. V.

Versuch Nr. 2. Weisses Kaninchen, männlich.

Tag	Zeit	Körpergewicht	Rectaltemp.	Pulsfrequenz	Respirat.-frequenz	Bemerkungen
1898		g				
11. Febr.	$4^h 30'$ Nachm.	1460	38·7	—	—	Intravenöse Injection v. 1 ccm Kaninchen-Nebennierenextract (1:15 phys. NaCl-Lös.).
	4 50 „	—	39·8	—	—	
	7 45 „	—	41·0	248	98	
	9 30 „	—	40·0	216	168	
12. „	2 20 „	—	39·3	160	—	
	6 „	—	38·8	—	—	
14. „	7 „	1575	39·7	—	—	Intravenöse Injection von 2 ccm Kaninchen-Nebennierenextract (1 : 15 phys. Kochsalzlösung).
15. „	1 20 „	1570	39·5	—	—	
	1 50 „	—	40·6	—	—	
	2 50 „	—	40·8	—	—	
	3 45 „	—	40·9	200	90	
	7 30 „	—	40·2	—	—	
16. „	11 55 Vorm.	1460	40·9	200	106	
	10 Nachm.	—	40·2	—	—	Intravenöse Injection v. 1 ccm Schweine-Nebennierenextract (1:3 phys. Kochsalzl.).
17. „	6 30 „	—	39·3	—	—	
	6 34 „	—	—	—	—	Agitation. Prostration. Dyspnoe.
	6 45 „	—	39·3	216	106	
	7 5 „	—	38·0	208	90	
	7 40 „	—	37·9	200	88	
	8 15 „	—	39·1	200	120	
	9 15 „	—	39·8	220	84	
18. „	3 40 Vorm.	—	38·5	176	76	
	7 15 Nachm.	—	39·5	180	116	
19. „	4 15 „	1360	39·7	220	120	
20. „	7 15 „	1310	39·7	—	—	Intravenöse Injection v. 1 ccm Meerschweinchen-Nebennierenextract (1:2 phys. Kochsalzlösung).
21. „	4 30 „	1340	39·5	212	128	
	5 „	—	39·9	—	—	
	8 „	—	39·6	—	—	
22. „	7 40 „	1350	39·8	—	—	
24. „	1 10 „	1350	39·4	—	—	
	4 20 „	—	39·6	—	—	Intravenöse Injection v. 2 ccm Meerschweinchen-Nebennierenextract (1:15 phys. Kochsalzlösung).
	4 35 „	—	39·6	—	—	
	7 „	—	40·9	190	102	
25. „	3 30 Vorm.	—	39·2	204	112	
	7 30 Nachm.	—	39·7	—	—	Subcutane Injection v. 8 ccm Kaninchen-Nebennierenextract (1:25 phys. Kochsalzlösung).
	10 „	—	39·0	208	168	
26. „	3 Vorm.	—	40·9	228	116	
	1 50 Nachm.	1340	40·7	200	168	
27. „	12 30 „	1340	39·5	204	152	

Tag	Zeit	Körpergewicht	Rectal-temp.	Puls-frequenz	Respirat.-frequenz	Bemerkungen
1898		g				
28. Febr.	1h 50′ Nachm.	—	39·4	196	96	Subcutane Injection v. 5 ccm Ochsen-Nebennierenextract (1:3 phys. Kochsalzlösung).
	2 10 „	—	39·4	—	—	
	2 35 „	—	38·0	216	136	Unregelmässige Herzthätigkeit. Dypsnoe. Aus Mund und Nase kommt eine nicht unbedeutende Menge einer feinschaumigen, hellrothen Flüssigkeit hervor.
	3 40 „	—	37·5	208	176	
	7 15 „	—	35·4	136	176	
	7 35 „	—	—	100	—	
	8 5 „	—	34·2	172	168	
	8 45 „	—	34·6	208	192	
	11 45 „	—	37·7	200	188	
1. März	11 45 Vorm.	—	40·5	220	128	
	4 15 Nachm.	—	40·3	—	—	
	7 45 „	—	40·1	224	116	
2. „	2 50 Vorm.	—	40·0	—	—	
	12 50 Nachm.	1270	39·3	204	100	Subcutane Injection von 5 ccm Schaf-Nebennierenextract (1:3 Glycerinwasser).
	1 45 „	—	39·1	—	—	
	2 30 „	—	38·6	224	96	
	3 50 „	—	38·1	224	74	
	8 20 „	—	39·2	200	72	
	9 50 „	—	39·9	—	—	
3. „	6 30 „	1190	38·6	—	—	
4. „	12 30 Vorm.	—	38·0	208	60	
	11 30 „	—	36·6	208	60	Dünne Darmentleerungen.
	2 Nachm.	—	36·7	—	—	Intravenöse Injection v. 2 ccm Stier-Nebennierenextract (1:3 phys. Kochsalzlösung).
	2 35 „	—	35·5	—	—	
	6 30 „	—	36·7	176	148	
	11 25 „	—	35·5	—	—	Intravenöse Inj. von $1^1/_2$ ccm Stier-Nebennierenextr. (1:3).
5. „	2 50 Vorm.	—	35·9	168	76	
	11 50 „	—	—	—	—	Das Thier liegt todt da.

Section. In den serösen Cavitäten eine mässige Menge eines sehr schleimigen Inhaltes. Das Herz bleich und schlaff. Die Lungen von hellrother Farbe, sind etwas voluminöser und fester als normal. Kein Oedem. Im vorderen Rande des unteren Lobus der linken Lunge eine bohnengrosse infarctähnliche Partie.

Die Leber, von graubrauner Farbe, zeigt an ihrer Oberfläche zahlreiche mehr oder weniger zusammengewachsene, gewöhnlich ein wenig prominirende, grauweisse, homogene Herde, welche bis $^1/_2$ cm tief in das Lebergewebe hineinragen (Nekrose).

Die Milz grauviolett. In den Därmen ein dünnflüssiger Inhalt. Die Schleimhaut überall bleich.

Versuch Nr. 5. Weisses Kaninchen, weiblich.

Tag	Zeit	Körpergewicht	Rectaltemp.	Pulsfrequenz	Respirat.-frequenz	Bemerkungen
1898		g				
17. Febr.	8^h Nachm.	1760	39·7	200	184	Intravenöse Injection v. 5 ccm Schweine-Nebennierenextract (1:15 phys. Kochsalzlösung).
	$8^h 50'$ „	—	39·7	—	—	
	8 55 „	—	—	—	184	
	9 10 „	—	39·7	168	176	
18. „	3 30 Vorm.	—	38·3	200	148	
	7 20 Nachm.	—	39·3	216	184	Intravenöse Injection v. 1 ccm Kaninchen-Nebennierenextract (1:16 phys. Kochsalzlösung).
19. „	4 30 „	1590	39·3	224	200	
	6 45 „	—	40·4	198	160	
	9 30 „	—	40·3	192	162	
20. „	7 15 „	1600	39·8	—	—	
21. „	12 15 „	1490	33·2	80	104	Dyspnoe. Prostration.
	12 45 „	—	31·7	—	—	Durch Nackenstich getödtet.

Section. Dunkelrothes, dickflüssiges Blut. In der Bauchhöhle vermehrte Flüssigkeit. Die Fettkapsel der Nieren ödematös.

Das Herz ziemlich stark ausgedehnt. In jeder Pleurahöhle ungefähr ein Theelöffel von einer klaren, etwas dickflüssigen, schwach gelben Flüssigkeit. Im Herzbeutel eine geringe Menge zähen Schleimes.

Die Leber bleich, graubraun. Sonst nichts zu bemerken.

Versuch Nr. 6. Grauweisses Kaninchen, weiblich.

Tag	Zeit	Körpergewicht	Rectaltemp.	Pulsfrequenz	Respirat.-frequenz	Bemerkungen
1898		g				
23. Febr.	$10^h 45'$ Nachm.	1980	38·9	—	—	Intravenöse Injection v. 1 ccm Katzen-Nebennierenextract (1:40 Glycerinwasserlösung).
24. „	3 45 Vorm.	—	40·3	—	—	
	1 Nachm.	1990	39·1	196	164	
	4 20 „	—	39·7	—	—	
	8 20 „	—	39·0	—	—	Intravenöse Injection v. 1 ccm gekochtem Schweine-Nebennierenextract (1:3 physiol. Kochsalzlösung).
	8 33 „	—	—	—	—	
	8 40 „	—	—	240	208	Schwach in den hinteren Extremitäten.
	8 50 „	—	39·3	—	—	
	9 15 „	—	38·1	256	214	Dyspnoe. Agitation. Aus Mund und Nase fliesst eine reichliche Menge hellrothen Blutes. Der Tod erfolgt unter Erstickungskrampf.
	9 45 „	—	37·0	—	—	
	9 50 „	—	—	—	—	

Section. Die Lungen, von dunkelrother Farbe, sind sehr blutreich und ödematös. In den Bronchien blutiger Inhalt.

Die Leber bleich, graubraun. Sonst nichts Bemerkenswerthes.

Versuch Nr. 7. Graues Kaninchen, männlich.

Tag	Zeit	Körpergewicht	Rectaltemp.	Pulsfrequenz	Respirat.-frequenz	Bemerkungen
1898		g				Intravenöse Injection v. 2 ccm Meerschweinchen-Nebennierenextract (1:15 phys. Kochsalzlösung).
23. Febr.	11h Nachm.	1320	38·9	—	—	
24. „	3h 45' Vorm.	—	40·1	208	172	
	1 Nachm.	1270	39·4	208	104	
	4 30 „	—	38·9	—	—	Intravenöse Injection von 3/4 ccm Ochsen-Nebennierenextract (1:3 phys. Kochsalzlösung).
	9 25 „	—	39·3	—	—	
	10 „	—	39·0	—	—	
25. „	3 Vorm.	—	38·0	200	140	
	4 30 „	—	38·4	—	—	
	7 30 Nachm.	—	39·3	—	—	Subcutane Injection v. 5 ccm Ochsen-Nebennierenextract (1:3 phys. Kochsalzlösung).
	7 35 „	—	—	—	—	
	8 5 „	—	38·9	160	184	
	8 40 „	—	39·0	160	208	
	9 10 „	—	38·2	148	200	Herzthätigkeit unregelmässig.
	9 40 „	—	37·6	136	176	
	10 5 „	—	37·8	160	—	
26. „	3 15 Vorm.	—	38·0	160	120	
	1 40 Nachm.	1230	40·1	204	88	
27. „	12 30 „	1190	39·4	192	104	Subcutane Injection v. 5 ccm Ochsen-Nebennierenextract (1:3).
28. „	1 15 „	—	39·6	200	80	
	2 „	—	39·5	—	—	
	2 30 „	—	38·4	192	105	
	3 45 „	—	38·2	168	128	
	7 „	—	40·4	212	96	
	8 30 „	—	40·7	208	88	Dyspnoe.
	11 55 „	—	39·9	228	60	Dyspnoe.
1. März	11 20 Vorm.	1100	39·6	232	74	Eine sehr schleimige Entleerung aus dem Darme. Seit einigen Tagen an einer thalergrossen Stelle des Bauches feuchter Brand.
	2 45 Nachm.	—	39·6	—	—	
	7 50 „	—	39·5	—	—	
	10 10 „	—	39·9	—	—	Subcutane Injection v. 5 ccm Schaf-Nebennierenextract (1:3 Glycerinwasser).
2. „	2 45 Vorm.	—	39·4	—	—	
	2 35 Nachm.	—	33·5	—	—	Intravenöse Injection v. 2 ccm Stier-Nebennierenextract (1:3 phys. Kochsalzlösung).
	4 „	—	—	—	—	Das Thier starb.

Section: In Betreff der Lungen und der übrigen Organe nichts zu bemerken.

Versuch Nr. 8. Schwarzweisses Kaninchen, männlich.

Tag	Zeit	Körpergewicht	Rectaltemp.	Pulsfrequenz	Respirat.-frequenz	Bemerkungen
1898		g				
23. Febr.	11h 15' Vorm.	1950	39·0	—	—	
24. „	8 50 „	—	39·3	192	172	
	1 Nachm.	1900	39·0	200	204	
	4 30 „	—	39·6	—	—	Subcutane Injection v. 1 ccm Ochsen-Nebennierenextract (1:3 phys. Kochsalzlösung).
	9 40 „	—	39·4	208	200	
	10 20 „	—	39·3	—	—	
25. „	3 20 Vorm.	—	39·8	200	176	
	4 30 „	—	39·6	—	—	
	7 30 Nachm.	—	39·8	—	—	Subcutane Injection v. 7 ccm Ochsen-Nebennierenextract (1:3 phys. Kochsalzlösung).
	7 45 „	—	39·8	—	—	
	8 10 „	—	39·7	136	220	
	8 35 „	—	39·5	124	264	Herzthätigkeit unregelmässig.
	9 5 „	—	38·5	126	210	
	9 45 „	—	37·8	172	200	
	10 5 „	—	37·8	240	212	
26. „	3 Vorm.	—	36·4	212	118	
	1 45 Nachm.	1820	38·1	224	200	
	3 20 „	—	38·3	—	—	
27. „	12 30 „	1770	38·4	216	180	
28. „	1 45 „	—	38·7	204	180	
	4 5 „	—	38·6	—	—	
1. März	12 5 „	1660	38·6	220	216	
	8 30 „	—	38·9	—	—	
2. „	2 30 Vorm.	—	39·5	—	—	Ziemlich dünne, übelriechende Darmentleerungen.
	1 Nachm.	1690	39·3	—	—	
						Intravenöse Injection v. 2 ccm Schaf-Nebennierenextract (1:3 Glycerinwasser). Das Thier liegt gleich darnach schlaff mit dyspnoischer Athmung da.
	1 25 „	—	39·1	—	—	
	2 „	—	38·3	—	176	
	3 „	—	39·6	208	196	
	3 45 „	—	39·0	248	200	
	8 30 „	—	38·9	200	192	
3. „	6 „	1610	38·6	—	—	Intravenöse Injection v. 3 ccm Stier-Nebennierenextract (1:9 phys. Kochsalzlösung).
4. „	2 35 „	1610	39·0	—	—	
						Das Thier liegt schlaff ausgestreckt da.
	2 45 „	—	—	—	—	
	2 55 „	—	38·8	—	—	
	6 35 „	—	39·0	212	180	
	11 15 „	—	37·7	—	—	

Tag	Zeit		Körper-gewicht	Rectal-temp.	Puls-frequenz	Respirat.-frequenz	Bemerkungen
1898			g				
5. März	3h	Vorm.	—	37·4	212	80	Dyspnoe.
	2	Nachm.	—	37·9	216	192	
	4	„	—	38·3	—	—	
	6	„	—	38·8	—	—	
6. „	1 15′	„	1500	39·0	—	—	
8. „	6	„	1470	39·1	—	—	
11. „	9	„	1350	—	—	—	Das Thier liegt todt da.

Section. Hochgradige Abmagerung. In der Bauchhöhle ungefähr einen Esslöffel klare, gelbrothe Flüssigkeit. In den beiden Pleurahöhlen, besonders der rechten, dicke, schwielige, fibrinöse Belegungen und eine bedeutende Menge eines klaren, gelbrothen Exsudates. Die Lungen blutreich, überall lufthaltig, fester und brüchiger als normal. Im Herzbeutel ein reichliches Exsudat. Das Herz, ein wenig vergrössert, zeigt im oberen Theil der linken Kammer ausgebreitete schwielige Degenerationen. Infectionsmilz. Sonst nichts zu bemerken.

Versuch Nr. 9. Graues Kaninchen, männlich.

Tag	Zeit		Körper-gewicht	Rectal-temp.	Puls-frequenz	Respirat.-frequenz	Bemerkungen
1898			g				Intravenöse Injection v. 1 ccm Ochsen-Nebennierenextract (1:3 phys. Kochsalzlösung).
28. Febr.	2h 55′	Nachm.	1582	40·0	192	92	
	3 15	„	—	39·6	248	108	
	4	„	—	39·6	224	111	
	4 35	„	—	39·1	216	112	
	6 40	„	—	37·3	200	96	
	8 15	„	—	37·3	224	148	
1. März	12 10	Vorm.	—	36·6	204	156	
	11 30	„	—	36·9	216	124	
	3 50	Nachm.	—	37·7	216	100	
	8 35	„	—	38·7	—	—	Intravenöse Injection v. 2 ccm Schaf-Nebennierenextract (1:3 Glycerin-Kochsalzlsg.).
	9 30	„	—	38·8	244	96	
	9 32	„	—	—	232	192	Das Thier liegt schlaff auf dem Bauch. Dyspn. Athmung. Reichliche Harnentleerung.
	9 45	„	—	38·4	—	—	
	10 15	„	—	37·7	—	—	
2. „	2 50	Vorm.	—	39·2	—	—	
	1	Nachm.	1590	38·9	—	—	

Tag	Zeit	Körper-gewicht	Rectal-temp.	Puls-frequenz	Respirat.-frequenz	Bemerkungen
1898 2. März	2h 50′ Nachm.	g 1590	38·6	—	—	Intravenöse Injection v. 2ccm Stier-Nebennierenextract (1:3).
	2 55 „	—	—	—	—	Schlaffe Haltung. Dyspnoe. Agitation. Tod im Respirationskrampf.

Section. Zahlreiche subpleurale Blutungen. Die Lungen, grösser und fester als normal, sind im hohen Grade ödematös.

Die Leber bleich.

Versuch Nr. 10. Schwarz und weisses Kaninchen, weiblich.

Tag	Zeit	Körper-gewicht	Rectal-temp.	Puls-frequenz	Respirat.-frequenz	Bemerkungen
1898 28. Febr.	3h 35′ Nachm.	g 980	38·8	200	188	Subcutane Injection v. 1ccm gekochtem Schweine-Nebennierenextract (1:3 physiol. Kochsalzlösung).
	3 55 „	—	38·9	—	—	
	4 15 „	—	38·7	—	—	
	7 „	—	39·6	216	100	
	8 30 „	—	40·2	216	102	
1. März	12 5 Vorm.	—	40·6	224	90	
	11 35 „	—	40·1	216	160	
	3 Nachm.	—	39·7	220	148	
	3 30 „	—	39·2	—	—	
	8 35 „	—	39·6	220	120	
2. „	2 50 Vorm.	—	40·3	—	—	
	1 35 Nachm.	—	40·0	240	220	
	9 45 „	—	40·8	—	—	
3. „	5 30 „	910	40·2	—	—	
4. „	12 30 Vorm.	—	39·9	—	—	
	11 40 „	—	39·7	—	—	Subcutane Injection von 0·5ccm Katzen-Nebennierenextract (1:16).
	12 15 Nachm.	—	39·7	—	—	
	1 20 „	—	39·7	—	—	
	2 15 „	—	39·7	—	—	
	6 40 „	—	40·1	—	—	
	11 15 „	—	39·6	—	—	
5. „	3 5 Vorm.	930	39·7	—	—	
	2 35 Nachm.	—	38·9	—	—	
	3 55 „	—	39·7	—	—	
	6 15 „	—	39·8	—	—	

Tag	Zeit	Körper-gewicht	Rectal-temp.	Puls-frequenz	Respirat.-frequenz	Bemerkungen
1898		g				
6. März	1 15 Nachm.	840	37·6	—	—	Diarrhoe.
7. „	7 „	—	39·0	—	—	
8. „	6 10 „	770	39·4	—	—	Normale Abführung.
9. „	—	—	—	—	—	Gestorben. Nicht secirt.

Versuch Nr. 11. Graues Kaninchen, männlich.

Tag	Zeit	Körper-gewicht	Rectal-temp.	Puls-frequenz	Respirat.-frequenz	Bemerkungen
1898		g				
28. Febr.	3h 30′ Nachm.	950	38·9	216	196	Subcutane Injection v. 1 ccm Ochsen-Nebennierenextract (1:3 phys. Kochsalzlösung).
	4 25 „	—	39·1	—	—	
	4 35 „	—	39·5	—	—	
	6 45 „	—	40·3	212	140	
	8 30 „	—	40·3	240	172	
1. März	12 5 Vorm.	—	40·8	204	180	
	11 40 „	—	40·2	216	196	
	3 Nachm.	—	40·3	240	180	
	3 40 „	—	39·9	—	—	
	8 40 „	—	40·7	224	180	
2. „	2 40 Vorm.	—	40·4	—	—	
	1 35 Nachm.	—	40·0	240	192	
	3 40 „	—	39·9	240	184	
	9 25 „	—	39·8	—	—	
3. „	6 20 „	880	40·3	—	—	
4. „	12 35 Vorm.	—	40·0	—	—	
	11 50 „	—	39·6	—	—	Subcutane Injection v. 1 ccm Stier-Nebennierenextract (1:3).
	12 30 Nachm.	—	39·6	—	—	
	1 50 „	—	39·9	—	—	
	2 20 „	—	40·3	—	—	
	6 40 „	—	39·9	—	—	
	11 20 „	—	39·4	—	—	
5. „	3 Vorm.	—	39·1	—	—	Subcutane Injection v. 1 ccm Stier:Nebennierenextract (1:6 phys. Kochsalzlösung).
	2 30 Nachm.	830	39·4	—	—	
	3 50 „	—	40·1	—	—	
	6 20 „	—	40·0	—	—	
6. „	11 30 Vorm.	—	—	—	—	Gestorben.

Section. Einzelne subpleurale Blutungen. Die Lungen von normalem Aussehen. Die Vorhöfe und der rechte Ventrikel des Herzens sind von Blutcoageln stark ausgedehnt. Der linke Ventrikel leer. Das Myocardium blass, von graubrauner Farbe. Im ganzen Intestinaltractus ein dünner, schleimiger, gelbbrauner Inhalt.

Versuch Nr. 12. Schwarz und weisses Kaninchen, männlich.

Tag	Zeit	Körpergewicht	Rectaltemp.	Pulsfrequenz	Respirat.-frequenz	Bemerkungen
1898		g				
1. März	8h 30′ Nachm.	940	39·5	220	150	Subcutane Injection v. 1 ccm Katzen-Nebennierenextract (1:16 phys. Kochsalzlösung).
	9 25 „	—	39·9	—	—	
	10 15 „	—	39·3	—	—	
2. „	2 40 Vorm.	—	40·8	—	—	
	1 5 Nachm.	915	40·0	—	—	
	3 40 „	—	40·0	232	220	
	9 40 „	—	39·6	—	—	
3. „	6 30 „	900	40·1	—	—	
4. „	12 40 Vorm.	—	40·6	—	—	Subcutane Injection v. 1 ccm Katzen-Nebennierenextract (1:16).
	12 10 Nachm.	—	39·0	—	—	
	1 15 „	—	39·7	—	—	
	2 20 „	—	39·9	—	—	
	6 45 „	—	40·6	—	—	
	11 15 „	—	39·8	—	—	
5. „	2 55 Vorm.	—	39·3	—	—	Subcutane Injection v. 1 ccm Stier-Nebennierenextract (1:3).
	2 25 Nachm.	880	39·1	—	—	
	3 45 „	—	39·5	—	—	
	6 20 „	—	40·5	—	—	
6. „	11 30 Vorm.	—	—	—	—	Gestorben.

Section. Die Lungen, von hellrother Farbe und ein wenig vermehrtem Volumen, sind etwas ödematös. Das Herz von Coageln ausgedehnt. Das Myocardium von einem eigenthümlichen, blassen, graubraunen Aussehen.

In den Dünndärmen ein grüngelber, zäher Inhalt. Im Dickdarme gelbbraune Fäces von loser Consistenz.

Versuch Nr. 13. Schwarzes Kaninchen, männlich.

Tag	Zeit	Körpergewicht	Rectaltemp.	Pulsfrequenz	Respirat.-frequenz	Bemerkungen
1898		g				
1. März	8h 25′ Nachm.	950	37·8	—	—	Subcutane Injection v. 2 ccm Schaf-Nebennierenextract (1:3 Glycerin-Kochsalzlös.).
	10 10 „	—	38·4	—	—	
2. „	2 45 Vorm.	—	39·0	—	—	
	3 15 Nachm.	—	39·0	252	172	Lose Abführung.

Tag	Zeit	Körper-gewicht	Rectal-temp.	Puls-frequenz	Respirat.-frequenz	Bemerkungen
1898		g				
2. März	9 40 Nachm.	—	39·0	—	—	
3. „	6 „	880	39·4	—	—	
4. „	1 45 „	840	39·2	—	—	Subcutane Injection v. 3 ccm Stier-Nebennierenextract (1:3).
	2 25 „	—	38·1	—	—	Schlaff.
	2 30 „	—	—	—	—	Tod.

Section. Blasses und sehr schlaffes Herz. In den Lungen leichtes Oedem. Die Leber blass, von graubrauner Farbe.

Versuch Nr. 14. Schwarz und weisses Kaninchen, weiblich.

Tag	Zeit	Körper-gewicht	Rectal-temp.	Puls-frequenz	Respirat.-frequenz	Bemerkungen
1898		g				
2. März	$3^h 30'$ Nachm.	770	39·3	252	140	Subcutane Injection v. 1 ccm Stier-Nebennierenextract (1:3 phys. Kochsalzlösung).
	4 15 „	—	40·0	120	170	Unregelm. Herzthätigkeit.
	5 „	—	39·9	—	—	
	8 30 „	—	39·0	224	212	
	9 35 „	—	38·6	—	—	
3. „	6 „	750	38·2	—	—	
4. „	12 30 Vorm.	—	—	—	—	Tod.

Section. Einzelne subpleurale Blutungen. In den Därmen ein gelbgrüner, schmieriger Inhalt. Die Schleimhaut bleich. Im After dünne gelbbraune Fäces.

Versuch. Nr. 15. Graues Kaninchen, männlich.

Tag	Zeit	Körper-gewicht	Rectal-temp.	Puls-frequenz	Respirat.-frequenz	Bemerkungen
1898		g				
2. März	$3^h 55'$ Nachm.	1260	39·6	228	150	Subcutane Injection in das Ohr von 1 ccm Stier-Nebennierenextract (1:3 phys. Kochsalzlösung).
	4 35 „	—	39·4	—	—	
	4 55 „	—	39·5	—	—	
	8 40 „	—	39·9	196	196	
	9 30 „	—	39·8	—	—	

Tag	Zeit	Körpergewicht	Rectaltemp.	Pulsfrequenz	Respirat.-frequenz	Bemerkungen
1898		g				
3. März	6h Nachm.	1290	39·7	—	—	
4. „	12 55' Vorm.	—	39·4	—	—	Intravenöse Injection v. 1 ccm Stier-Nebennierenextr. (1:3); gleich nach der Injection Agitation und Dyspnoe.
	12 40 Nachm.	1260	39·6	—	—	
	1 10 „	—	37·7	—	—	
	1 30 „	—	—	—	—	Sehr schwache Herzthätigkeit. Dyspnoe. Tod.

Section. Einzelne subpleurale Blutungen. Sonst keine nachweisbaren Veränderungen.

Versuch Nr. 16. Graues Kaninchen, männlich.

Tag	Zeit	Körpergewicht	Rectaltemp.	Pulsfrequenz	Respirat.-frequenz	Bemerkungen
1898		g				Subcutane Injection v. 1 ccm Widder-Nebennierenextract (1:3 phys. Kochsalzlösung).
2. März	4h 20' Nachm.	1720	39·8	224	120	
	4 55 „	—	39·6	—	—	
	8 35 „	—	40·1	216	120	
	9 30 „	—	39·9	—	—	
3. „	6 „	1760	39·7	—	—	Lose Abführung.
4. „	12 50 Vorm.	—	39·0	—	—	Subcutane Injection v. 2 ccm Stier-Nebennierenextract (1:3).
	2 50 Nachm.	1820	39·5	—	—	
	6 45 „	—	40·4	—	—	
	11 20 „	—	40·4	—	—	
5. „	3 15 Vorm.	—	40·4	240	136	Eine geringe Menge Stier-Nebennierenextract (1:3) per os.
	3 Nachm.	1770	39·1	—	—	
	3 45 „	—	39·1	—	—	
	6 25 „	—	40·0	—	—	
6. „	1 „	1660	39·2	—	—	
7. „	7 „	—	39·3	—	—	
8. „	6 15 „	1830	39·5	—	—	Wird dem Hunger unterworfen.
13. „	1 „	1820	39·3	—	—	
14. „	8 20 „	1700	39·3	—	—	Subcutane Injection v. 1 ccm eines mit heisser phys. Kochsalzlösung aus trockenem Nebennierenextract v. Stier bereiteten Extractes (äquiv. mit 1:2 frischer Substanz).

Tag	Zeit	Körper-gewicht	Rectal-temp.	Puls-frequenz	Respirat.-frequenz	Bemerkungen
1898		g				
14. März	8h 50′ Nachm.	—	38·6	—	—	
	9 20 „	—	38·3	—	—	
	11 20 „	—	37·3	—	—	Dyspnoische Athmung.
15. „	11 45 Vorm.	—	—	—	—	Das Thier liegt todt da. Aus den Nasenlöchern fliesst eine hellrothe, feinschaumige Flüssigkeit.

Section. In den sehr voluminösen Lungen ein hochgradiges Oedem. Das Herz von Coageln sehr ausgedehnt.

Versuch Nr. 17. Grau und weisses Kaninchen, männlich.

Tag	Zeit	Körper-gewicht	Rectal-temp.	Puls-frequenz	Respirat.-frequenz	Bemerkungen
1898		g				
4. März	7h 10′ Nachm.	1290	39·8	248	168	Subcutane Injection v. 3 ccm Stier-Nebennierenextract (1:3 phys. Kochsalzlösung).
	8 5 „	—	39·3	240	180	
	11 10 „	—	40·4	212	—	
5. „	3 Vorm.	—	39·6	192	104	
	1 50 Nachm.	—	39·6	—	—	Intravenöse Injection v. 3 ccm Widder-Nebennierenextract (1:10).
	2 20 „	—	39·6	—	—	
	3 40 „	—	40·1	—	—	
	6 30 „	—	40·8	—	—	
6. „	1 „	1215	39·1	—	—	
7. „	7 „	—	39·1	—	—	Subcutane Inject. v. 0·3 ccm eines mit heisser phys. Kochsalzlösung aus trockenen Stiernebennieren bereiteten Extractes (äquiv. mit 3:2 frischer Substanz).
8. „	6 15 „	1200	39·6	—	—	
13. „	1 „	1260	39·4	—	—	
14. „	7 45 „	—	39·6	—	—	
	8 „	—	39·8	—	—	
	8 15 „	—	39·2	—	—	
	8 30 „	—	38·5	—	—	
	8 45 „	—	38·1	—	—	
	9 15 „	—	38·1	—	—	
	11 15 „	—	38·6	—	—	Intravenöse Injection v. 1 ccm eines mit heisser phys. Kochsalzlösung aus trockenen Stiernebennieren bereiteten Extractes (äquiv. mit 1:25 frischer Substanz).
15. „	12 10 „	1235	39·4	—	—	
	2 5 „	—	39·2	—	—	
	2 10 „	—	—	—	—	Dyspnoe.
	2 20 „	—	39·0	—	—	

Tag	Zeit	Körpergewicht	Rectaltemp.	Pulsfrequenz	Respirat.-frequenz	Bemerkungen
1898		g				
15. März	2h 35′ Nachm.	—	39·1	—	—	
	8 30 „	—	39·9	—	—	
	8 45 „	—	39·5	—	—	
	9 10 „	—	39·5	—	—	Intravenöse Injection v. 1 ccm aus trockener Substanz mit heisser phys. NaCl-Lösung bereitet. Stier-Nebennierenextract (äquival. mit 1:10 frischer Substanz).
16. „	11 10 Vorm.	—	39·4	—	—	
	11 30 „	—	39·4	—	—	
	12 Mittags	—	39·3		—	
	12 15 Nachm.	—	39·3	—	—	
	4 „	—	39·6	—	—	
	9 15 „	—	40·1	—	—	
	9 30 „	—	40·2	—	—	
17. „	6 50 „	—	40·1	—	—	
18. „	2 Vorm.	—	40·3	—	—	
	12 40 Nachm.	1240	40·2	—	—	
	3 30 „	—	39·7	—	—	Intravenöse Inject. v. 0·5 ccm Kalbs-Nebennierenextract (1:3 phys. Kochsalzlösung).
	8 50 „	—	39·6	—	—	
	9 „	—	40·2	—	—	Sehr heftige Agitation.
	9 5 „	—	—	—	—	Schlaff. Dyspnoische Athmung.
	9 10 „	—	39·7	—	—	
	9 30 „	—	39·4	—	—	
	9 50 „	—	39·9	—	—	
	10 35 „	—	40·8	—	—	
19. „	11 55 Vorm.	—	38·9	—	—	
20. „	2 10 Nachm.	—	38·1	—	—	
21. „	4 „	1130	38·6	—	—	
22. „	1 Vorm.	—	39·3	—	—	
	4 30 Nachm.	—	39·2	—	—	Lebt noch.

Versuch Nr. 19. Gelbes Kaninchen, weiblich. 14. März 1898. Körpergewicht 1100 g.

In der Bauchhaut ziemlich ausgedehnte Gangräne. Abscesse am Hals und am Rücken.

Um 5h 2′ Nachm. Körpertemperatur 40·4°. Erhält eine intravenöse Injection von 1 ccm Ochsen-Nebennierenextract, aus trockener Drüse bereitet und äquivalent mit 3 Thln. frischem Organ auf 2 Thle. Lösungsmittel.

5h 9′ Nachm. Dyspnoe. Agitation. Aus Mund und Nase fliesst eine feinschaumige, hellrothe Flüssigkeit.

Section. Hochgradiges Oedem in den Lungen. Das Herz blass, von graubrauner Farbe. In der Leber zahlreiche nekrotische Herde.

Versuch Nr. 20. Gelbes Kaninchen, männlich.

Tag	Zeit	Körpergewicht	Rectaltemp.	Bemerkungen
1898		g		
14. März	7h 30′ Nachm.	1710	39·9	Subcutane Injection v. 1 ccm Wasserextract aus trockener Stierenebenniere (äquival. mit einem Extracte von 1:10 frischer Substanz).
	8 30 „	—	39·6	
	8 45 „	—	39·5	
	9 15 „	—	39·2	
	11 15 „	—	39·5	
15. „	12 5 „	1700	39·4	
	1 40 „	—	39·4	Intravenöse Injection von 0·5 ccm Wasserextract aus trockener Stiernebenniere (äquivalent mit 1:25 frischer Substanz).
	1 55 „	—	39·4	
	2 10 „	—	39·5	
	2 35 „	—	39·8	
	8 25 „	—	40·1	
	8 40 „	—	39·7	
	9 5 „	—	39·8	
16. „	11 Vorm.	—	39·3	Intravenöse Injection von 0·3 ccm Wasserextract aus trockener Stiernebenniere (äquivalent mit 1:10 frischer Substanz).
	11 30′ „	—	39·3	
	12 Mittags	—	39·7	
	12 15 Nachm.	—	39·9	
	4 „	—	39·8	
	9 „	—	39·7	
17. „	6 45 „	—	40·2	
18. „	2 Vorm.	—	40·5	
	12 15 Nachm.	—	39·3	Subcutane Injection von 0·5 ccm Ochsen-Nebennierenextract (1:3 phys. Kochsalzlösung).
	1 10 „	—	39·3	
	1 40 „	—	39·8	
	1 55 „	—	39·9	
	2 45 „	—	40·2	
	3 30 „	—	40·1	
	8 10 „	—	39·8	
	9 „	—	39·6	
	9 15 „	—	40·0	
	9 50 „	—	40·2	Intravenöse Inj. von 3/4 ccm Kalbs-Nebennierenextract (1:6 phys. Kochsalzlösung).
	10 10 „	—	39·8	
	10 13 „	1630	—	Heftige Agitation. Aus Mund und Nase fliesst eine feinschaumige, hellrothe Flüssigkeit. Tod unter Erstickungskrampf.

Section. Subpleurale Blutungen. Die Lungen von dunkelrother Farbe, sehr voluminös und in hohem Grade ödematös. Das Herz ausgedehnt von dünnflüssigem Blute. In der Leber, welche von einer hellgraubraunen Farbe ist, disseminirte, grauweisse, bis bohnengrosse, von dicken Bindegewebskapseln umgebene käsige Herde.

Versuch Nr. 21. Gelb und weisses Kaninchen, weiblich.

Tag	Zeit	Körper-gewicht	Rectal-temp.	Bemerkungen
1898		g		
15. März	1h 50′ Nachm.	1810	39·7	Intravenöse Inj. von 2 ccm Wasserextract aus trockener Stiernebenniere (äq. mit 1:25 frisch. Substanz).
	2 10 „	—	38·6	
	2 35 „	—	39·2	
	8 20 „	—	37·6	
	9 „	—	37·9	
16. „	11 10 Vorm.	—	39·0	
	11 35 „	—	38·9	
	12 15 Nachm.	—	38·9	
	4 „	—	39·5	
	9 15 „	—	39·4	
17. „	6 45 „	—	39·9	
	8 5 „	—	40·1	
18. „	1 55 Vorm.	—	40·1	
	12 20 Nachm.	1710	39·6	Subcutane Inj. von 0·5 ccm Kalbs-Nebennierenextract (1:3 phys. Kochsalzlösung).
	12 45 „	—	39·5	
	1 40 „	—	39·2	
	2 10 „	—	39·3	
	2 40 „	—	39·6	Subcutane Inject. von 1 ccm Kalbs-Nebennierenextract (1:3 phys. Kochsalzlösung).
	2 55 „	—	39·6	
	3 30 „	—	39·7	
	3 55 „	—	39·5	
	8 20 „	—	40·8	
	8 45 „	—	40·9	
	9 45 „	—	41·0	
19. „	12 10 „	1620	40·0	
20. „	2 15 „	1615	40·0	
21. „	4 15 „	1670	40·1	
22. „	4 30 „	1670	39·3	Lebt noch.

Versuch Nr. 22. Schwarz und weisses Kaninchen, männlich.

Tag	Zeit	Körper-gewicht	Rectal-temp.	Bemerkungen
1898		g		
17. März	7h 50′ Nachm.	2050	39·1	Subcutane Inj. v. 1 ccm gekochtem Ochsen-Nebennierenextract (1 : 6 phys. NaCl-Lösung).
	8 40 „	—	38·9	
	9 10 „	—	38·9	
18. „	2 Vorm.	—	40·0	Das Thier hat sich lebhaft bewegt.
	12 30 Nachm.	1950	39·6	Subcutane Injection von 0·5 ccm in Wärme bereitetem Kalbs-Nebennierenextract (1 : 3 phys. NaCl-Lösung).
	12 55 „	—	39·1	

Tag	Zeit	Körpergewicht	Rectaltemp.	Bemerkungen
1898		g		
18. März	$1^h 40'$ Nachm.	—	38·5	
	2 10 „	—	38·5	
	2 45 „	—	38·8	
	3 „	—	38·6	
	3 30 „	—	38·9	
	3 55 „	—	38·7	
	8 15 „	—	40·0	Lebhafte Bewegungen.
	8 45 „	—	39·5	Ruhig. Subcutane Inj. von 1 ccm des letztgenannten Extractes.
	9 15 „	—	39·4	
	9 30 „	—	39·5	
	9 55 „	—	39·9	
	10 40 „	—	39·3	
19. „	12 10 „	—	39·5	Intravenöse Inj. v. 0·5 ccm Wasserextract aus trockener Kaninchennebenniere (äquiv. mit 1:3 frischer Substanz).
20. „	2 25 „	1780	39·2	
	2 45 „	—	39·3	
	3 „	—	39·9	
	3 30 „	—	40·5	
	4 „	—	40·0	
	4 30 „	—	39·8	
	5 „	—	40·4	Intravenöse Inj. von 0·5 ccm eines mit heisser phys. Kochsalzlösung aus trockenen Ochsennebennieren bereiteten Extractes (äquiv. mit 1:3 frischer Substanz).
21. „	4 10 „	1820	39·3	
	4 50 „	—	39·3	
	5 10 „	—	38·6	
	5 20 „	—	38·9	
	5 40 „	—	39·1	
	6 „	—	40·0	
	6 35 „	—	40·6	
	7 10 „	—	40·1	
22. „	1 10 Vorm.	—	39·5	
	4 30 Nachm.	—	39·0	Lebt noch.

Versuch Nr. 23. Hellgraues Kaninchen, weiblich.

Tag	Zeit	Körpergewicht	Rectaltemp.	Bemerkungen
1898		g		
17. März	$7^h 55'$ Nachm.	980	39·0	Subcutane Inj. von 0·5 ccm Ochsen-Nebennierenextract (1:6 phys. Kochsalzlösung).
	8 40 „	—	39·0	
	9 5 „	—	38·9	
18. „	2 Vorm.	—	39·7	
	12 30 Nachm.	890	39·2	

Tag	Zeit	Körpergewicht	Rectaltemp.	Bemerkungen
1898		g		Subcutane Injection von $^3/_4$ ccm mit heisser Kochsalzlösung bereitetem Ochsen-Nebennierenextract (1 : 3 phys. NaCl-Lösung).
18. März	1h 35′ Nachm.	—	39·3	
	2 5 „	—	39·0	
	2 40 „	—	37·9	
	3 30 „	—	38·3	
	3 55 „	—	38·4	
	8 10 „	—	39·5	Subcutane Injection von 1 ccm in Wärme bereitetetem Extract aus frischer Nebennierensubstanz vom Kalbe (1:3 phys. NaCl-Lösung).
	8 35 „	—	39·3	
	9 20 „	—	39·6	
	10 „	—	39·9	
19. „	10 35 „	—	40·2	
20. „	12 10 „	810	39·7	Subcutane Inj. von 1 ccm Wasserextract aus trockenen Kaninchennebennieren (äquiv. mit 1:3 frischer Substanz).
	2 30 „	800	39·2	
	2 45 „	—	39·2	
	3 5 „	—	39·3	
	3 30 „	—	40·1	
	4 „	—	40·7	
	4 30 „	—	40·8	
	5 „	—	40·4	Subcutane Injection von 1 ccm mit heisser Kochsalzlös. aus trockener Substanz bereitetem Ochsen-Nebennierenextract (äquival. mit 1:3 frischer Substanz).
21. „	4 10 „	820	39·8	
	4 55 „	—	39·5	
	5 20 „	—	38·5	
	5 30 „	—	37·2	
	5 40 „	—	37·0	
	6 „	—	36·1	
	6 40 „	—	37·1	
	7 5 „	—	37·1	
22. „	1 10 Vorm.	—	39·5	
	4 30 Nachm.	780	38·1	
25. „	3 30 „	850	39·9	Lebt noch.

Meerschweinchen.

Versuch Nr. 1. Gelb und weisses Meerschweinchen, weiblich.

19. Februar 1898. Um 4h Nachm. Gewicht 710 g, Temp. 38·5°. Subcutane Injection von 1 ccm Kaninchen-Nebennierenextract (1 : 16 phys. Kochsalzlösung).

20. Februar 1898.	2h 45′ Nachm.	Temperatur	40·3°	
—	7 20 „	„	39·3	, Gewicht 670 g
21. „ „	2 „	„	38·8	„ 670

Wurde getödtet.

Versuch Nr. 2. Schwarz-weiss-gelbes Meerschweinchen, männlich.

Tag	Zeit	Körpergewicht	Rectaltemp.	Bemerkungen
1898		g		
1. März	3h 30′ Nachm.	780	38·9	Subcutane Injection von 0·5 ccm Katzen-Nebennierenextract (1:16 phys. Kochsalzlösung).
	8 25 „	—	38·2	
	9 „	—	38·8	
	9 45 „	—	38·6	
	10 5 „	—	38·6	
2. „	2 55 Vorm.	—	40·1	
	1 55 Nachm.	—	39·2	
	3 20 „	—	39·0	
	4 30 „	—	38·9	
3. „	6 „	770	39·3	
4. „	12 10 „	—	39·0	Subcutane Injection v. 1 ccm Stier-Nebennierenextract (1:3 phys. Kochsalzlösung).
5. „	2 45 „	720	35·0	
	4 „	—	32·0	
	6 20 „	—	29·2	
6. „	11 30 Vorm.	—	—	Gestorben.

Section. Die Lungen dunkelroth, stark blutgefüllt, überall lufthaltig. Die Herzmusculatur blass, graubraun. In dem schwielig verdickten, mit der Bauchwand zusammengewachsenen linken Leberrande ein haselnussgrosser Abscess. Zwischen der Leber und dem Ventrikel dünne, eitrige Belegungen.

Versuch Nr. 3. Gelb und weisses Meerschweinchen, männlich.

Tag	Zeit	Körpergewicht	Rectaltemp.	Pulsfrequenz	Respirat.-frequenz	Bemerkungen
1898		g				
1. März	3h 45′ Nachm.	690	39·0	240	148	Subcutane Injection v. 1 ccm Katzen-Nebennierenextract (1:16 phys. Kochsalzlösung).
	8 10 „	—	38·7	216	104	
	9 „	—	38·6	—	—	
	9 45 „	—	38·3	—	—	
	10 5 „	—	38·3	—	—	
2. „	2 55 Vorm.	—	38·9	—	—	
	1 55 Nachm.	—	39·0	232	100	Subcutane Injection v. 2 ccm Katzen-Nebennierenextract (1:16 phys. Kochsalzlösung).
	2 20 „	—	39·0	—	—	
	3 20 „	—	38·8	224	116	
	4 30 „	—	39·5	240	112	
	9 20 „	—	39·4	—	—	
3. „	6 „	620	39·7	—	—	
4. „	1 Vorm.	—	39·2	—	—	

Tag	Zeit	Körpergewicht	Rectaltemp.	Pulsfrequenz	Respirat.-frequenz	Bemerkungen
1898		g				
4. März	12h 10′ Nachm.	610	39·0	—	—	Subcutane Injection v. 1 ccm Katzen-Nebennierenextract (1:16 phys. Kochsalzlösung).
	1 25 „	—	39·2	—	—	
	3 „	—	40·0	—	—	
	6 55 „	—	39·6	—	—	
	11 10 „	—	39·4	—	—	
5. „	3 15 Vorm.	—	39·1	—	—	Subcutane Injection v. 2 ccm Stier-Nebennierenextract (1:3 phys. Kochsalzlösung).
	3 5 Nachm.	—	39·0	—	—	
	3 35 „	—	36·7	—	—	
	4 „	—	36·1	—	—	
	6 35 „	—	36·6	—	—	
6. „	12 45 „	580	39·1	—	—	
7. „	8 Vorm.	560	—	—	—	Gestorben.

Sectionsbefund: Enteritis.

Katzen.

Versuch Nr. 1. Grauschwarzer Kater. Gewicht 4930 g.

19. Februar 1898. Um 7h 50′ Nachm. Temperatur 39°. In die Vena saphena dextr. wurde 1 ccm von einem Kaninchen-Nebennierenextract (1:16 phys. Kochsalzlösung) eingespritzt.

19. Februar 1898.	9h 10′ Nachm.	Temperatur 40·0°	
20. „ „	2 30 Vorm.	„ 39·3	
—	7 40 Nachm.	„ 39·2	
21. „ „	—	„ 39·4	Gewicht 4720 g
22. „ „	7 10 „	„ 39·9	„ 4250
23. „ „	8 45 „	„ 40·2	„ 4130
24. „ „	2 „	„ 38·8	—
25. „ „	2 Vorm.	Gestorben.	

Section. Die Lungen und auch die Leber und die Nieren ziemlich stark mit Blut gefüllt. In der Bauchhöhle ein Theelöffel von einer klaren, hellgelben Flüssigkeit. Bakteriologische Proben aus der Milz zeigen eine Reincultur von kurzen Stäbchen.

Versuch Nr. 2. Grauschwarzer Kater.

24. Februar 1898. 7h 30′ Nachm. Gewicht 3200 g
— 8 30 „ „ 3170 Temperatur 39·1°

Erhält eine subcutane Injection von 8 ccm Ochsen-Nebennierenextract (1:3 phys. Kochsalzlösung).

24. Februar 1898. 9h 20′ Nachm. Temperatur 38·9°
— 10 10 „ „ 38·9. Das Thier zeigt deutliche Schwäche und beschleunigte Athmung.

26. Februar 1898. 3[h] Vorm. Temperatur 39·4°
— 3[h]10′ „ „ 40·9 Gewicht 2980[g]

Stumpf. Zeigt, namentlich in den hinteren Extremitäten, eine nicht unbeträchtliche Muskelschwäche.

27. Februar 1898. 3[h] Nachm. Temperatur 40·4°, Gewicht 2940[g]
28. „ „ 9 „ „ 39·9 „ —
1. März „ 2 20′ „ „ 40·0 „ 2750
2. „ „ 2 „ Liegt schlaff da und reagirt wenig.
— 8 30 „ Gestorben. Gewicht 2625[g].

Section. Keine makroskopisch nachweisbaren Veränderungen in den inneren Organen. Culturen aus der Milz zeigen kurze Stäbchen in Reincultur.

Nachdem wir nun einen ausführlichen Bericht über die von uns angestellten Versuche, die Extractwirkungen zu erforschen, geliefert haben, werden wir nachsehen, welche Conclusionen aus diesen Versuchen gezogen werden können. Unsere erste Aufgabe soll es sein, die Frage von der Giftigkeit der Nebennierenextracte zu behandeln. Schon aus den Versuchsprotocollen ist hervorgegangen, dass mehrere Thiere durch intercurrente Processe, andere dagegen in unmittelbarer Folge der Injection der Extracte zu Grunde gegangen sind. Dieses tritt noch deutlicher in der folgenden übersichtlichen Zusammenstellung der bei Kaninchen[1] ausgeführten Versuche, in welcher wir ausser der Todesursache auch die Anzahl der jedem Thiere gegebenen Injectionen und die Zeit angeben, welche die Thiere nach der ersten und der letzten Injection gelebt haben, hervor.

Kaninchen. Versuch Nr.	Anzahl der Injectionen	Lebensdauer nach der ersten Injection	Lebensdauer nach der letzten Injection	Todesursache
1	3	11 Tage	2 Tage	Ulcera ventriculi + Peritonitis.
2	10	22 „	—	Infection.
5	2	4 „	2 Tage	Wurde getödtet.
6	2	1 Tag	1 St. 17 Min.	Lungenödem + Lungenblutung.
7	6	7 Tage	—	?
8	4	16 „	7 Tage	Pleuritis + Pericardit. + Myocardit.
9	3	2 „	1 St. 55 Min.	Lungenödem.
10	2	9 „	5 Tage	Enteritis? (Nicht secirt).
11	3	6 „	Min.—Max. 4—21 St.	Enteritis + ?
12	3	6 „	4—21 „	Lungenödem + Enteritis.

[1] Kein einziges der anderen Versuchsthiere (3 Meerschweinchen und 2 Katzen) ist direct den Wirkungen des Nebennierenextractes erlegen.

Kaninchen. Versuch Nr.	Anzahl der Injectionen	Lebensdauer nach der ersten Injection	Lebensdauer nach der letzten Injection	Todesursache
13	2	3 Tage	45 Min.	Lungenödem.
14	1	2 „	Min.—Max. $1^1/_2$—2 Tage	Enteritis.
15	2	2 „	50 Min.	? (Herzlähmung?)
16	3	13 „	Min.—Max. 3—15 St.	Lungenödem + Lungenblutung.
17	6	23 „ (Lebt noch)	—	—
19	1	7 Min.	7 Min.	Lungenödem + Lungenblutung.
20	5	4 Tage	3 „	Lungenödem + Lungenblutung.
21	3	12 „ (Lebt noch)	—	—
22	5	10 Tage (Lebt noch)	—	—
23	5	10 Tage (Lebt noch)	—	—

Obgleich die meisten Versuchsthiere mehrere Injectionen bekommen haben, scheint nur eine Minderzahl durch Infection zu Grunde gegangen zu sein, vorausgesetzt, dass nicht der oft auftretende Darmkatarrh als Zeichen einer solchen aufzufassen ist. Es ist aber nicht undenkbar, dass dieser Katarrh durch die von den Nebennierenextracten bewirkte Intoxication hervorgerufen worden ist. Vielleicht stehen die Darmcatarrhe auch in gar keiner Beziehung zu den Extractinjectionen, sondern sind unter den in demselben Käfig zusammengebrachten Thieren zu einer Art endemischen Ausbreitung gelangt.

Die bei den Versuchen Nr. 1 und 8 nachgewiesenen Krankheiten waren von älterem Datum und hatten sicher gar nichts mit den Injectionen zu thun. Einige Versuche, wie Nr. 7 und 15, liessen keine bestimmte Todesursache erkennen. Es sind dann 7 Versuche übrig, nämlich Nr. 6, 9, 12, 13, 16, 19 und 20, wo der Tod zweifellos durch die toxischen Eigenschaften der Nebennierenextracte hervorgerufen worden ist. In allen diesen Fällen ist die Todesursache Lungenödem gewesen.

Es fragt sich, bei welchen Dosen und bei welcher Art der Injection der Tod hervorgebracht worden ist. Folgende Tabelle enthält in dieser Hinsicht nähere Aufschlüsse nebst einigen damit in Zusammenhang stehenden Daten. Die Versuche sind in einer Reihenfolge nach der Grösse der tödtlichen Dosen geordnet.

Versuch Nr.	Injectionsweise	Menge extrahirter frischer Drüse	Von welchem Thier?	Tod nach welcher Zeit?	Concentration des Extractes	Körpergewicht des Versuchsthieres
		g				g
20	Intravenös	0·13	Kalb	3 Minuten	1 : 6	1630
6	„	0·33	Schwein	1 St. 17 Min.	1 : 3	1990
12	Subcutan	0·33	Stier	4—21 St.	1 : 3	880
16	„	0·50	„	3—15 „	1 : 2	1700
9	Intravenös	0·66	„	1 St. 55 Min.	1 : 3	1590
13	Subcutan	1·0	„	45 Minuten	1 : 3	840
19	Intravenös	1·5	Ochs	7 „	3 : 2	1100

Die subcutanen Injectionen scheinen im Allgemeinen eine langsamere Wirkung als die intravenösen zu haben.

Die Anzahl der Versuche ist zu gering, um irgend welche bestimmten Schlüsse über die Grösse der letalen Dosis zu gestatten. Dass individuelle Verhältnisse sich in einem nicht unbeträchtlichen Grade geltend machen, scheint sich jedoch schon hier mit Wahrscheinlichkeit zu ergeben. Dies wird aber noch deutlicher, wenn wir diese Versuche mit den in der folgenden Tabelle zusammengestellten vergleichen, in welchen ebenso grosse Dosen von Extract angewendet worden sind, ohne einen tödtlichen Ausgang herbeizuführen.

Versuch Nr.	Injectionsweise	Menge extrahirter Drüse	Thierart	Concentration des Extractes	Körpergew. des Versuchsthieres
		g			g
22	Intravenös	0·17	Kaninchen u. Ochs	1 : 3	1800
17	„	0·33	Widder	1 : 10	1290
8	„	0·33	Stier	1 : 9	1610
5	„	0·33	Schwein	1 : 15	1760
2	„	0·33	„	1 : 3	1460
9	„	0·33	Ochs	1 : 3	1582
2	„	0·50	Meerschweinchen	1 : 2	1340
8	„	0·67	Schaf	1 : 3	1690
9	„	0·67	„	1 : 3	1582
2	Subcutan	0·33	Kaninchen	1 : 25	1350
11	„	0·33	Ochs	1 : 3	950
11	„	0·33	Stier	1 : 3	880
16	„	0·33	Widder	1 : 3	1720
21	„	0·33	Kalb	1 : 3	1710
22	„	0·33	„	1 : 3	1950
23	„	0·33	„	1 : 3	890
23	„	0·33	Kaninchen	1 : 3	800

Versuch Nr.	Injectionsweise	Menge extrahirter Drüse	Thierart	Concentration des Extractes	Körpergew. des Versuchsthieres
		g			g
16	Subcutan	0·50	Stier	1 : 2	1700
17	„	0·50	„	3 : 2	1260
13	„	0·67	Schaf	1 : 3	950
16	„	0·67	Stier	1 : 3	1820
17	„	1·0	„	1 : 3	1290
2	„	1·7	Ochs	1 : 3	1340
2	„	1·7	Schaf	1 : 3	1270
7	„	1·7	Ochs	1 : 3	1100

Aus den beiden letzten Tabellen scheint also hervorzugehen, dass die tödtliche Dose der Nebennierenextracte innerhalb ziemlich weiter Grenzen schwankt.

Zu Folge der verhältnissmässig geringen Anzahl der Versuche lässt es sich nicht mit Bestimmtheit entscheiden, welche Bedeutung für die tödtliche Wirkung dem Concentrationsgrade und der Herkunft der Extracte beizumessen ist.

Dass, wie von Vincent angegeben wird, eine partielle Immunität nach einigen Injectionen eintrete, geht wenigstens aus unseren hier mitgetheilten Versuchen nicht hervor.

Die nach der Injection von Nebennierenextract sich entwickelnden Symptome gestalten sich, je nach den grösseren oder kleineren Dosen, nach dem Wege, auf welchem die Extracte in den Körper gebracht werden, und vor Allem je nach der Thierart, von welcher sie herstammen, etwas verschieden.

Nach intravenösen Injectionen von relativ grossen Gaben finden wir die Thiere im Allgemeinen bald nach der Injection, gewöhnlich nach ein paar Minuten, mit einem eigenthümlichen starren Blick ganz stille sitzen; die Athmung wird tief und dyspnoisch, die Thiere nehmen eine schlaffe Haltung an und liegen mit ausgestreckten Extremitäten auf dem Bauche. Diese Schlaffheit kann entweder in völlige Prostration übergehen, bis endlich unter Dyspnoe und Herzschwäche der Tod eintritt, oder sie wird — was bei Injectionen der meisten Extracte in concentrirter Form der Fall ist — von einem häufig sehr heftigen Agitationszustand unterbrochen. Oft stellen sich am Ende dieser Agitation hochgradige Dyspnoe und Blutung aus Mund und Nase ein. Erholen sich die Thiere nach der Agitation, so hält die dyspnoische Athmung noch eine Zeit lang an. Nicht selten stellen sich ziemlich reichliche Diuresis und schnell auf einander folgende Darmentleerungen ein. Wenn tödtliche Dosen angewendet worden sind, scheint die Körpertemperatur im Allgemeinen bis zum Tode zu sinken, in anderen Fällen aber zeigt sie sich in der Regel, je nach der Herstammung des Extractes, in verschiedener Richtung beeinflusst.

Bei der subcutanen Injection grosser Gaben finden wir in der Hauptsache dasselbe Krankheitsbild wie nach der intravenösen, aber mit dem Unterschied, dass bei der subcutanen Injection die Agitation nicht zu Stande kommt.

Unter den nach kleineren, intravenös oder subcutan gegebenen Dosen auftretenden Symptomen scheint die Veränderung der Körpertemperatur am meisten charakteristisch zu sein.

Um die nach Extractinjectionen eintretenden Temperaturveränderungen besser zu veranschaulichen, haben wir folgende tabellarischen Zusammenstellungen gemacht (siehe S. 163—165), aus denen zugleich hervorgeht, in welchem Grade die Extracte auf die Temperatur einwirken.

Ein Blick auf die hier mitgetheilten Tabellen zeigt deutlich, dass die von einer Gruppe von Thieren, nämlich Kaninchen, Meerschweinchen, Katzen, Widdern und Stieren, stammenden Nebennieren fast constant eine Temperatursteigerung, diejenigen von einer anderen Gruppe, Schafen, Schweinen und Ochsen, fast constant eine Herabsetzung der Temperatur herbeiführen. Eine noch bessere Uebersicht von diesen Thatsachen liefern die am Ende der Abhandlung beigefügten Tabellen.

Der erwähnte Unterschied in den Wirkungen der Nebennierenextracte verschiedener Thiere tritt sowohl bei intravenöser, als bei subcutaner Injection auf.

Es ist eigentlich nur ein Thier, nämlich der Stier, dessen Nebennieren Extracte geben, mit welchen bei intravenöser Injection wechselnde Resultate erhalten worden sind. In der Regel bewirken die Stier-Nebennierenextracte eine Temperatursteigerung, doch hat sich, wie aus der Taf. II, Fig. 11 und 13 ersichtlich ist, in zwei Fällen eine Senkung eingestellt.

Zwar haben wir auch mit Schwein- und Ochsen-Nebennierenextracten in Ausnahmefällen von den normalen abweichende Resultate erhalten, doch deutet die in diesen Fällen lange anhaltende Temperatursteigerung auf eine stattgefundene Infection oder eine anderweitige Intoxication hin.

Dass die verschiedene Herstellung der Extracte für die Hervorrufung der besprochenen qualitativen Unterschiede von untergeordneter Bedeutung ist, geht deutlich aus der in Taf. II, Fig. 12 veranschau-

Fälle von Temperatursteigerungen nach intravenösen Injectionen.[1]

Versuchsthier	Versuch Nr.	Extractmenge	Art der Zubereitung des Extractes	Concentration	Von welchem Thier stammte der Extract?	Deutlich merkbare Temperatursteigerung nach	Maximale Temp.-Steigerung	Maximale Temperatursteigerung nach	Nach welcher Zeit besteht keine Temp.-Steigerung mehr?
		ccm					Grad C.		
Kaninchen	22	0·5	T.	1 : 3	Kaninchen	35 Min.	1·3	1 St. 5 Min.	25 1/2 St.
"	5	1·0	F.K.	1 : 16	"	—	1·1	2 " 15 "	27 "
"	1	1·0	F.K.	1 : 15	"	15 "	1·1	3 " 30 "	30 "
"	2	1·0	F.K.	1 : 15	"	20 "	2·3	3 " 15 "	22 "
"	2	2·0	F.K.	1 : 15	"	30 "	1·4	2 " 30 "	53 "
"	2	2·0	F.K.	1 : 15	Meerschweinch.	—	1·3	2 " 30 "	11 "
"	7	2·0	F.K.	1 : 15	"	—	1·2	4 " 45 "	17 1/2 "
"	17	3·0	F.K.	1 : 10	Widder	1 St. 20 Min.	1·2	4 " 15 "	22 1/2 "
"	20	0·5	T.	1 : 25	Stier	—	0·7	6 " 30 "	7 "
"	17	1·0	T.	1 : 25	"	—	0·7	6 " 30 "	—
"	6	1·0	F.K.	1 : 40	Katze	—	1·4	5 St.	14 "
Katze	1	1·0	F.K.	1 : 16	Kaninchen	—	1·0	1 St. 20 Min.	6 St. 50 Min.

[1] Erklärung der in folgenden Tabellen vorkommenden Abkürzungen:
T. = Aus trockener Nebennierensubstanz hergestellter Extract.
F. K. = Aus frischer Nebennierensubstanz in Kälte hergestellter Extract.
F. W. = Aus frischer Nebennierensubstanz in Wärme hergestellter Extract.

Fälle von Temperatursteigerungen nach subcutanen Injectionen.

Versuchsthier	Versuch Nr.	Extract-menge	Art der Zubereitung des Extractes	Concentration	Von welchem Thier stammte der Extract?	Wahrnehmbare Temperatursteigerung nach	Maximale Temp.-Steigerung	Maximale Temperatursteigerung nach	Nach welcher Zeit besteht keine Temp.-Steigerung mehr?
		ccm					Grad C.		
Kaninchen	2	8	F.K.	1 : 25	Kaninchen	—	1·9	5 St.	38 1/2 St.
"	23	1	T.	1 : 3	"	1 St.	1·6	2 "	26 "
"	16	1	F.K.	1 : 3	Widder	—	0·3	4 St. 15 Min.	—
"	11	1	F.K.	1 : 6	Stier	—	0·7	1 " 20 "	—
"	11	1	F.K.	1 : 3	"	—	0·7	2 St.	11 "
"	12	1	F.K.	1 : 3	"	—	1·4	4 "	—
"	14	1	F.K.	1 : 3	"	45 Min.	0·7	3/4 "	24 "
"	16	2	F.K.	1 : 3	"	—	0·9	4 "	8 "
"	17	3	F.K.	1 : 3	"	—	0·6	4 "	—
"	10	0·5	F.K.	1 : 16	Katze	—	0·4	6 1/2 "	27 "
"	12	1·0	F.K.	1 : 16	"	—	1·3	6 1/4 "	—
"	12	1·0	F.K.	1 : 16	"	1 St. 5 Min.	1·6	6 1/2 "	24 "
Meerschweinch.	2	0·5	F.K.	1 : 16	"	—	1·9	6 1/2 "	—
"	3	1	F.K.	1 : 16	"	—	0·8	3 "	—
"	3	2	F.K.	1 : 16	"	—	0·7	—	—

Fälle von Temperatursenkungen nach intravenösen Injectionen.

Versuchsthier	Versuch Nr.	Extract-menge	Art der Zubereitung des Extractes	Concentration	Von welchem Thier stammte der Extract?	Wahrnehmbare Temperatursenkung nach	Maximale Temp.-Senkung	Maximale Temperatursenkung nach	Nach welcher Zeit besteht keine Temp.-Senkung mehr?
		ccm					Grad C.		
Kaninchen	8	2	F.K.	1 : 3	Schaf	35 Min.	0·8	35 Min.	2 St. 20 Min.
"	9	2	F.K.	1 : 3	"	—	1·1	45 "	5 " 20 "
"	7	$^3/_4$	F.K.	1 : 3	Ochs	—	1·3	5 St. 30 Min.	22 St.
"	9	1	F.K.	1 : 3	"	3 St. 45 Min.	3·4	9 " 15 "	36 St. 30 Min.
"	22	0·5	T.	1 : 3	"	20 Min.	0·7	20 Min.	1 St.
"	8	3	F.K.	1 : 9	Stier	—	1·6	12 St. 30 Min.	26 St. 30 Min.
"	1	1	F.K.	1 : 10	Kalb	—	2·1	6 " 15 "	50 St.
"	1	1	F.K.	1 : 3	Schwein	3 St.	2·6	9 St.	—
"	2	1	F.K.	1 : 3	"	35 Min.	1·4	1 St. 15 Min.	—
"	5	5	F.K.	1 : 15	"	—	1·4	6 " 45 "	22 St. 30 Min.
Fälle von Temperatursenkungen nach subcutanen Injectionen.									
Kaninchen	2	5	F.K.	1 : 3	Schaf	45 Min.	1·0	2 St.	6 St. 30 Min.
"	2	5	F.K.	1 : 3	Ochs	55 "	5·2	6 St. 15 Min.	21 " 45 "
"	7	5	F.K.	1 : 3	"	1 St. 35 Min.	1·5	2 " 15 "	18 " 15 "
"	7	5	F.K.	1 : 3	"	1 " 15 "	1·4	2 " 30 "	6 St.
"	8	7	F.K.	1 : 3	"	1 " 20 "	3·2	7 " 15 "	—
"	23	$^3/_4$	F.W.	1 : 3	"	1 " 5 "	1·4	2 " 10 "	6 St. 40 Min.
"	23	1	T.	1 : 3	"	25 Min.	3·4	1 " 5 "	8 " 15 "
"	17	0·3	T.	3 : 2	Stier	45 "	1·3	7 " 45 "	23 St.
Meerschweinchen	3	2	F.K.	1 : 3	"	30 "	2·9	45 Min.	9 St. 50 Min.

lichten Wirkung des in verschiedener Weise hergestellten Ochsen-Nebennierenextractes hervor. Sei es ein aus trockener oder frischer Substanz, sei es ein in Kälte oder Wärme hergestellter Extract, so übt er dieselbe Wirkung aus. Betreffs der Wirkung des Ochsen-Nebennierenextractes ist zu bemerken, dass, nachdem der Temperaturabfall vorüber ist, eine die Norm nicht unbeträchtlich überschreitende Temperatur eintritt.

Aus unseren hier mitgetheilten, allerdings allzu geringzähligen Versuchen scheint hervorzugehen, dass die Wirkung der Extracte auf die Körpertemperatur, gleichviel ob sie intravenös oder subcutan eingespritzt werden, schon nach $^1/_2$ bis 1 Stunde deutlich wahrnehmbar ist, nach einigen Stunden maximal wird und nach im Allgemeinen 24 Stunden aufhört.

Von den bei Kaninchen Fieber erzeugenden Nebennierenextracten haben wir diejenigen von Kaninchen und Katzen auch bei Meerschweinchen und Katzen geprüft. Die zu erwartende Temperatursteigerung trat auch bei diesen Thieren ein. Bei einem der einen Nebenniere beraubten Kater (Nr. 48), welcher seit langer Zeit an Katarrh der Respirationswege litt und in Inanitionszustand sich befand, machten wir subcutane Injectionen von verschiedenen Extracten, ohne irgend einen nennenswerthen Einfluss auf die Temperatur zu erhalten. Dies hängt vielleicht davon ab, dass, wie Krehl und Mathes gezeigt haben, „hungernde Thiere weniger hoch oder gar nicht fiebern, falls die Fieberursache aseptisch ist.“

Eine nahe zur Hand liegende Frage ist natürlich die, ob die oben besprochene die Temperatur steigernde, bezw. senkende Wirkung der aus den Nebennieren extrahirten Stoffe eine für diese Organe specifische ist. Es ist hierbei zu bemerken, dass wenigstens eine die Temperatur steigernde Wirkung auch von den Extracten aus mehreren anderen Organen, wie den Muskeln, der Niere, der Milz, der Leber und der Thyreoidea, namentlich von französischen Forschern nachgewiesen worden ist. Nach Charrin giebt es in dem Protoplasma aller lebenden Zellen die Temperatur steigernde Stoffe.

Um viele in diesen Abschnitten sich darstellende Fragen, namentlich was die Natur der verschiedenen Wirkung der Extracte und den Angriffspunkt derselben auf den Organismus betrifft, endgültig zu entscheiden, sind natürlich neue und sehr umfassende Untersuchungen erforderlich.

Schlussfolgerungen.

1. Exstirpation der beiden Nebennieren führt bei Katzen und Hunden zum Tode. Wird die Exstirpation in einer Sitzung ausgeführt, erfolgt der Tod bei den Katzen nach im Mittel 68 Stunden, nach Exstirpation in zwei Sitzungen nach 134 Stunden und nach Exstirpation in drei Sitzungen nach 88 Stunden. Castrirte Katzen leben etwas länger als andere.

2. Exstirpation der beiden Nebennieren beim Kaninchen verursacht den Tod, wenn sie in einer Sitzung ausgeführt wird, nach 5 oder 6 Tagen. Verläuft einige Zeit zwischen den beiden Operationen, kann das Thier Monate am Leben bleiben, ohne krankhafte Veränderungen zu zeigen.

3. Nach einseitiger Exstirpation bleiben die Thiere am Leben. Kaninchen, Hunde und junge Katzen zeigen als Folge davon nur eine schnell vorübergehende Abmagerung, ältere Katzen aber eine länger andauernde.

4. Wird bei Katzen die eine Nebenniere und ein Theil der anderen abgetragen, bleiben die Thiere am Leben, wenn nicht der zurückgelassene Nebennierenrest nekrotisirt. Die Thiere sind nach diesem Eingriff längere Zeit sehr heruntergekommen.

5. Nach der zum Tode führenden vollständigen Abtragung der Nebennieren tritt in den 48 bis 24 letzten Stunden des Lebens ein charakteristischer starker Temperaturfall ein.

6. Der Eiweissumsatz wird bei Kaninchen und Katzen von der ein- oder beiderseitigen Nebennierenexstirpation nicht beeinflusst.

7. Nach vollständiger Nebennierenexstirpation, die zum Tode führt, sinkt das Körpergewicht continuirlich bis zum Tode. Die Thiere fressen nicht, oder nur unbedeutend.

8. Der Hämoglobingehalt und die Zahl der rothen Blutkörperchen werden von der Abtragung der Nebennieren nicht beeinflusst.

9. Nach vollständiger Entfernung der Nebennieren sind nimmer Paralysen zu beobachten. Bei Katzen bleibt nach diesem Eingriff die elektrische Erregbarkeit der Nerven bis zum Tode unverändert. Die Thiere zeigen aber eine hochgradige Schwäche und Prostration.

10. Subcutane Injectionen von Nebennierenextract rufen bei nebennierenlosen Katzen während des prämortalen Temperaturfalles Temperatursteigerung hervor und verbessern das Allgemeinbefinden der Thiere. Nach wiederholten Injectionen versagt diese Wirkung. Das

Leben kann nach Nebennierenexstirpation durch Extractinjectionen mit ca. 24 Stunden verlängert werden.

11. Intravenöse oder subcutane Injection von Nebennierenextract in genügender Menge verursacht bei dem Kaninchen den Tod durch Lungenödem und oft Lungenblutung. Ein Agitationszustand geht bei intravenöser Injection dem Tode voran. Die letale Dosis ist sehr wechselnd.

12. Extracte aus Nebennieren von Kaninchen, Meerschweinchen, Katzen, Widdern und Stieren bewirken bei subcutaner und intravenöser Injection beim Kaninchen in der Regel Temperatursteigerung, Nebennierenextracte von Schafen, Ochsen und Schweinen dagegen in der Regel Temperatursenkung, die beim Ochsen-Nebennierenextract oft von einer Temperatursteigerung gefolgt wird.

13. Intramusculäre „Greffe“ bleibt bei Katzen und Kaninchen ohne Erfolg.

Anatomischer Theil.

I. Geschichte.

Die Nebennieren der Säugethiere sind von einer bindegewebigen Hülle umgeben, in welcher Henle (96) beim Menschen zwei Schichten unterscheidet, eine äussere, aus mit spärlichen elastischen Fasern durchwebtem lockeren Bindegewebe bestehend, in dem sich die Gefässe verästeln, und eine innere, die aus parallelen, dicht gedrängten, von feinen, aber sehr engen elastischen Fasernetzen umsponnenen Bindegewebsbündeln zusammengesetzt ist.

Moers (156) beschreibt in der Kapsel ausser den Bindegewebsbündeln auch contractile und elastische Fasern, von denen die letzteren nach aussen an Menge zunehmen.

Nachdem durch die Untersuchungen Meckel's (150) und Nagel's (160) die früher, wie aus der Schilderung Haller's (90) hervorgeht, allgemein angenommene Ansicht von der normalen Existenz einer Cavität in den Nebennieren widerlegt worden war, wurden die Nebennieren in zwei auch makroskopisch unterscheidbare Substanzen getheilt, eine äussere Rinde von weisser oder gelber Farbe und eine central gelegene graue oder grauröthliche Marksubstanz. Mit Ausnahme von Hassall (94), der die Unterschiede zwischen Mark und Rinde als nur durch verschiedene Gefässanordnung und Pigmentgehalt bedingt ansieht, haben alle Autoren die makroskopische Trennung der Mark- und Rindensubstanz durch das Vorhandensein von verschiedenen

Zellenarten in diesen beiden Theilen verursacht gefunden, eine Ansicht, die durch die Entdeckung Henle's im Jahre 1865, dass sich die Markzellen durch Chromsäure und ihre Salze braun färben, eine kräftige Stütze fand. Nur Creighton (52) hegt unter den neueren Untersuchern eine abweichende Meinung, indem er die äusserste Schicht der Rinde (die Zona glomerulosa Arnold's [19]) als Rinde dem übrigen Theil des Organes entgegenstellt.

Wir werden jetzt die Beschreibungen der Autoren bezüglich des Baues der Rinden- und Marksubstanz zusammenstellen, um dann über die Schilderungen der Gefässe und Nerven zu referiren.

1. Rinde.

Alle Untersucher haben ein bindegewebiges Stroma und darin liegende specifische Elemente des Rindenparenchyms gefunden. Ueber die Anordnung und Form dieser Bestandtheile gehen aber die Ansichten weit aus einander. Der Uebersichtlichkeit halber besprechen wir zunächst die Beschreibungen der allgemeinen Anordnung des Rindenparenchyms und dann die verschiedenen Auffassungen der Form und Bestandtheile der Zellen.

Allgemeine Anordnung des Rindenparenchyms.

Zwei Ansichten stehen bezüglich der Structur der Nebennierenrinde einander entgegen.

Die ersten Untersucher, welche eine genauere histologische Beschreibung der Nebenniere lieferten, Simon (185), Ecker (64) und Hassall (a. a. O.), fassten die Rinde als aus geschlossenen Schläuchen bestehend auf, die aus einer structurlosen Membran gebildet sind und körniges Plasma, Fettkörnchen, Kerne und Zellen einschliessen. Diese Schläuche sind nach Simon und Hassall cylindrisch mit abgerundeten Enden und reichen von der Peripherie bis zum Mark. Ecker aber beschreibt sie beim Menschen als rundlich oder oval und von verschiedener Grösse, indem die kleinsten an der Grenze zwischen Mark und Rinde und an der Peripherie gelegen sind, die dazwischen liegenden aber längere, an einander gereihte verticale Schläuche darstellen. Zwischen den Schläuchen verlaufen von der Kapsel senkrecht zum Mark Bindegewebezüge. Bei den Säugethieren findet er im Wesentlichen denselben Bau, nur hat er beim Hund und der Katze die Schläuche in der mittleren Partie der Rinde wegen des grossen Reichthums an Fettkörnern nicht verfolgen können.

Eine andere Ansicht hegt Kölliker (115). Durch ein von der Hülle ausgehendes bindegewebiges Gerüst, welches mit dünnen, unter einander vereinten Blättern die ganze Rinde durchzieht, wird diese in senkrechte, neben einander stehende Fächer getheilt, die durch zartere Querwände wieder in kleinere Räume getheilt werden. In diesen Räumen liegen nackt, ohne von Drüsenmembranen zusammengehalten zu werden, Haufen von Parenchymzellen, die Rindencylinder. Nur in den inneren Theilen der Rinde kommen von Membranen begrenzte rundliche oder ovale Blasen vor, die nicht von Zellen, sondern nur von Fetttröpfchen ausgefüllt sind und die er für degenerirte Zellen hält.

Der ersten Ansicht haben sich unter den nachfolgenden Forschern Harley, Gerlach, Luschka, Henle, Grandry und, in neuerer Zeit, Guarnieri und Magini angeschlossen.

Gerlach (75) und Luschka (138) schliessen sich in ihren Beschreibungen fast ganz an Ecker an, nur beschreibt Luschka das Bindegewebe als ein Fachwerk. Harley (93) findet aber die Schläuche im Allgemeinen gegen die Oberfläche perpendiculär, in den äusseren Theilen sehr lang, in den inneren unregelmässig und kleiner, 1 bis 5 Zellen einschliessend.

Nach Guarnieri und Magini (85) gehen von der Bindegewebskapsel Septa in die Rinde hinein, von denen einige die Nerven bis an das Mark begleiten, die anderen aber nach kurzem Verlauf aufhören. Zwischen diesen Septen liegen die von structurlosen Membranen umgebenen gewundenen Drüsenröhren, die aus cylindrischen Zellen bestehen.

Eine vermittelnde Stellung nehmen Henle und Grandry ein.

Henle (96) beschreibt ein durch die ganze Rinde gehendes Bindegewebsstroma, worin die in Säulen oder Schläuchen angeordneten Zellen eingebettet liegen. Der Kapsel zunächst liegen die Zellen frei im Bindegewebe in kugeligen oder elliptischen Haufen angeordnet, von denen er nicht entscheiden kann, ob sie allseitig geschlossen sind oder Durchschnitte gewundener Schläuche darstellen. In der Mitte der Rinde liegen die in parallelen, senkrechten, von structurlosen Membranen umgebenen Schläuche, die auch bis an die Kapsel hervordringen können, wo sie bogenförmig in einander übergehen. Dem Mark zunächst sind die Zellen in netzförmig verbundenen Strängen angeordnet, die meistens membranlos sind.

Grandry (82) findet, wie Henle, in der Rinde theils von Membranen umhüllte Schläuche, theils frei im Bindegewebe liegende Zellenhaufen, welche letzteren auch er an der Grenze zum Mark beschreibt. Die der Kapsel zunächst gelegene Schicht besteht aber, wie er gegen Henle hervorhebt, aus hohlen Blasen mit verschiedenartigem Inhalt und structurloser, oft gefalteter Wand. In der mittleren Schicht liegen von Membranen ausgekleidete Schläuche, deren Membranen er nur beim Rind vermisst hat.

Der Ansicht Kölliker's ist die Mehrzahl der Autoren gefolgt, so Leydig, Moers, Joesten, Frey, Arnold, v. Brunn, Eberth, Mitsukuri, Gottschau, Räuber, Dostojewsky, Stilling und Pfaundler.

Die Beschreibung Leydig's (133) stimmt mit derjenigen Kölliker's in allem Wesentlichen überein, nur erwähnt er die Schläuche Kölliker's nicht.

Moers, Joesten und Frey beschreiben die Formen der Bindegewebsmaschen genauer.

Nach Moers (156) theilen ziemlich breite, perpendiculäre Fortsätze der Kapsel die Rinde in grössere radiäre Fächer ab. Diese Räume werden durch kleinere Züge in ovale, nur an der Oberfläche mit einzelnen rundlichen abwechselnde Fächer getheilt, von welchen bei den meisten Säugethieren höchstens zwei bis drei von der Kapsel aus auf einander folgen, während sie beim Menschen bis etwas über die Hälfte der Rinde hinausreichen. „Dann werden die Maschen immer kürzer und Anfangs wohl auch etwas breiter, so dass aus den ovalen rundliche oder polygonale entstehen.“ Durch Auflösung des Bindegewebes entsteht so dem Marke zunächst ein engmaschiges Netz, in dessen Maschen nur eine einzige Zelle Platz findet. Die Blasen Kölliker's betrachtet er als pathologische, degenerirte Zellen.

Joesten (109) unterscheidet zwei Schichten, eine äussere, die aus Kapseln gebildet wird, welche durch von der Hülle ausgehende Bindegewebsbalken abgegrenzt werden, und eine innere, die durch die von der Hülle stammenden Bindegewebszüge in radiäre Fächer getheilt ist. Alle diese Räume werden von feineren Bindegewebsfasern durchsetzt, die ein feines Netz bilden, in dessen Maschen die einzelnen Zellen liegen.

Nach Frey (71) wird die Rinde durch radiär angeordnete Bindegewebszüge und sie verbindende Balken in Räume getheilt, die der Kapsel zunächst kurz, mehr nach innen aber säulenartig sind. Ihre Querschnitte sind länglich, nieren- oder halbmondförmig. An der Grenze zum Mark werden diese Räume wieder kürzer und kugelig. Hier strahlt auch das Bindegewebegerüst aus einander, so dass ein dichtes Geflecht entsteht. In allen diesen Schichten findet er, wie Joesten, Bindegewebsnetze zwischen den einzelnen Zellen.

Eine sehr eingehende Schilderung der Nebennierenrinde, welche den meisten späteren Beschreibungen zu Grunde liegt, liefert

Arnold (19), auf seine Beobachtungen beim Rind und Menschen gestützt. Nach der Anordnung des Bindegewebes und der Gefässe theilt er die Rinde in drei concentrische Zonen ein: Zona glomerulosa, Zona fasciculata und Zona reticularis.

Die der Kapsel zunächst gelegene Zona glomerulosa wird von vertikalen gröberen und feineren Bindegewebszügen durchsetzt, welche durch bogenförmige Querzüge mit einander verbunden sind und derart eine Schicht rundlicher Räume begrenzen. Von diesen gröberen Balken gehen feinere Züge aus, die in den Räumen ein Netzwerk bilden, in dessen Maschen die einzelnen Zellen liegen.

Durch von der Kapsel oder den Bindegewebsbalken der Z. glomer. ausgehende verticale, parallele Balken wird die nächste Schicht, die Z. fasc., in parallele, längliche Räume getheilt, welche ihr ein streifiges Aussehen verleihen. Feinere, quer und schief verlaufende Züge verbinden diese gröberen Balken und bilden auch hier kleine quadratische oder längliche Räume, in denen die Zellen meist einzeln liegen. Ob das Bindegewebe die Räume vollständig abschliesst oder nicht, lässt Arnold dahingestellt, immer hat er doch Leisten, nicht Membranen, gesehen. Von den Membranen Henle's glaubt er, dass sie durch die Wände der Capillaren vorgetäuscht worden sind.

In der dritten Schicht, der Z. retic., lösen sich die grösseren Bindegewebspfeiler der Z. fasc. in ein sehr feines, engmaschiges Reticulum auf, „das an keiner Stelle durch derbere Bindegewebszüge unterbrochen wird“, und in dessen Maschen die einzelnen Zellen liegen.

Eberth (63) unterscheidet in der Rinde zwei bis drei Schichten. Im letzteren Falle, wie bei dem Menschen, Schwein, Hund, Igel und Meerschweinchen, findet sich eine äussere und innere Schicht rundlicher Zellenhaufen (Parenchymkörper), von einander getrennt durch eine Schicht cylindrischer Zellenstränge (Rindencylinderstränge). Bei anderen Thieren, Rind, Pferd, Katze, Kaninchen, Maus, fehlen die äusseren Zellenhaufen und die Rindencylinder stossen unmittelbar an die Kapsel. Eine scharfe Grenze dieser Schichten giebt es jedoch nirgends. Die Rindenstränge stellen längliche, cylindrische Zellenhaufen dar, die beim Menschen unter der Kapsel vielerorts durch kurze Schleifen communiciren und auch im weiteren Verlaufe mitunter anastomosiren. Bei den Thieren, welche der äusseren Parenchymkörper ermangeln, bilden die oberflächlichen Rindenstränge kürzere, mit einander anastomosirende rundliche und cylindrische Haufen (Rind), oder sie sind Cylinder, die unter der Kapsel durch kurze Bogen in einander übergehen (Kaninchen, Maus, Katze). Die Rindenstränge des Pferdes sind schmale Bänder und

Rinnen, die nach aussen durch allmähliche Vereinigung ihrer Ränder in blind geschlossene Hohlcylinder übergehen.

Durch ein von der Kapsel ausgehendes Bindegewebsnetz werden diese verschieden geformten Zellenhaufen und -stränge von einander getrennt.

In der fünften Auflage seiner Gewebelehre giebt Kölliker (116) einige genauere Angaben über das Aussehen der Rindencylinder beim Pferd, Schwein und Menschen. Am deutlichsten sind die Verhältnisse beim erstgenannten Thiere, wo Flächenschnitte zeigen, dass die Cylinder „selten wirklich solche sind, sondern meist bandartige, oft der Fläche nach gebogene Stränge darstellen, ja selbst als geschlossene Ringe erscheinen, so dass sie schlauchförmigen Drüsen gleichen". Die an der Kapsel canalartig geschlossenen Stränge gehen nach innen zu in mehr und mehr offene Halbcanäle über, um sich im inneren Theil der Rinde in mannigfacher Weise zu krümmen und unter einander zu anastomosiren. Diese Verhältnisse erklären die an Verticalschnitten beobachteten scheinbaren bogenförmigen Anastomosen zweier Cylinder an der Kapsel.

Bandähnliche Stränge beschreibt auch Creighton (52) in der äusseren Zone der Nebennierenrinde beim Pferd und Hund, die er allein als Rinde bezeichnet. Sie besteht beim Pferd aus „a compact row of independent structures, presumably flattened discs with thin margins and folded in such a way that their thin edges come together and point in a radial direction towards the centre of the organ." Bei den übrigen Säugethieren ist diese Zone nicht so hoch differenzirt, aber doch immer als eine Zone von dicht stehenden Kernen zu unterscheiden. Keine Uebergänge zu den inneren Theilen finden sich dort vor.

v. Brunn (40) folgt im Allgemeinen der Beschreibung Arnold's. In der Z. fasc. des Pferdes hat er ein feinstes Bindegewebsreticulum gesehen, das jede einzelne Zelle korbartig umschliesst. Bei anderen Thieren hat er es jedoch nicht wiederfinden können, und er glaubt mit Eberth und Kölliker, dass hier mehrere Zellen in einer Masche liegen. Bei dem Menschen, Löwen, Meerschweinchen und der Ratte zeigt die Z. glom. die von Arnold beschriebenen Verhältnisse, beim Pferd und Hund dagegen gehen die Zellstränge bis an die Kapsel, indem sie jedoch in einiger Entfernung davon die von Kölliker beschriebene Rinnenform annehmen. Die Grandry'schen Blasen sieht er als fehlerhafte Deutungen der Bilder der Z. glom. an ungefärbten Präparaten an.

Nach Mitsukuri (153) bildet beim Kaninchen das Bindegewebe der Rinde ein feines Netzwerk, in dessen Maschen die Zellen einzeln liegen. Durch gröbere Züge werden die Zellen in Gruppen angeordnet, deren verschiedene Formen den verschiedenen Zonen das charakteristische Aussehen verleihen. Der Kapsel zunächst sieht man lange, radiäre Säulen, die unmittelbar unter der Kapsel bogenförmig in einander übergehen. Die Zellen sind hier dichter gepackt, als in der mittleren Zone. Zwischen den Säulen liegen Blutgefässe. Allmählich geht diese Zone in die mittlere (Z. fasc. Arnold) über, deren Säulen kürzer und dicker sind. Die innerste Zone hat unregelmässige Zellgruppen und sehr zahlreiche Capillaren.

Gottschau (78) findet eine durch in Haufen angeordnete Zellen ausgezeichnete Z. glom. bei dem Menschen, Kalb, Schaf, der Fledermaus und Katze, während bei anderen Säugethieren, wie Hund und Kaninchen, die Z. fasc. bis zur Kapsel geht, wo ihre Zellstränge bogenförmig in einander übergehen. In dieser äussersten Lage zeigen sie jedoch Verschiedenheiten im Aussehen der Zellen gegen die mittlere Schicht. In der Kapsel finden sich oft Haufen von Rindenzellen eingelagert. Stimmt in der Schilderung der Z. fasc. und retic. Arnold bei. Bei der Ratte, Maus, Fledermaus, dem Maulwurf und Eichhörnchen sind jedoch die Bindegewebszüge der Z. fasc. so aufgesplittert, dass eine radiäre Anordnung nicht zu erkennen ist. In der Z. retic. der Katze und des Kaninchens hat er oft die Zellen in platten tangentialen Zügen angeordnet gefunden.

Wie Joesten beschreibt Räuber (180) bei Rindern, Schweinen, Pferden, Hunden, Katzen und Menschen zwei Schichten der Rinde. Beide durchzieht ein Stroma von theils fibrillärem, theils lamellösem Bindegewebe, das im Allgemeinen allseitig geschlossene Hohlräume bildet. Diese Hohlräume sind in der äusseren Schicht (die Kapsel Joesten's) grösser, bei dem Schwein und der Katze oval mit dem grössten Diameter, im Allgemeinen der Oberfläche parallel, beim Hund und Pferde vielfach gekrümmt, und schliessen Haufen von Zellen ein. Im inneren Theil der Rinde sind sie kleiner, rundlich oder polyedrisch und schliessen je eine Zelle ein. Beim Menschen sind die grösseren Hohlräume auch in der mittleren Partie der Rinde vorhanden und hier von langgestreckt ovaler Form, mit der Längsachse radiär gestellt. Das von Joesten, Arnold, Frey und v. Brunn beschriebene feine Reticulum, das die einzelnen Zellen immer umschliessen soll, hat Räuber nicht beobachten können. Er erwähnt noch stärkere Bindegewebssepta, welche meistens in Begleitung grösserer Nerven die Rinde einstülpen und die äusseren Schichten eine Strecke weit mit sich ziehen.

Dostojewsky (58) findet ebenfalls, wie Gottschau, bei den Säugethieren eine zweifache Anordnung der Rindensubstanz. Bei Pferden,

Schweinen, Rindern, Schafen und Hunden gehen von der Kapsel Bindegewebsbalken aus, von denen einige die Marksubstanz erreichen, andere sich in feinste Fasern auflösen. Ausserdem finden sich kleinere Fortsätze, „die das Aussehen von Lamellen oder Fasern haben", und welche an der Kapsel und den grossen Balken entlang Fächer und Räume verschiedener Grösse und Gestalt bilden. In der übrigen Rindensubstanz zerfallen diese Bindegewebsbündel in feine Fasern, die ein feinstes Reticulum bilden. Bei Katzen, Kaninchen, Meerschweinchen und Ratten ist das bindegewebige Gerüst viel zarter und die weitmaschige Schicht kaum oder nicht ausgeprägt.

Stilling (186) unterscheidet beim Pferd und Rind zwei Schichten der Rinde, eine äussere Z. glomer., und eine innere, Z. fascic. In der Z. fasc. liegen gleichmässig vertheilte Zellen, „die nur durch die senkrecht gegen die Oberfläche gerichteten Capillaren eine eigentlich künstliche Gliederung erfahren." In der Z. glomer. liegen die Zellen in „theils einfachen platten, theils rinnenförmig gebogenen, sogar zu Röhren geschlossenen Säulen."

Nach Pfaundler (178) zeigt die Rinde einen wesentlich radiären Bau. Von der Kapsel gehen beim Pferd und Hund starke, aus Bindegewebfasern, elastischen Fasern und spärlichen glatten Muskelfasern bestehende, Arterien und Nerven führende Lamellen aus, die sich an dem Tangentialschnitt als netzförmig zusammenhängend erweisen und sich in ungefähr $^4/_5$ der Rinde verfolgen lassen, worauf sie sich in feine radiäre Fasern auflösen, die mitunter bis an die Markgrenze verlaufen. Beim Kaninchen sind sie sehr reich an elastischen Fasern, bei anderen Säugethieren, wie Affe, Fledermaus, Katze, Maus, Ratte, Meerschweinchen, Ziege und Rind, viel schwächer als bei den genannten, und beim Schwein und allen jungen Thieren sehr zart. Ausserdem kommen auch, wie Räuber, Guarnieri und Magini und wohl auch Dostojewsky beobachtet haben, Einziehungen der Kapsel vor.

Durch diese Bindegewebslamellen werden nun die Rindenstränge begrenzt, von denen er im Anschluss an die Schilderung Kölliker's beim Pferde und Hund folgende Formen unterscheidet: 1. An der Kapsel kuppenförmig geschlossene Hohlcylinder, 2. durch Halbkuppen abgegrenzte Rinnen; 3. massive, bandartige Stränge.

Im Lumen der Hohlcylinder und Rinnen verläuft ein dünnwandiges Capillargefäss. An dem inneren Ende der von der Kapsel ausgehenden Lamellen anastomosiren die verschiedenen Zellstränge mit einander durch die von Pfaundler so benannten „inneren Bögen". Von diesen Bögen gehen nach innen schmale Zellensäulen aus, die sich vielfach theilen und mit einander anastomosiren, derart zu dem Netze der früheren

Autoren Anlass gebend. Er ist geneigt, die Anordnung der Rindensubstanz „auf eine, ursprünglich mit einer einfachen Zelllage bekleidete, zu vielen verschieden gestalteten Falten centralwärts eingezogene bindegewebige Kapsel zurückzuführen“ und führt zu Gunsten dieser Ansicht die Befunde bei einem jungen Hunde an, wo diese Einstülpung der Kapsel deutlich hervortritt.

Diese Anordnung der Rindensubstanz hat er bei der Fledermaus, der Katze, dem Igel, dem Maulwurf, der Maus und dem Kaninchen wiedergefunden, weniger gut aber bei den übrigen untersuchten Thieren.

Die Rindenzellen.

Die ältesten Untersucher, Simon, Ecker und Hassall, erwähnen die Formen der Rindenzellen nicht, schildern aber im Inneren der Schläuche Kerne, Körner und Fetttröpfchen.

Nach Ecker (a. a. O.) ist die Menge der Fettkörnchen beim Hund und der Katze sehr gross, beim Menschen geringer und am kleinsten beim Rind. In der Pferde-Nebenniere wechselt der Fettgehalt mit dem Alter, indem die jungen Thiere sehr wenig Fett, die älteren dagegen reichlich haben. Die Körner, welche ausser dem Fett in den Zellen und Schläuchen eingeschlossen sind, werden von Alkalien gelöst und bilden mit Essigsäure eine schmierige Masse.

Das Vorkommen von Fett als Bestandtheil der Rindenzellen wird von vielen späteren Forschern beschrieben, so von Moers, Harley, Kölliker, Arnold, Henle, Grandry, Frey und Luschka, Eberth, Gottschau und Räuber.

Harley (a. a. O.), Arnold (a. a. O.), Frey (a. a. O.) und Luschka (a. a. O.) erwähnen das Vorkommen von Fett, ohne auf seine Reactionen und Vertheilung einzugehen.

Moers (a. a. O.) findet als Inhalt der Zellen ausser feinen, in Alkohol und Aether unlöslichen Körnern von gelblicher Farbe, die mit Alkalien oder Essigsäure blasser werden, aber darin nicht löslich sind, Fettkörnchen und -tröpfchen von wechselnder Grösse, die beim Menschen, bei Raub- und Nagethieren sehr zahlreich sind, in bedeutend geringer Menge aber bei Wiederkäuern und Dickhäutern vorkommen.

Nach Kölliker (116) wechselt auch der Fettgehalt der Rinde bei verschiedenen Thieren. Sehr gross ist er bei Raub- und Nagethieren, wogegen das Schwein und die Wiederkäuer nur spärlich Fett besitzen und dementsprechend die Rinde bei ihnen eine graue Farbe hat. Das Pferd hat in den äusseren Theilen der Rinde viel Fett, beim Menschen ist das Fett in der Jugend spärlich, nimmt aber mit dem Alter zu, so dass die ganze Rinde mit Ausnahme des innersten Theiles gelbweiss wird.

Henle (96) giebt ebenfalls an, dass beim Menschen der Fettgehalt mit dem Alter zunimmt. Das Fett ist in der mittleren Partie der Rinde gelegen und nimmt im Allgemeinen von aussen nach innen ab.

Grandry (a. a. O.) findet beim Hund und der Katze eine grosse Menge Fett, das auch in den Kernen gelegen ist. Beim Menschen liegt das Fett in der mittleren Partie der Rinde in Form von Krystallnadeln oder Körnchen.

Eberth (a. a. O.) findet die mittlere Schicht der Rinde bei manchen Thieren constant, beim Menschen mitunter von Fetttröpfchen durchsetzt.

Gottschau (77, 78) findet in der Z. glomer. und fasc. der Säugethier-Nebennieren Fettkörnchen.

In der äusseren Schicht der Rinde finden sich nach Räuber (a. a. O.) bei der Katze, dem Rind und besonders beim Hund Fettkörnchen, während sie beim Schwein fehlen. Bei der Katze und beim Schwein finden sich auch in der inneren Rindenschicht Fetttröpfchen. Beim Menschen wechselt der Fettgehalt, indem bald die äusseren oder die inneren, bald auch die äusseren und mittleren Zellen fetthaltig sind.

Zu diesen Autoren kann auch Rabl (179) gezählt werden, der beim Huhn in den Rindenzellen kleine, stark lichtbrechende, in Alkohol, Aether und Chloroform lösliche, mit Osmiumsäure schwarz und mit Alkanna roth färbbare Fetttröpfchen gefunden hat. Das osmirte Fett ist in Nelkenöl unlöslich, löst sich aber in Chloroform oder Bergamottöl.

Das Vorhandensein von Fett wird von v. Brunn (a. a. O.) verneint. Er findet beim Menschen, Löwen, Meerschweinchen und der Ratte in den Zellen der äusseren Rindenzone zahlreiche, hellglänzende, runde Körner, die sich in Osmiumsäure nicht schwärzen und in mit Essigsäure angesäuertem Aether nicht lösen, also kein Fett sind, deren Natur er aber nicht angeben kann.

Die Ansicht v. Brunn's, dass kein Fett in der Nebennierenrinde vorkommt, wird von Mitsukuri, Alexander und Pfaundler getheilt, während Dostojewsky bei einzelnen Thieren fetthaltige Zellen beobachtet und Braun in den Rindenzellen der Reptilien eine fettähnliche Substanz gefunden hat.

Mitsukuri (a. a. O.) beschreibt beim Kaninchen in der ganzen Rinde zahlreiche, fettähnliche Kugeln, die sich in Osmiumsäure nicht schwärzen, bei Fixirung in Pikrin- oder Chromsäure verschwinden und nur in Alkohol erhalten bleiben, um jedoch auch dann bei Einbettung des Organes in Wachs zu verschwinden.

Nach Alexander (18) sind die in der Rinde des Menschen und Kaninchens vorkommenden Körner kein Fett, da sie in Osmiumsäure nur einen bräunlichen Farbenton annehmen.

Pfaundler (a. a. O.) erwähnt beim Hund und Pferd in den Zellen der äusseren Schicht 1 μ grosse und in den Zellen an der Markgrenze bis zu 3 μ grosse, gelbe, lichtbrechende Körner, die bei frischer Präparation oft aus den Zellen treten und sich zu grösseren Tropfen vereinen. Sie werden von mineralischen und organischen Säuren, von Alkohol, Aether, Chloroform, Terpentin, Chlorwasser, Wasserstoffsuperoxyd u. s. w. nicht angegriffen, schwärzen sich in 1 proc. Osmiumsäure intensiv, doch erst nach längerer Einwirkung, und werden von concentrirter Säurefuchsinlösung schwach gefärbt. Nach Osmirung lösen sie sich in Wasserstoffsuperoxyd in 15 bis 25 Minuten, in 10 proc. Chromsäure in 4 Stunden, ebenso sehr leicht in Chlorwasser. In Terpentin und terpentinigen Lacken, Toluol und Xylol verblieben sie mehrere Stunden unverändert, zum Unterschied von den Fetttröpfchen, die bei älteren Thieren in den äusseren Rindenzellen vorkommen können und welche sich in diesen Stoffen sehr bald lösten.

Aehnliche Körner beschreibt er auch beim Maulwurf und Igel, wo sie besonders in den an der Kapsel und an der Markgrenze gelegenen Zellen vorkommen.

Dostojewsky (a. a. O.) findet bei dem Pferde, dem Kaninchen und der Katze vom Bindegewebe umkapselte fett-degenerirte Zellen, die in der Pferde-Nebenniere eine besondere Schicht an der Grenze zwischen Mark und Rinde bilden, bei der Katze und dem Kaninchen in den inneren Theilen der Rinde zerstreut liegen.

Bei der Katze, dem Kaninchen und Meerschweinchen hat er ausserdem auch Körner beobachtet, die in den Zellen der inneren Rindenschicht vorkommen, beim Kaninchen und Meerschweinchen gleichmässig vertheilt, bei der Katze nur in gewissen Zellen. Diese Körner lösen sich in Aether, färben sich in Osmiumsäure aber nicht.

In den Rindenzellen der Reptilien hat Braun (a. a. O.) fettähnliche Körner gefunden, die aber in Chromsäure löslich sind.

Gehen wir jetzt zu den Formen der Rindenzellen über, so finden wir, dass sie Harley (a. a. O.) als gerundet oder polygonal bezeichnet.

Moers (a. a. O.) beschreibt die grösseren Maschen des Rindenstromas als von polygonalen, gegen einander abgeplatteten Zellen gefüllt, während die Zellen der kleineren Maschen rundlich oder länglich sind, oft mit Spitzen versehen, die Ausläufern gleichen.

Nach Arnold (a. a. O.) sind die Zellen beim Rind und Menschen membranlos und feinkörnig und enthalten neben den Fettkörnchen in wechselnder Zahl glänzende, in Essigsäure unveränderliche Körner. In der Z. glomer. und Z. retic. sind die Zellen rundlich, in der Z. fasc. länglich.

Henle (96) unterscheidet beim Menschen zwei Arten von Zellen: kleine, feinkörnige, kugelige oder eckige Zellen mit einem mehr oder minder deutlichen Kern, der manche Zellen fast vollständig, andere nur zur Hälfte ausfüllt, und grössere, kugelige oder elliptische, grobkörnige Zellen mit undeutlichem Kern, die Fetttröpfchen in wechselnder Zahl einschliessen. Die ersten Zellen kommen nach aussen und innen in der Rinde vor und liegen, durch eine structurlose Zwischensubstanz von einander getrennt, frei im Bindegewebe, die grobkörnigen Zellen sind in den von Membranen begrenzten Schläuchen eingeschlossen.

Kölliker (116) unterscheidet zwei Varietäten von Zellen. Bei den meisten Thieren sowie beim Menschen sind sie alle rundlich oder viereckig, Drüsenzellen ähnlich, beim Pferde aber zeigen sie nur in den inneren Theilen der Rinde diese Form und sind im äusseren Dritttheil lang und schmal, erinnern an Cylinderepithelzellen und sind in den Rindensträngen quer gelagert. Vom Bindegewebe werden sie durch eine scharfe, dünne, structurlose Schicht (die Grenzschicht der Bindegewebe) getrennt.

Wie Kölliker findet v. Brunn eine verschiedene Form der Rindenzellen bei verschiedenen Thieren. Beim Menschen, Löwen, Meerschweinchen und der Ratte sind sie rundlich, polygonal und oval u. dgl., und die Zellen der Z. retic. zeichnen sich durch einen runden, klaren Kern aus. Beim Hund und Pferd aber zeigen die Zellen der äussersten Rindenschicht ein besonderes Verhalten. Sie sind spindelförmig, quer zur Längsaxe der Stränge gelagert und laufen in einen oder zwei lange spitzige Ausläufer aus, die sich im Bindegewebe verfilzen und zu Bindegewebsfasern werden. Gestützt auf seine embryologischen Untersuchungen, die eine Herkunft der Rindenzellen aus der Wand der Aorta zeigten, sieht v. Brunn sie als modificirte Bindegewebszellen an.

Gottschau (78), der die Zellen der Z. glom. oder der entsprechenden Schicht als cylindrisch oder sichelförmig mit wenig Protoplasma und leukocytenähnlichem Aussehen beschreibt, glaubt auch Uebergangsformen zu Bindegewebszellen gefunden zu haben. Zwischen den Zellen hat er Spalträume gefunden, die er als Schrumpfungserscheinungen deutet. In der Z. fasc. gehen die Zellen von der cylindrischen zur kubischen Form über. In dieser Schicht sind sie heller und grösser. Die Zellen der Z. retic. sind von verschiedener Form und dunkler als die der Z. fasc. Sie haben grosse, runde und stark färbbare Kerne. Ihre Farbe ist grau oder braun. Die braunen Zellen, welche beim Menschen sehr zahlreich sind, haben das Pigment in Tropfen angeordnet. Ausser diesen Zellen finden sich dort auch helle, pigmentfreie von glasigem Aussehen und mit in Netzen angeordneten Körnern. Zweikernige Zellen sind nicht selten.

Räuber (a. a. O.) beschreibt in der äusseren Schicht der Nebennierenrinde beim Pferd und Hund und Dostojewsky (a. a. O.) ausser bei diesen auch beim Schaf, Schwein und Rind quergestellte Spindelzellen, die nach dem letztgenannten Forscher in ein oder zwei Reihen angeordnet sind und einen länglichen Kern und feinkörniges Protoplasma haben. Beide Verfasser verneinen einen Zusammenhang dieser Zellen mit dem Bindegewebe. Nach Räuber werden sie beim Pferd von diesem durch eine 3 bis 4 μ dicke, kernlose, granulirte Schicht getrennt, die er als mit der Grenzschicht Kölliker's identisch ansieht. Im Gegensatz zu Dostojewsky beschreibt Räuber bei dem Schwein und der Katze eckige, polygonale, beim Rind rundliche äussere Rindenzellen.

Die Zellen der inneren Rindenzone sind nach Räuber rundlich oder polyedrisch. Der Uebergang der Spindelzellen in die polyedrischen geschieht beim Hund und Pferd in verschiedener Weise, indem beim Hund an der inneren Spitze der äusseren Hohlräume die Spindelzellen ziemlich rasch in die polyedrischen übergehen, während beim Pferd durch das Auftreten von queren Bindegewebsfasern, die an dieser Stelle die Hohlräume durchsetzen, ein engmaschiges Reticulum entsteht, welches sehr kleine Zellen enthält, die nach innen allmählich zu grösseren polyëdrischen werden.

Dostojewsky beschreibt in der inneren Rindenschicht der oben genannten Thiere ebenfalls polygonale Zellen, die grösser als die peripheren sind, nach dem Mark zu aber ein wenig kleiner werden.

Bei dem Kaninchen, Meerschweinchen, der Katze und der Ratte liegen die Rindenzellen in radiären Reihen. Sie sind von polygonaler Form, am kleinsten an der Peripherie und am grössten in der Mitte der Rinde. Das Protoplasma der peripheren Zellen ist homogen.

Guarnieri und Magini (85) unterscheiden nach dem Verhalten der Zellen bei dem Kaninchen, Hund, Meerschweinchen, Rind, Menschen und der Ratte eine äussere und eine innere Rindenzone. In der ersten sind die Zellen lang und cylindrisch und haben einen in der Mitte gelegenen Kern. Sie sind in den Drüsenröhren mit ihren centralen Enden derart zwischen einander eingekeilt, dass kein Lumen entsteht. Die Kerne sind in zwei Reihen um die Axe der Drüsenröhre angeordnet. Sie haben ein weitmaschiges Chromatinnetz und eine oder mehrere Nucleolen. Das Protoplasmanetz hat seine kleinsten Maschen um den Kern herum und an der Peripherie der Zelle.

Die Zellen der inneren Zone, die $^3/_4$ der Rinde einnimmt, sind polygonal und unregelmässig, am grössten gegen die Peripherie und am kleinsten gegen die Mitte der Drüse. Sie haben einen runden, polynucleolirten Kern und ein Protoplasmanetz mit viel schmäleren Filamenten als die Zellen der äusseren Zone.

Sehr detaillirte Beschreibungen der Rindenzellen bei verschiedenen Säugethieren liefert Pfaundler (178).

Beim Pferd und Hund sind die Zellen der äusseren Zone cylindrisch oder kegelförmig (Spindelzellformen entstehen durch Maceration oder Druck). Sie entsenden von dem einen Ende feine Ausläufer in das Bindegewebe, wie dies v. Brunn gezeigt hat, und liegen mit dem anderen Ende der Intima des centralen Capillargefässes des Rindenstranges an, von ihr durch einen äusserst feinen Faserfilz, „der an die Fasermassen um den centralen Zottenraum erinnert“ und mit der Grenzschicht Kölliker's identisch ist, getrennt. Ob dieser Faserfilz ein Product der Zellen ist oder nicht, kann er nicht entscheiden. Der Kern ist oval, scharf conturirt und gut färbbar. Er ist feinkörnig mit ein bis drei runden Chromatinbrocken von 2 μ Durchmesser. Er liegt in den Kegelzellen basal, in den Cylinderzellen central. Zwischen den Zellen capillare Spalträume, die er einmal injicirt erhalten hat. Hat die „regressiv metamorphosirten Zellen“ Dostojewsky's auch beobachtet.

In der inneren Schicht finden sich drei Arten von Zellen: a) Zellen mit dunklem, fein reticulirtem Protoplasma und rundem, glattrandigem Kern; b) Zellen mit hellem, von lockerem Maschenwerk erfülltem Leib und einem Kern wie bei a), und c) Zellen, deren Protoplasma in ein sehr lockeres Netz von feinen Fäden verwandelt schien, deren Kern geschrumpft und zackig war. In allen diesen Zellen, die ohne besondere Ordnung in dieser Schicht zusammen vorkommen und zahlreiche Uebergangsformen darbieten, sowie auch in den Cylinderzellen können die oben erwähnten gelben Körner vorkommen.

In der Rinde der Katze kommen drei Zellenarten vor. In der äusseren Schicht finden sich theils Zellen mit sehr hellem, feinkörnigem Protoplasma und ausgerandetem, dunklem Kern, theils solche mit sehr grobreticulirtem Protoplasma und rundem oder wenig geschrumpftem Kern, welche beide scharfe Zellgrenzen zeigen und an die Zellen in den menschlichen Haarbalgdrüsen erinnern. In der inneren Schicht beobachtet man Zellen mit dunklem, sehr färbbarem Leibe und blasigem

Kern mit deutlichem Kernkörperchen. Dieselben sind kleiner und weniger scharf conturirt als die erstgenannten. Sie erinnern an die Leberzellen.

Beim Kaninchen und Meerschweinchen besteht die Nebennierenrinde mit Ausnahme des innersten Theiles (der Z. retic. Arnold's) aus Zellen mit lockerem protoplasmatischem Netzwerk und rundem Kern, die an der Kapsel halbmondförmig sind oder die Form eines gebogenen Keiles haben, weiter nach innen kubisch oder polygonal werden. An der Markgrenze liegen platte, langgestreckte Zellen mit dunklem feinreticulirtem Protoplasma.

Bei der Maus und der Ratte sind die äusseren Zellen hell und grobreticulirt, die inneren dunkel und feinreticulirt.

Bei der Fledermaus sind die Zellen cylindrisch, nach aussen hell, centralwärts dunkel. Die äusseren und inneren Zellen beim Maulwurf und Igel unterscheiden sich nur dadurch, dass die inneren Zellen kleiner sind. Die Rinder-Nebenniere betreffend, schliesst er sich der später zu erwähnenden Schilderung Stilling's (186) an, nur verneint er die Existenz der verästelten Pigmentzellen.

Von allen den bisher erwähnten Forschern werden solide Zellenstränge und -haufen beschrieben. Etliche Forscher: Grandry, Eberth und Stilling haben jedoch die Existenz von Drüsenlumina angenommen.

In den Blasen der äusseren Schicht findet Grandry (a. a. O.) entweder ein Randlager von kernlosen, prismatischen Epithelzellen und ein von mit lichtbrechenden Granulis gemischter Flüssigkeit gefülltes Lumen oder sie sind nur von der genannten Flüssigkeit gefüllt, in welchem Falle die Membran gefaltet ist. In der inneren Schicht liegen solide Stränge, die aus in Reihen angeordneten ovalen, polyedrischen oder langgestreckten granulirten Zellen bestehen, welche in einer amorphen Substanz eingebettet sind. Dem Marke zunächst sind sie mehr unregelmässig angeordnet.

Eberth (a. a. O.), der ebenso wenig wie andere Forscher die Grandry'schen Bläschen hat wiederfinden können, beschreibt aber sowohl in den rundlichen, wie in den cylindrischen Zellenhaufen centrale, unregelmässige Spalträume. Die Zellen der Rindenstränge sind nach ihm beim Rind leicht cylindrisch oder polygonal, beim Pferd schmal cylindrisch und bei den übrigen Thieren polygonal oder rundlich, oft ohne deutliche Zellgrenzen. Die äusseren Zellengruppen des Hundes bestehen aus Cylinderzellen.

Nach Stilling (a. a. O.) sind beim Pferd und Rind die Zellen schmal, mit länglichem, meist central gelegenem Kern versehen. „In den äussersten Theilen der Säulen begegnet man bisweilen ovalen oder rundlichen Spalten", von denen einige den Eindruck von Drüsenlumina machen. Die Spalten und Lumina sind unzweifelhaft präexistirende Bildungen, da sie bei vorsichtiger Erhärtung der frischen Organe in Alkohol, Osmiumsäure und Müller's Flüssigkeit immer zu Tage treten.

Fast alle Autoren erwähnen beim Menschen das Vorhandensein von gelbem oder braunem Pigment in den an der Grenze zum Mark gelegenen Zellen der Rinde. Gottschau (78) findet auch bei mehreren Säugern, wie erwähnt, pigmenthaltige Zellen in dieser Schicht. Ganz vereinzelt steht eine Angabe von Stilling (186) da, der beim Rind immer zwischen den übrigen Parenchymzellen eingelagerte sternförmige, verästelte Pigmentzellen gefunden hat. Pfaundler hat jene Zellen jedoch nicht wiederfinden können. Lubarsch hat in den Rindenzellen Körner und Tropfen gefunden, die sich nach Weigert und Russel färben lassen.

Klien (114) beschreibt in den Nebennierenzellen, ohne jedoch anzugeben, bei welchem Thiere, noch in welcher Region der Nebenniere, theils osmiumgefärbte Fettkörner, theils nach Altmann oder Russel färbbare Granula oder auch Netze, welche Vacuolen einschliessen. Lubarsch (139) hat in den Rindenzellen derartige Körner gesehen. Bei Meerschweinchen- und Kaninchen-Embryonen hat er in den Rindenzellen Glykogen gefunden, bei den erwachsenen Thieren aber nicht.

2. Mark.

Ecker (64) beschreibt in der Marksubstanz ein Bindegewebsnetz, ein Blutgefässnetz und zahlreiche Nervenverästelungen. In den ziemlich regelmässigen Maschen dieser Netze liegt das feinkörnige Plasma mit Kernen, Zellen und wenig Fettkörnchen.

Kölliker (115, 116) und Leydig (133) beschrieben ein mit dem Bindegewebe der Rinde zusammenhängendes Netzwerk von Bindegewebe, in dessen rundlichen Maschen nebst einer blassen, feinkörnigen Masse auch feinkörnige, eckige, oft mit verästelten Ausläufern versehene Zellen liegen, die nach Kölliker hier und da einige Fett- oder Pigmentkörnchen enthalten und einen schönen Zellenkern mit grossem Nucleolus besitzen. Kölliker hebt ihre Aehnlichkeit mit den Ganglienzellen des Centralnervensystems hervor, ohne sie jedoch als Ganglienzellen anzugeben. Leydig hält sie für Ganglienzellen.

Unzweifelhafte Ganglienzellen, die mit einander und mit den Nerven in Verbindung stehen, zusammen mit kleineren, polygonalen oder unregelmässigen Zellen, die oft cylinderepithelartig angeordnet sind, findet

Luschka (138) beim Menschen in den unregelmässigen Maschen des Bindegewebes eingelagert.

Die Ansicht, dass die Markzellen Ganglienzellen sind, ist in neuerer Zeit von Fusari (72) auf Grund seiner Untersuchungen mittels der Golgi'schen Methode aufrecht erhalten worden. Dogiel (54) und Kölliker (117), die auch mit dieser Methode gearbeitet haben, leugnen jedoch die nervöse Natur der Zellen und halten sie für Drüsenzellen.

Uebergangsformen zwischen den Markzellen und sympathischen Ganglienzellen beschreiben in den an die Oberfläche der Nebenniere reichenden Fortsätzen der Marksubstanz beim Kaninchen Mitsukuri (153), bei der Ratte Inaba (111) und bei der Katze Pfaundler (a. a. O.). v. Brunn (a. a. O.) hat bei den Reptilien ähnliche Uebergangsformen zwischen Markzellen und sympathischen Ganglienzellen gesehen. Henle (96), dem Grandry (a. a. O.) sich ganz anschliesst, lässt das Mark wie auch die Rinde aus geschlossenen Schläuchen bestehen, die von structurlosen Membranen begrenzt werden, und in welchen die scheiben- oder cylinderförmigen Zellen liegen, die zuweilen ein Lumen einschliessen.

Die übrigen Autoren nehmen ein Netzwerk von Bindegewebszügen oder -lamellen an, in dessen Maschen die Zellen frei liegen.

Nach Moers (a. a. O.) sammelt sich das feine Bindegewebe des inneren Rindentheiles an der Grenze wieder zu gröberen Zügen, die sich mit den die Venen des Markes begleitenden Bindegewebsfasern zu concentrisch angeordneten Maschen von wechselnder Form vereinigen, in welchen die meist länglichen oder spindelförmigen blassen, feinkörnigen, schwer zu isolirenden Zellen liegen. Aehnlich schildert es Joesten.

Arnold (a. a. O.) lässt das Bindegewebe in der Peripherie radiäre, längsovale Räume bilden, die centralwärts in ein engmaschiges Netzwerk übergehen. Diese Räume werden von feineren Fäden durchsetzt, die ein zartes Reticulum bilden, in dessen Maschen die blassen, körnigen, mit grossen Kernen versehenen Zellen liegen.

Frey schliesst sich in seiner Beschreibung des Bindegewebsnetzes Moers an, giebt aber die Form der Zellen als scheibenähnlich an.

v. Brunn findet die cylindrischen oder polygonalen feinkörnigen Zellen in rundlichen oder länglichen Haufen angeordnet. Die Zellen liegen im Allgemeinen senkrecht zur Längsaxe des Haufens, können aber auch um die Gefässe kranzartig angeordnet vorkommen.

Zwischen den Gefässen bildet nach Eberth die zarte Bindesubstanz ein schwammiges Gewebe, in welchem die Zellen bald einzeln, bald in rundlichen Gruppen (Mensch), bald in netzförmigen Strängen angeordnet sind. Die Zellen sind beim Schwein cylindrisch, beim Menschen sternförmig und polygonal, beim Pferd und Rind kaum zu erkennen, doch trifft man auch cylindrische und sternförmige an.

Gottschau hat bei den meisten Thieren netzförmig angeordnete Bindegewebszüge beobachtet, in deren Maschen die körnigen Zellen ohne deutliche Zellgrenzen liegen. Bei dem Menschen, Hund und der Katze daneben in Reihen geordnete Cylinderzellen. Nach Räuber wird im Mark durch von den Wandungen der Gefässe ausgehende Bindegewebslamellen und -fasern ein Gitterwerk gebildet, in dem die Zellen gruppenweise zusammenliegen. Die Form der Zellen wechselt bei den verschiedenen Thieren, ist beim Pferd cylindrisch, beim Schwein scheibenförmig, bei dem Rind, dem Hund, der Katze und dem Menschen rundlich.

Guarnieri und Magini schildern die Markzellen als in Strängen angeordnet, welche anastomosirend die Gefässe und Nerven umschlingen. Die Zellen haben die Form von abgestumpften Kegeln, die mit ihren Spitzen gegen einander liegen. In den Spitzen sind die Kerne gelagert.

Dostojewsky findet in den centralen Theilen des Markes die rundlichen Markzellen einzeln in den Bindegewebsmaschen mehr nach aussen gelegen, aber wo das Bindegewebe zarter wird, sind in länglichen Reihen angeordnete Cylinderzellen zu sehen.

Pfaundler endlich beschreibt die Gefässe als Cylindermäntel umgebende Bindegewebslamellen, die durch feine radiäre Fasern mit dem adventiellen Bindegewebe derselben in Verbindung stehen. In diesen Räumen sind die radiär angeordneten Markzellen zu zwei oder drei in den Maschen angeordnet. Ihre Kerne liegen zu den Gefässen peripher. Die Zellen sind beim Pferd, Schwein, Rind hochcylindrisch, bei anderen Thieren niedrigcylindrisch. Die Zellgrenzen sind sehr undeutlich. Das Protoplasma ist feinkörnig, färbt sich mit Karmin hellrosa, mit Hämatoxylin graublau. Der Kern ist scharf begrenzt, hat 1 bis 2 Nucleolen.

Henle, Eberth, Gottschau, Pfaundler u. A. erwähnen Fortsätze des Markes mehr oder weniger weit in die Rinde hinaus, oft bis zur Oberfläche.

Von Arnold und Henle werden die Marksubstanz durchziehende Stränge von Rindenzellen erwähnt; Holm (103) beschreibt dieselben unter der Benennung „zweifelhaft nervöse Zellen“. Gottschau, Räuber, Dostojewsky und Pfaundler haben jedoch ihre Natur von Rindenzellen ganz sicher gestellt. Guarnieri und Magini geben an, dass sich diese Zellen von denen der inneren Rindenzone durch die viel kleineren Maschen ihres Protoplasmas unterscheiden.

Die Entdeckung Henle's (95), dass sich die Markzellen durch Chromsäure und deren Salze braun färben, ist von allen späteren Forschern bestätigt worden. Nach v. Brunn, Eberth und Dostojewsky wird die Färbung durch eine in Alkohol (nach Dostojewsky mit röthlicher Farbe) lösliche Substanz bedingt.

Nach v. Brunn färben sich die Kerne nicht, welche Angabe von Dostojewsky, Gottschau und Pfaundler bestritten wird.

Neben den braungefärbten Zellen kommen nach Gottschau und Dostojewsky auch Zellen vor, welche die Farbe nicht annehmen und die nach dem Jetztgenannten oft becher- oder bläschenförmig sind. Sie kommen nach ihm zwischen den cylindrischen Zellen eingestreut vor oder können, besonders beim Rind, als eine besondere Schicht Haufen von braungefärbten Zellen umgeben. Dostojewsky erwähnt auch, dass sich die Markzellenreihen sehr ungleich färben, indem zwischen stark gefärbten Zellenreihen auch nur schwach bräunlich gefärbte vorkommen.

Auch Pfaundler unterscheidet nach Fixirung in Müller's Flüssigkeit „gleichmässig gelb gefärbte von mehr grau gefärbten körnigen Zellen, welch' erstere an den Wandungen der grösseren, welch' letztere an den kleinen Gefässen vorherrschen.“

Pfaundler, Gottschau und Mühlmann (157) geben an, dass das Protoplasma der Markzellen das Hämatoxylin aufnimmt.

Nach Guarnieri und Magini hat sich die Flemming'sche Flüssigkeit als das beste Fixirungsmittel für die Markzellen erwiesen. In solchen Präparaten finden sie das Protoplasma aus einem Netz bestehend, dessen Maschen in der Längsrichtung der Zellen angeordnet sind. In den basalen drei Vierteln der Zellen schliessen die Maschen einen braungefärbten hyalinen Inhalt ein, während die Spitze der Zellen frei davon ist. Eine in dem basalen Theil der Zellen befindliche Streifung, derjenigen der Nierenzellen ähnlich, wird von ihnen auch erwähnt. In den Zellen oder zwischen ihnen kommen cylindrische, stark lichtbrechende, von einer osmiumgeschwärzten Substanz umgebene Körper vor, die $^1/_4$ bis $^1/_5$ der Zellenmasse aufnehmen können.

Secretionserscheinungen in der Marksubstanz werden von Manasse und Carlier beschrieben.

Manasse (142) schildert die Markzellen als in Doppelreihen liegend, die von feinen bindegewebigen Hüllen begrenzt sind. Ein Theil der Zellen wird durch Chromsäure tiefbraun gefärbt, andere bleiben ungefärbt, und in ihrem Protoplasma lassen sich zahlreiche feine, nicht gebräunte Körnchen wahrnehmen. Er sieht diese verschiedenen Structuren der Zellen als durch verschiedene physiologische Zustände bedingt an.

In den Venen hat er nach Fixirung in Müller's Flüssigkeit, wie schon Creighton (52), häufig mit Nebennierenzellen oder Resten davon untermischte braune, glasige Massen gefunden, welche entweder die Lumina ganz ausfüllen, oder auch in Form von Kugeln vorkommen.

Von Secretionsbildern beschreibt er zwei Arten. Erstens hat er in den Venen, besonders den kleinen, aus den braunen Parenchymzellen bestehende zapfenförmige Fortsätze in's Lumen hervorragen sehen. An diesen Fortsätzen kann keine Gefässwandung oder Endothel gefunden werden, und sie stehen mit den braunen Massen in directem Zusammenhang. Sie können mit dem Parenchym mehr oder weniger breit zusammenhängen oder durch die Gefässwand davon getrennt sein.

In den kleinen Venen fehlt an manchen Stellen das Endothel und der Inhalt der Zellen communicirt direct mit dem Venenlumen. Rothe Blutkörperchen können hier in den Zellen wahrgenommen werden.

Zweitens hat er in Pferde- und Rindernebennieren von den braunen Massen ausgefüllte Lumina gefunden, die Venenlumina sehr ähnlich waren, aber kein Endothel besassen. In diesen Luminis, die er als Drüsenlumina zu deuten geneigt ist, lässt sich ein directer Zusammenhang zwischen den Markzellen und den braunen Massen vielerorts beobachten. Diese Räume schliessen auch hier und da rothe Blutkörperchen ein, und er hat einmal ihren Zusammenhang mit Blutcapillaren constatiren können.

Da er indessen auch in Arterien die genannten braunen Massen gefunden hat, lässt Manasse die Frage offen, ob wir es hier wirklich mit einem Secretionsproduct der Markzellen zu thun haben oder nicht.

Im Blute der Vena supraren. beim Hund fand Manasse eine grosse Menge kleiner, glänzender, farbloser Körner, die von OsO_4 nicht verändert wurden.

Derartige Befunde sind schon vorher gemacht. Nach Ecker hat schon Gulliver im Nebennierenblut zahlreiche lichtbrechende Körner beobachtet, und Gottschau (78), Pfaundler und Biedl (24) haben in dem dem lebenden Kaninchen entnommenen Blut aus der Nebennierenvene eine beträchtliche Menge lichtbrechender Körner gefunden.

Mit diesen Befunden ist die Schilderung Carliers (44) in Zusammenhang zu bringen. Dieser hat die Nebenniere eines Igels untersucht, nach Fixirung in der Mann'schen Pikrinsäure-Sublimatmischung und Färbung mit Eisenhämatoxylin nach Heidenhain. Er findet im

Mark unregelmässige Zellenreihen, die um arterielle Capillaren angeordnet sind und von venösen Sinus umgeben werden. Kein Bindegewebe kommt ausser dem den Gefässen folgenden vor. Die unregelmässig cylindrischen Zellen besitzen ein oder zwei sphärische Kerne, die in dem an den Capillaren liegenden Ende der Zelle gelegen sind. Das Protoplasma ist sehr körnig, und zwar zufolge des groben, kleinmaschigen, unregelmässig vertheilten protoplasmatischen Netzwerkes, in dessen Maschen stark gefärbte Körner von verschiedener Grösse eingelagert sind. Diese Körner kommen auch in den Luminis der venösen Sinus vor, entweder einzeln, oder in Haufen zusammen, und sind auch in verschiedenen Stadien der Auswanderung aus den Zellen beobachtet worden. Auch in den kleinen Lymphräumen kommen sie vor. Carlier beschreibt ausserdem auch centrosomenähnliche Bilder.

3. Gefässe.

Nagel (160) beschrieb die Arterien als theils in der Nähe der Kapsel Capillaren bildend, theils bis an's Mark dringend, um dort zur Rinde umzubiegen und sich in Capillaren aufzulösen. Die Capillaren bilden in der Rinde längliche Maschen und gehen an der Grenze zwischen Rinde und Mark in Venen über, die den grössten Theil der Marksubstanz bilden und in die Ven. central. einmünden.

Der Beschreibung Nagel's schliessen sich im Wesentlichen Ecker (64), Gerlach (75) und Luschka (138) an, welche die rundliche Form der Maschen des venösen Plexus im Mark hervorheben.[1] Frey (71) betont, dass die Gefässe der Rinde arterieller, die des Marks venöser Natur sind.

Nach Kölliker (116) sind die Blutgefässe sehr zahlreich, liegen im Bindegewebe und bilden zweierlei Capillarnetze, das eine in der Rinde mit länglichen und das andere im Mark mit rundlichen Maschen. Die Arterien dringen theils direct in's Mark, theils verästeln sie sich in der Rinde, indem sie in der Kapsel ein weites Capillarnetz bilden, wovon sie, mit Queranastomosen verbunden und immer schmäler werdend, sich gerade durch die Rinde in das Mark begeben, um dort mit den direct dahin gelangten Arterien ein reichliches, aus gröberen Capillaren bestehendes Netz zu bilden. Aus diesem entspringen hauptsächlich die Venen, welche durch das Mark nach der Centralvene verlaufen. Ausserdem gehen aus der Rinde auch kleine Venen hervor, welche die Arterien paarig begleiten.

---

[1] Das Umbiegen der Arterien an der Grenze zwischen Rinde und Mark wird von Moers (156) und späteren Forschern verneint.

Henle (96) lässt die Venen in der inneren Rindenschicht und im Mark entspringen, von wo die kleineren mit den Arterien zurückgehen, die grösseren in die Centralvene einmünden.

Grandry (82) beschreibt an der Grenze zwischen Rinde und Mark ein engmaschiges Netz von weiten Gefässen, worin die Capillaren der Rinde einmünden. Die Capillaren des Markes sind sehr weit, mit polygonalen Maschen, und gehen in kurze Venen über, die in die Ven. centr. einmünden.

Eine sehr genaue und detaillirte Schilderung des Gefässsystems der Nebenniere wird von Arnold (19) nach Untersuchungen am Rinde und Menschen geliefert.

Unter der Kapsel bildet ein Theil der Arterien ein Capillarnetz. Die Gefässanordnung im Parenchym wechselt nach den verschiedenen Zonen und giebt hauptsächlich den Zonen ihren Charakter.

Der Kapsel zunächst bilden die Gefässe durch netzförmige Verzweigung Glomeruli, die durch Bindegewebe von einander getrennt sind und nur spärlich anastomosiren. Aus diesen Glomerulis, die aus Capillaren bestehen, gehen wieder einige weitere Gefässe hervor. Diese Gefässe, wie auch diejenigen, welche keine Knäuelbildung durchgemacht haben, durchziehen mit einander parallel die Zona fasciculata, Aeste, besonders nach innen, abgebend, welche auch die verticale Richtung einschlagen. Nach dem Inneren zu werden die Gefässe immer schmäler. Aus diesen Capillaren, welche den wesentlichsten Bestandtheil der Bindegewebssepta darstellen, stammen kleine Venen, die sich nach der Oberfläche des Organes begeben. In der Zona reticularis angelangt, bilden die Gefässe durch Theilung ein engmaschiges Geflecht sehr feiner Capillaren.

Aus diesen letztgenannten Capillaren entspringen die Gefässe des Markes, welche anfangs von kleinem Caliber sind, sich später aber erweitern. Zuerst verlaufen sie in einer schmalen Zone der Oberfläche parallel, um dann radiär der Centralvene entgegen zu verlaufen. Im peripheren Theil des Markes sind sie oft zu dünnwandigen sinuösen Gefässen erweitert. In der Mitte der Marksubstanz verzweigen sich auch Arterien, welche durch die grossen Bindegewebssepta direct in's Mark gelangt sind. Sie bilden hier ein engmaschiges Capillarnetz, das auch, wenn schon nicht in demselben Grade wie die peripheren Gefässe, sinuöse Erweiterungen zeigt. Aus diesen Capillaren stammen Venen, die in die Centralvene einmünden.

Beim Menschen hat Arnold diese Trennung des Markes in zwei Gefässbezirke nicht finden können, ebenso wenig wie sinuöse Räume.

Nach Eberth (63) gehen die Arterien theils direct in's Mark, theils bilden sie schon in der Kapsel ein weitmaschiges Capillarnetz, während andere, dieses durchsetzend, in die Capillaren der Rinde übergehen. Die Venen stammen aus dem Mark und ergiessen sich in die V. centr., während auch kleine paarige Venen die Arterien begleiten. In der Zona glomerulosa findet sich ein Capillarnetz, „dessen rundliche Maschen die Zellenhaufen einnehmen". In der Zona fasc. bilden die Capillaren, durch Queranastomosen verbunden, radiär gestellte Maschen, um darauf in der innersten Schicht der Rinde sich in ähnlicher Weise wie in der äussersten zu verhalten. Ebenso wenig wie Kölliker hat Eberth die von Arnold beschriebenen Knäuel wiederfinden können. Aus den Capillaren der inneren Rindenschicht gehen die Capillaren des Markes hervor, die „ein engmaschiges Netz verschieden weiter, häufig stark dilatirter Gefässe" darstellen, welche in die Vena centr. einmünden.

Alle Capillaren sind dünnwandige, nur von Endothelrohr gebildete Canäle, die den Zellenhaufen unmittelbar anliegen und mit dem spärlichen Stroma fest verwachsen sind.

v. Brunn (40), der im Allgemeinen die Schilderung Arnold's bestätigt, verneint das Vorkommen von Gefässen in den Zellenhaufen der Zona glom.[1] Von späteren Untersuchern sind in allem Wesentlichen die Angaben Arnold's bestätigt, nur haben sie die Glomeruli nicht constatiren können. Von Pfaundler (178) werden in der Rinde theils in den bindegewebigen Sepimenten verlaufende Arterien, theils in den Rindensträngen gelegene, im Allgemeinen radiär gerichtete Capillaren erwähnt.

Die Angaben über die Lymphgefässe der Nebenniere sind sehr spärlich. Gerlach (75) schildert sie folgendermassen: „Die Lymphgefässe sind hauptsächlich auf die Rindensubstanz beschränkt. Die Anzahl derselben finde ich jedoch nirgends als sehr bedeutend angegeben." Kölliker (116) hat nur an der Oberfläche des Organes einige Stämme gesehen. Moers (a. a. O.) hat um die Arterien Hohlräume gefunden, die er als Lymphräume zu deuten geneigt ist. Stilling (186) hat die Lymphgefässe beim Rind durch Stichinjection mit Berlinerblau studirt. In der Kapsel findet sich ein Lymphgefässnetz, das mit dem in der Zona glom. in Verbindung steht. Die ganze Rinde ist von Lymphgefässen durchzogen, die in den Bindegewebszügen verlaufen, an gewissen Stellen, doch selten, Aeste in die Zellenhaufen hinein sendend. Im Mark umspinnen Geflechte von Lymphgefässen die Venen, zwischen diesen und den Markzellen gelegen.

---

[1] Er erwähnt das Vorkommen von sinuösen Räumen in der Zona retic.

4. Nerven.

Schon von Nagel wird erwähnt, dass sich die Nerven der Nebenniere sowohl in der Rinde, als im Mark verästeln.

Unter den älteren Verfassern wird von Ecker, Gerlach, Moers, Kölliker (115, 116) u. A. ein dichtes Netz von Nerven im Mark geschildert. Ueber die Endigungen der Nerven geben ihre Untersuchungen keine Aufschlüsse, da sie nicht ihren Zusammenhang mit den im Marke befindlichen Ganglienzellen darstellen. Ueber das Vorkommen der Ganglienzellen sind sehr abweichende Angaben von den verschiedenen Untersuchern gemacht worden.

Die Ansicht einiger Forscher, dass sämmtliche Zellen des Markes Ganglienzellen sind, ist schon vorher erwähnt worden.

Das Vorkommen von Ganglienzellen beschreiben ausserdem Gerlach, Moers, Kölliker, v. Brunn, Holm (103), Dostojewsky und Räuber, während sie von Ecker, Alezais und Arnaud (16) nicht gefunden worden sind. Grandry (82) hat Ganglienzellen nur beim Hund vermisst, Gottschau (78) findet Nervenzellen im Mark bei dem Menschen, Kalb und Schaf, während sie beim Kaninchen, der Maus und Fledermaus fehlen. Dostojewsky behauptet jedoch gegen Gottschau, dass auch beim Kaninchen und Meerschweinchen Ganglien vorkommen. Pfaundler (178) hat beim Pferd und Rind Ganglienzellen im Mark gefunden, während er bei kleineren Thieren (Katze, Kaninchen) die Markzellen in Ganglienzellen der angrenzenden Ganglien hat übergehen sehen.

Mit der Golgi'schen Methode ausgeführte Untersuchungen über die Nerven der Nebennieren sind von Guarnieri und Magini, Fusari, Kölliker und Dogiel veröffentlicht worden.

Guarnieri und Magini (85) haben keine Nervenendigungen oder Ganglienzellen beobachten können.

Fusari (72) beschreibt die Nerven der Rinde als theils von der Kapsel, theils vom Mark stammend; seltener kommen sie von den die Rinde durchziehenden Nervenstämmchen. Ueber ihre Endigungsweise macht er keine genaueren Angaben. Die meisten Nerven durchziehen die Rinde, um im Mark ein dichtes Geflecht zu bilden, in dessen Maschen die Zellenstränge eingelagert sind. In und um diese Nerven liegen sphärische oder spindelförmige Nervenzellen, die mindestens zwei Ausläufer besitzen, von welchen der eine sich dem Nervenstamm anschliesst, der zweite, feinere, in's Parenchym eindringt. Auch von den Nerven des Plexus gehen feine Ausläufer aus, die mit jenen in dem Parenchym durch Theilung in feinere Aeste Endnetze bilden, die varicösen

Knotenpunkte zeigen und die Zellstränge und Zellen dicht umspinnen. Die Nervenzellen sind beim Kaninchen am zahlreichsten zu finden, sind bei der Ziege weniger zahlreich und am spärlichsten bei der Ratte.

Nach Kölliker (117) zeigt die Rindensubstanz eine nicht unbedeutende Zahl von Nervenfäserchen, welche zwischen den Zellen frei endigen. Die Marksubstanz ist viel reicher an Nerven, und diese endigen hier, indem sie jede Zelle mit einem Geflecht oder Korb umgeben. Das Vorkommen von Ganglienzellen wird von ihm bestätigt.

Von den zahlreichen Nervenstämmen, die in die Nebenniere eintreten, zerfallen nach der Beschreibung Dogiel's (54) einige, die meistens eine unbedeutende Dicke haben, schon in der Kapsel in ein Geflecht, wovon die Zona glom. und fasc. innervirt werden, während andere durch die Rinde hinziehen und sich in der Zona retic. vorzugsweise im Mark verzweigen. In der Rindensubstanz bilden die Nerven Geflechte, welche die Zellstränge umspinnen, ohne jedoch in sie einzudringen. Die Zona retic., welche mit dem Mark gemeinsam innervirt wird, ist am reichlichsten mit Nerven versehen. Ausser diesen specifischen Nerven finden sich, wie auch Fusari und Kölliker erwähnen, Gefässnerven dort. Das Mark ist der nervenreichste Theil der Nebenniere. „Die Anzahl der Nerven ist eine so bedeutende, dass die eigentlichen Drüsenelemente in zweite Reihe zu stehen kommen.“ Die Nervenstämme theilen sich und bilden zwischen den Zellenhaufen ein Geflecht, in dessen Maschen meistens mehrere Zellenhaufen liegen. Aeste dringen zwischen den Zellen ein und bilden hier Endnetze.

Die Nervenzellen kommen in der Regel im Verlauf der Nervenstämme vor. Sie liegen in Gruppen von zwei oder drei oder können wirkliche Ganglien bilden. Am zahlreichsten sind sie im Mark, kommen aber auch an der Grenze zwischen Rinde und Mark und in der Zona retic. vor. Am häufigsten kommen sie beim Meerschweinchen vor, seltener sind sie beim Hund und der Katze und äusserst selten bei der Ratte. Sie sind zweierlei Art, theils kleine multipolare oder seltener bipolare Ganglienzellen von rundlicher oder ovaler Form, die sich leicht färben, theils 2 bis 3 Mal grössere rundliche Zellen, die in Golgi-Präparaten meistentheils ungefärbt bleiben, während die Markzellen gelb oder aschgrau gefärbt sind. Auch mit Methylenblau färben sich diese Nervenzellen schwer. Ueber die Fortsätze dieser Zellen hat er nichts ermitteln können. Die kleinen Zellen dagegen besitzen einen Axencylinderfortsatz, der im Nervenstamm fortgeht, und Protoplasmafortsätze, die um die grossen Ganglienzellen pericelluläre Netze bilden. Ein Verhältniss zu den Drüsenzellen, so, wie es Fusari beschreibt, hat er nicht finden können.

II. Eigene Untersuchungen.

1. Technik.

Ausser Untersuchungen des frischen Organes haben wir auch die verschiedenen Methoden der modernen Histologie angewandt.

Die gute Fixirung des Nebennierengewebes hat sich aber als eine nicht allzu leichte Aufgabe erwiesen. Alkohol löst sowohl aus der Rinde, wie aus dem Mark gar zu viel aus, um, entgegen den Angaben Pfaundler's (178) und Mitsukuri's (153) von dem Gegentheil, brauchbare Präparate zu geben. In der That zeigen damit behandelte Präparate bis zur Unkenntlichkeit entstellte Bilder der Gewebe. Die wie gewöhnlich in 0·5-procentiger Kochsalzlösung heiss gesättigte Sublimatlösung giebt von der Rinde ganz gute Bilder, lässt aber das Mark ganz im Stich. Die in den frischen Markzellen schön hervortretende feine Körnelung wird durch grobe Netzwerke und unregelmässige Hohlräume in den Zellen ersetzt. Es ist dieses Resultat vielleicht mit der von Krukenberg (120) erwähnten Thatsache zusammen zu stellen, dass im Wasserextract der Nebenniere das Sublimat nur langsam eine schwache Rothfärbung hervorbringt. Das vom Sublimat wenig angegriffene Chromogen mag wohl den zerstörenden und auslösenden Wirkungen der Erhärtungsmittel erliegen. Befriedigende Resultate haben uns nur die chromsäurehaltigen Fixationsmittel geliefert. Einer Idee unseres Freundes Dr. Th. Rothstein folgend, der für die Niere das neutrale Kaliumchromat mit Erfolg angewandt hat, haben wir eine Mischung von neutralem Kaliumchromat, Formaldehyd und Alkohol benutzt. Nach mehrfachen Versuchen hat sich die folgende Mischung besonders bei den Nebennieren von Katzen und Kaninchen als die beste bewährt:

Kalium chromic. (5 Procent) . . .	50^g
Alkohol abs.	40
Formaldehyd (40 Procent)	10

Auch eine Lösung, welche nur 2 Procent Formaldehyd enthält, giebt sehr gute Bilder. Bei verschiedenen Thierclassen und Organen müssen, wie unsere Versuche zu lehren scheinen, die Proportionen des Kaliumchromats und des Formaldehyds verändert werden. Bei den Nebennieren hat uns diese Flüssigkeit sehr gute Dienste geleistet; die zarten Structuren der Markzellen bleiben vorzüglich erhalten und die Färbung der Präparate ist sehr gut. Es muss jedoch die Nachbehandlung der Präparate eine sehr vorsichtige sein. Dieselben werden, nachdem sie

12 bis 24 Stunden in der Flüssigkeit gelegen haben, in Spiritus von 65 Procent gebracht und in Alkohol von allmählich steigender Concentration nachgehärtet, dann mittels Alkoholchloroform, Chloroform und Chloroform-Paraffin in Paraffin von 58° eingebettet. Bei Prüfung dieser Flüssigkeit an Isolationspräparaten des frischen, überlebenden Organes haben wir ausser dem Hervortreten der Kerne keine Veränderungen der Rinden- oder der Markzellen beobachten können; die Grösse der Zellen bleibt dieselbe und in der Körnelung tritt, abgesehen von der Braunfärbung der Markzellenkörner, keine Veränderung ein.

Sehr gute Resultate hat die Fixirung in Müller'scher Lösung, die 4 Procent Formaldehyd enthält, mit nachheriger Auswaschung in fliessendem Wasser gegeben. Eine ausgezeichnete Fixation wird durch die Flüssigkeit Altmann's erhalten. Flemming's Flüssigkeit, die für die Nebennierenrinde gute Dienste leistet, ruft, wenn auch nur in geringem Maasse, Schrumpfungen im Mark hervor.

Die Organe wurden im Allgemeinen in Paraffin eingebettet und in Schnittserien von 2 bis 5 μ Dicke zerlegt. Zur Färbung wurden nach Fixation in der Chromatmischung oder in Formalin-Bichromatlösung die Heidenhain'sche Eisenhämatoxylinfärbung, das Ehrlich-Biondi'sche Farbengemisch nach den Angaben M. Heidenhain's und Mayer's saurer Hämalalaun angewendet. Die Präparate wurden in Xylol-Canadabalsam eingeschlossen. Die in Osmiumgemischen fixirten Präparate wurden mit Lithion-Karmin und Pikrinsäure oder mit Rubin gefärbt und in Glycerin oder gesättigter Lösung von Kalium aceticum montirt.

2. Die Structur der Nebennieren.

a. Katze.

Rinde.

Von der aus Bündeln mit elastischen Fasern durchwebten Bindegewebes bestehenden Hülle gehen theils einzelne gröbere Balken aus, die die ganze Rinde einstülpen und meistentheils grössere Arterien oder Nerven begleiten, theils zahlreiche zartere Lamellen, die gegen das Centrum des Organes radiär verlaufen. In einiger Entfernung von der Kapsel senden sich diese Balken und Lamellen, solchergestalt eine äussere Zone der Rinde abgrenzend, quer oder schräg verlaufende Verbindungsbalken zu und setzen sich dann, unter der Abgabe querer oder schräger Verbindungszüge, in radiärer Richtung die Capillaren begleitend fort, um allmählich zarter zu werden und schliesslich in der dem Marke zunächst gelegenen Schicht in ein feines Netz feinster Bindegewebsfasern zu zerfallen. An der Grenze des Markes treten dann wieder einige stärkere tangential verlaufende Bindegewebszüge auf. Durch dieses Bindegewebsgerüst werden die Parenchymzellen in verschieden geformte Stränge abgetheilt.

Man unterscheidet auf dem Verticalschnitt drei Zonen, eine äussere, eine mittlere und eine innere, die allmählich in einander übergehen (s. Taf. III, Figg. 2 u. 3) und der Zona glom., fasc. und retic. Arnold's (19) entsprechen. In der mittleren Zone liegen die Zellen in radiären Reihen angeordnet, die jedoch von den quer oder schräg verlaufenden Verbindungszweigen der Capillaren und der Bindegewebssepimente hier und da unterbrochen werden. Auf dem Verticalschnitt zeigen sich zwischen den Strängen hier und da Anastomosen und auf dem Tangentialschnitt sieht man diese Stränge häufig netzartig zusammenhängen. Nach aussen gehen sie in die in den oben beschriebenen Bindegewebsräumen der äusseren Zone gelegenen Zellenstränge, die anstatt aus einer Zellenreihe aus zwei oder drei neben einander gelegenen Zellen bestehen, über. Auf dem Verticalschnitt sieht man sie entweder, an Breite zunehmend, sich in gerader Richtung bis an die Kapsel fortsetzen, um dort bogenförmig in einander überzugehen, oder an einem der genannten Querzüge der Bindegewebssepta endigen. Serienschnitte zeigen jedoch, dass sie nur umbiegen, um sich an einer anderen Stelle in die Stränge der äusseren Zone fortzusetzen. Diese Stränge anastomosiren hier und da und verlaufen entweder radiär, oder auch biegen sie sich in tangentialer Richtung um. Auf den Tangentialschnitten zeigen sie sich im Allgemeinen rundlich, doch kommen auch band- und rinnenähnliche Formen und, obwohl spärlich, Hohlcylinder vor, in deren Mitte ein Capillargefäss verläuft.

Nach Innen gehen die Stränge der mittleren Schicht in ein Netzwerk über, dessen Stränge aus Zellen bestehen, die in einer Reihe angeordnet sind und in dessen rundlichen Maschen die Capillaren verlaufen. Das in feine Fäden abgetheilte Bindegewebe verläuft an den Aussenseiten der Capillarwände und sendet zwischen fast alle Zellen der Stränge feine Faserchen hinein (s. Taf. V, Fig. 27). Die Maschen des Netzes sind Anfangs rundlich, werden aber gegen das Mark hin in radiärer Richtung abgeplattet, so dass hier die Stränge einen mehr tangentialen Verlauf nehmen.

Den besprochenen Verschiedenheiten in der Anordnung des Bindegewebegerüstes und der Zellenstränge entsprechen Veränderungen in der Form und dem Aussehen der Zellen.

Am kleinsten sind die Zellen der äusseren Zone, die auch sehr verschiedenartige Gestaltungen zeigen und cubische, polyëdrische Kegel-

und Spindelzellenformen darbieten. In der mittleren Schicht nehmen sie bedeutend an Grösse zu und zeigen im Allgemeinen eine polyëdrische, zuweilen in der Richtung der Stränge ein wenig verlängerte Form. In der inneren Zone werden sie wieder etwas kleiner, doch bleiben sie immer grösser als diejenigen der äusseren Zone und zeigen eine polyëdrische oder cubische Form, die aber in den innersten Zügen, der veränderten Richtung derselben entsprechend, in eine längliche übergeht.

Ehe wir jetzt zur Schilderung der Structur der Zellen übergehen, müssen wir erst einer Substanz unsere Aufmerksamkeit zuwenden, die in den Zellen aller Rindenschichten in so grosser Menge vorkommt, dass sie als das den Rindenzellen geradezu Charakteristische bezeichnet werden muss. Es ist dies die von den Autoren in so verschiedener Weise beschriebene fettähnliche Substanz der Rindenkörner.

Zerzupft man in frischem Zustand die Nebennierenrinde der Katze, so erhält man eine grosse Menge stark lichtbrechende, schwach gelbe Kügelchen von 1 bis 3 oder 4 μ, die meistens frei liegen und nur hier und da in Zellen eingeschlossen sind.

Setzt man zu ihnen Wasser, so fliessen sie an einigen Stellen unter Bildung von Myelinformen zusammen. Mit Eisessig und concentrirten Mineralsäuren fliessen die Körner zu grösseren Tropfen zusammen. Verdünnte Säuren üben auf sie keine Einwirkung aus. 40-procent. Kalilauge bringt sie auch zum Zusammenschmelzen, während eine 2-procent. Lösung keine nennenswerthe Veränderungen derselben hervorbringt. Von Aether, Chloroform und Xylol werden sie mit Leichtigkeit, von Alkohol aber etwas langsamer aufgelöst. Setzt man zu der Aetherlösung Wasser, so treten zahlreiche Myelinformen auf. Von Osmiumsäure werden die Körner intensiv geschwärzt, mit Alkannatinctur nehmen sie eine röthliche Farbe an. Andere Farbstoffe, wie Fuchsin, Methylenblau u. s. w., färben sie nicht. Die osmirten Körner lösen sich leicht in Xylol, etwas schwieriger in Chloroform, sehr langsam in Alkohol. Werden die Schnitte der in Osmiumgemisch fixirten Nebenniere in Canadabalsam montirt, so zeigen sich nach ein oder zwei Tagen sämmtliche osmiumgeschwärzten Körner aufgelöst, während das Fett der Fettzellen und einzelner Rindenzellen bestehen bleibt. In Nelkenöl halten sie sich dagegen Wochen lang. Will man die Rindenkörner auf in Osmium fixirten Präparaten studiren, so ist es darum nothwendig, sie in Glycerin oder Kalium aceticum zu montiren. Wahrscheinlich hat man in diesem Umstand die Erklärung mancher widerstreitenden Angaben der Verfasser in Betreff dieser Structuren zu suchen. Beispielsweise können wir hier die Angaben Wybauw's (204) über die Rindenzellen des Meerschweinchens anführen. An Osmiumpräparaten findet dieser Autor die Zellen der Zona fasciculata mit geschwärzten Fettkörnern gefüllt: „Cependant toutes les cellules ne présentent pas le meme aspect: on en voit qui contiennent fort peu de granulations noires, mais dont le protoplasme se colore en brun, tandis que d'autres sont absolument claires et présentent l'aspect de celles des pieces fixées a l'alcool.“ Es ist dies eine sehr genaue und zutreffende Schilderung der Bilder, welche in Canadabalsampräparaten bei beginnender Auslösung der fettigen Substanz in den Rindenzellen auftreten. Besonders ist die diffuse braune Färbung des Zellinhaltes, welche vom Autor auch in den inneren Rindenzellen mehrfach erwähnt wird, für diese Präparate geradezu charakteristisch. Bei den von uns untersuchten Thieren haben wir an den in Glycerin montirten Präparaten derartige Bilder niemals gesehen. Noch eine Angabe desselben Verfassers können wir nicht unterlassen hier zu besprechen. Er sagt: „Quelque fois des zones assez étendues de la substance corticale résistent à l'action de l'acide osmique.“ Bei Anwendung von Osmiumgemischen als Fixirungsmittel ist dieses bei Anwendung zu grosser Stücke des Organes ein nicht seltenes Vorkommen. Die Osmiumsäure dringt bekanntlich nicht weit in die Präparate hinein und die innersten Theile derselben bleiben dann ungefärbt. Bei sorgfältiger Fixirung von dünnen Scheiben trifft man diese Erscheinung nie. Die von Wybauw ausgesprochene Vermuthung, dass die Verschiedenheiten im Aussehen der Zellen von Veränderungen in der Activität der Zellen verursacht sind, kann also nicht als berechtigt angesehen werden.

Was haben nun diese Körner für eine chemische Natur? Sie zeigen sämmtliche mikrochemische Reactionen des Fettes, nur weichen sie in ihrer grossen Lösbarkeit nach Osmirung etwas davon ab. Man könnte an Lecithin denken, und in dieser Richtung deutet auch die grosse Menge von Myelinformen, die nach Zusatz von Wasser zu der Aetherlösung auftreten. Der von Alexander (18) nachgewiesene hohe Lecithingehalt der Nebenniere dürfte auch dafür sprechen. Unsere Versuche, durch die Methode Lilienfeld's und Monti's (137) Phosphor in den Rindenkörnern nachzuweisen, gaben jedoch keine Resultate, was aber nach den Mittheilungen Heine's (100) kaum einige Bedeutung haben dürfte. Die Frage, ob Lecithin in grösserer oder geringerer Menge in den Rindenkörnern enthalten ist, müssen wir also unbeantwortet lassen, und wir können über die Natur dieser Körner nichts anderes sagen, als dass sie Fette sein müssen, die aber vielleicht in der einen oder anderen Hinsicht von dem gewöhnlichen Körperfett abweichen.

Wie die Taf. III, Fig. 2 zeigt, sind diese Körner nicht gleichmässig in der Rinde vertheilt. In der grössten Menge kommen sie in der mittleren

Zone vor, wo jede Zelle von ihnen erfüllt ist. Etwas geringer ist ihre Menge in der äusseren Zone, wo einzelne Zellen fast von ihnen frei sind, die meisten aber solche Körner, wenn auch von geringerer Grösse und in geringerer Zahl als die Zellen der mittleren Zone, einschliessen (vgl. Taf. V, Figg. 24, 25 u. 34). Die Zellen der inneren Zone haben im Allgemeinen nur wenige Rindenkörner, und einzelne sind davon ganz frei. In den dem Marke am nächsten gelegenen Zellen treten sie jedoch in etwas grösserer Menge auf (Taf. V, Fig. 27, Taf. VI, Fig. 35).

Das Protoplasma der äusseren und inneren Rindenzellen zeigt nach Fixirung sowohl in der Chromatmischung, wie in Altmann's oder Flemming's Flüssigkeit eine feinkörnige Structur. In einzelnen Zellen der äusseren Zone beobachtet man jedoch nach der Fixirung in Altmann's Flüssigkeit oder in der Chromatmischung ein homogenes Protoplasma (Taf. V, Fig. 25).

Während in den äusseren Zellen Rindenkörner von verschiedener Grösse eingelagert sein können und im Allgemeinen in demjenigen Ende der Zelle, in welchem der Kern liegt, am reichlichsten sind, wodurch sie dem Gefüge des Protoplasmas dieser Zellen eine gewisse Unregelmässigkeit verleihen, bieten die Zellen der innersten Rindenschicht ein sehr regelmässiges Aussehen dar. Ihre gleichmässige polyëdrische Form und fast gleiche Grösse und die über die ganze Zelle vertheilten Körnchen von derselben Grösse geben dieser Schicht ein ganz besonderes Gepräge und unterscheiden sie scharf von den zwei äusseren. Die Kerne dieser Zellen sind gross, bläschenförmig, mit einem sehr regelmässigen Chromatinnetz und einem, selten zwei Nucleoli. Die Kerne der zwei äusseren Schichten sind dagegen kleiner, zeigen ein dichteres, nicht so regelmässiges Chromatinnetz und einen Nucleolus. Ihre Contour ist nicht ganz rund und zeigt oft Zacken, und nicht selten färben sich diese Kerne tief und fast homogen.

In den Zellen der innersten Schicht der Rinde trifft man bei erwachsenen Thieren mit Chromsäure und Eisenhämatoxylin färbbare Körner an, die später besprochen werden sollen.

Das nach mehreren Autoren in diesen Zellen vorhandene Pigment haben wir nur bei einer alten Katze gefunden. Sehr oft trifft man in diesen Zellen Bilder von der in Fig. 8 (Taf. III) wiedergegebenen Art an, die mit grosser Wahrscheinlichkeit als Sphären und Centrosomen zu deuten sind.

Das Protoplasma der mit Rindenkörnern erfüllten Zellen der mittleren Schicht tritt in Folge der wechselnden Zahl der Rindenkörner in verschiedener Menge in den Zellen auf. Wenn diese Körner nur in geringer Zahl vorhanden sind, zeigt sich das Protoplasma als ziemlich breite, die Zwischenräume zwischen ihnen erfüllende Stränge, die eine schwache Körnelung darbieten können. Sind aber die Rindenkörner zahlreich, so wird das Protoplasma auf eine Anhäufung um den Kern herum, eine ectoplasmatische Randschicht und zwischen den Körnern liegende dünne Lamellen reducirt, ja, wenn die Körnerinfiltration sehr weit gegangen ist, wie dies in den sehr grossen Zellen der Fall sein kann, so sind die zwischen den Körnern gelegenen Lamellen zum grössten Theil verschwunden und man kann dann, da bei diesen Zellen der Kern an die Wand der Zelle gedrängt ist, ein Bild erhalten, das in hohem Grade an eine Fettzelle erinnert. Das Protoplasma dieser Zellen ist homogen. Nur durch Eisenhämatoxylinfärbung gelingt es, besonders bei älteren Thieren, in ihm schwarz gefärbte Kügelchen wahrzunehmen (Taf. III, Fig. 9), die jedoch nie in grösserer Zahl vorkommen. Liegen zwei Zellen an einander, ohne durch Bindegewebe oder Gefässe getrennt zu sein, so schmelzen die genannten ectoplasmatischen Schichten zusammen und demarkiren durch ihre Dicke die Grenze der Zellen. Ist aber die Körnerinfiltration reichlich, so werden auch diese Balken verdünnt und stellenweise derart durchbrochen, dass man den Eindruck eines Syncytiums erhält, in welchem die Grenzen der einzelnen Zellen nur annäherungsweise angegeben werden können (s. Taf. V, Fig. 26).

In der inneren Schicht kann man zwischen den Zellen, wenn nicht Gefässe oder Bindegewebe zwischen ihnen verlaufen, keine bestimmten Grenzen ziehen. Die Grenzen der Zellen in der äussersten Schicht sind auch in vielen Fällen verschwommen. Sehr oft werden sie durch spaltförmige Hohlräume markirt, die wir mit Gottschau als Schrumpfungserscheinungen zu deuten geneigt sind. Die bei diesen Zellen von Räuber und Pfaundler beschriebene granuläre oder Fadenfilzzone, welche zwischen ihnen und den Capillaren gelegen ist und als mit der Grenzschicht Kölliker's identisch angesehen wird, müssen wir als den peripheren, oft durch Einlagerung von Rindenkörnern ausgezeichneten Theil der Zellen bezeichnen.

Ueber die Bedeutung und weiteren Schicksale der Rindenkörner haben wir keine Aufschlüsse erhalten. Ein Austreten der Körner aus den Zellen in die Blutbahnen haben wir nicht nachweisen können. Nur bei einigen Nebennieren, die beim Herausnehmen gequetscht worden waren, haben wir in den Gefässen Rindenkörner gesehen, sonst aber nicht.

Mark.

Das Mark wird von einem Netz gröberer venöser Gefässe durchzogen, die schliesslich in die Suprarenalvene münden. Zwischen diesen

Venen verlaufen sinuöse Capillaren, die schliesslich in sie einmünden. Nur um jene grösseren Venen finden sich Züge eines feinen fibrillären Bindegewebes; sonst kann man im Mark kein Bindegewebsgerüst finden. Die Markzellen liegen zwischen den Gefässen in der Weise eingelagert, dass fast jede Zelle sowohl mit einer Vene, wie mit einer Capillare in Berührung kommt (Fig. 35). Die Zellen sind von cubischer oder niedrig cylindrischer Gestalt und nehmen nur um die grössten Venen herum eine mehr hochcylindrische Gestalt an. Die zusammengefallenen Capillaren können manchmal Bindegewebszüge vortäuschen, doch zeigt eine genauere Beobachtung immer, dass es sich hier nur um Capillarwände handelt. Möglicherweise sind in dieser Art die von mehreren Autoren beschriebenen, von Bindegewebszügen begrenzten Zellengruppen im Mark zu deuten. Wir müssen der von Carlier (44) für den Igel ausgesprochenen Ansicht, dass sich im Mark nur die die Venen begleitenden Bindegewebsfasern finden, für die von uns untersuchten Thierspecies ganz beipflichten.

Die Zellen zeigen, frisch untersucht, den ganzen Zellkörper von feinen Körnern erfüllt, die sich nach Zusatz von Kalibichromic. in kurzer Zeit bräunlich färben. Sublimat zerstört diese Structur, wie schon vorher erwähnt wurde, in erheblicher Weise. Nach Fixirung, z. B. in Altmann'scher Mischung, Formalinbichromat oder der von uns am meisten angewendeten Formalinchromat-Alkoholmischung, zeigt sich das Protoplasma der Markzellen aus in Reihen oder Fäden angeordneten sehr kleinen Granulis bestehend (vgl. Figg. 16 bis 21). Eine diese Körner umhüllende und verbindende Filarsubstanz haben wir nicht beobachten können. Die reihen- oder netzförmige Anordnung der Granula legt die Annahme von dem Vorhandensein einer solchen Filarsubstanz nahe an die Hand, und wir haben auch unsere Bemühungen auf die Entdeckung einer solchen gerichtet, jedoch ist das stets mit negativem Resultat geschehen. Weder an ungefärbten, noch mit Eisenhämatoxylin, mit Ehrlich-Biondi's Flüssigkeit oder mit Rubin gefärbten Präparaten hat sich in diesen Zellen bei den von uns angewandten stärksten Vergrösserungen eine Filarsubstanz nachweisen lassen (Zeiss, Apochromat 2 mm).

Die Flemming'sche Flüssigkeit erweist sich als ein für die Markzellen weniger gutes Fixirungsmittel, als die eben erwähnten. Die Körner schmelzen mit einander hier und da zusammen, und es entstehen in den Zellen leicht Hohlräume.

Die Grenzen der Zellen sind, wie von den meisten Verfassern hervorgehoben wird, sehr undeutlich; man kann sie an vielen Stellen nicht unterscheiden, sondern erhält oft genug den Eindruck eines

Syncytiums mit eingestreuten Kernen (Figg. 20, 23). An anderen Stellen markirt sich die Grenze der Zellen durch eine oder zwei Reihen dicht an einander gelegener Körner, und sehr selten lässt sich ein dünner Spaltraum beobachten.

Die Kerne sind von runder oder elliptischer Gestalt und mit einem deutlichen Chromatinnetz, das in den Knotenpunkten Verdickungen zeigt, und einem Nucleolus versehen.

Bei Fixirung in den chromhaltigen Flüssigkeiten färbt sich das Protoplasma der Markzellen bekanntlich braungelb bis schwarzbraun. Eine Färbung der Kerne haben wir nicht gesehen. Bei Anwendung der Flemming'schen Flüssigkeit ist jedoch die Braunfärbung der Markzellen weit weniger hervortretend, als sonst und es scheint, als ob die stark sauere Beschaffenheit dieser Flüssigkeit ein Hinderniss für die Färbung darstellte.

Die Chromatfärbung der Zellen ist an die Granula gebunden. Doch nehmen sogar in derselben Zelle nicht alle Granula die Farbe gleich gut an. In Präparaten aus Altmann's Flüssigkeit trifft man sie theils braungelb, theils mit dazwischen liegenden Uebergängen schwarz gefärbt; in Präparaten aus Formalinbichromat oder unserer Flüssigkeit treten sie in gelber bis tiefbrauner Farbe auf. Noch besser lassen sie sich aber nach geeigneter Färbung differenziren.

In der historischen Uebersicht ist erwähnt worden, dass mehrere Autoren das Protoplasma der Markzellen mit Hämatoxylin gefärbt erhalten haben. Wir können dieser Angabe, was unsere Präparate anbetrifft, nicht beipflichten. Mit dem Hämalalaun, in verdünnter Lösung angewendet, färben sie sich nicht. Ehrlich-Biondi's Farbengemisch giebt den Granulis eine rothe oder gelbrothe Farbe, das Rubin ebenso. Eine besonders elective Färbung erhält man aber mit dem Heidenhain'schen Eisenhämatoxylin, und wir werden im Folgenden eine Schilderung von den Markzellen geben, wie sie sich nach Fixirung in unserem Chromatgemisch und nachfolgender Eisenhämatoxylinfärbung dem Auge darbieten.

Man unterscheidet in den Zellen solcher Präparate folgende Arten der Granula:

1. Kleine, hellgraublau gefärbte Körner, reihenweise an einander gelegten und im Allgemeinen die Hauptmasse des Cytoplasmas darstellend (Taf. III, Fig. 16 und Taf. IV, Fig. 17 und 19).

Diese sind die gelben Körner im ungefärbten Präparat.

2. Kleine, intensiv schwarz gefärbte Körner, die zwischen den vorigen vorkommen und die mehr braun gefärbten Granula des ungefärbten Präparates darstellen (die schwarzen Körner nach Altmann'scher

Fixation, Taf. IV, Fig. 23). Zwischen diesen und den vorigen Körnern kommen Uebergangsformen vor, indem sich die Körner mehr oder weniger tief färben oder in einem hellen Körnchen ein schwarzes Centrum auftreten kann (Taf. III, Fig. 16 u. Taf. IV, Fig. 17 bis 20).

3. Grössere schwarzgefärbte Körner von wechselnder Form, entweder runde oder mehr längliche, oder mit unregelmässigen Contouren und Einbuchtungen versehene. Bei einem Theil dieser Körner ist ihr Ursprung aus mehreren kleineren deutlich zu erkennen, bei anderen ist man geneigt, sie als durch Zuwachs kleinerer Körner entstanden zu betrachten (Taf. IV, Figg. 20 u. 21). Zuweilen sind diese Körner von einer schmalen hellen Zone umgeben. Beziehungen zwischen den schwarzen Körnern und dem Kern haben wir trotz vielen Suchens nicht finden können.

Durch die verschiedene Anordnung und Menge dieser Körner erhalten die Markzellen ein wechselndes Aussehen. Dieselben lassen sich auf drei Typen zurückführen:

1. Zellen, welche bei schwacher Vergrösserung hell aussehen und aus hellen, zu einem lockeren Netzwerke angeordneten Körnern bestehen. Dieselben erhalten keine oder nur eine geringe Menge von schwarzen Körnern.

2. Dunklere Zellen, welche helle Körner dicht gelagert besitzen. In diesen Zellen kommen die schwarzen Körner in sehr wechselnder Menge vor. In manchen derselben fehlen sie ganz, in anderen sind sie sehr zahlreich. Meistens sind es hier die kleinen Körner, welche man am häufigsten beobachtet. Man sieht die schwarzen Körner zuweilen in Reihen an den Grenzen der Zellen liegen, wodurch diese ungewöhnlich scharf markirt werden. Uebrigens scheint keine besondere Partie der Zellen als häufigste Ablagerungsstätte der schwarzen Körner bevorzugt zu sein, sondern es kommen dieselben in allen Theilen der Zelle gleich häufig vor. Nur ist es ziemlich constant, dass die grösseren Körner, wenn solche vorkommen, in den an die Gefässe grenzenden Theilen der Zellen am zahlreichsten auftreten.

3. Von dichtgelagerten schwarzen Körnern vollständig ausgefüllte Zellen (Taf. IV, Fig. 17). Die Mehrzahl der Körner sind dann klein, und unter ihnen eingestreut kommen einige grosse vor. In diesen Zellen findet man zuweilen den Kern kleiner als sonst, stärker gefärbt und mit etwas unregelmässiger Contour. Sehr selten sind Zellen, die schwarze Granula in lockerem Gefüge haben.

Zwischen diesen Zellen kommen aber zahlreiche Uebergangsformen vor, und sie sind deshalb nur als die am meisten ausgeprägten Typen zu betrachten.

Um diesen Wechsel im Aussehen der Zellen zu erklären, liegt es nahe zur Hand, ihn als den morphologischen Ausdruck der Thätigkeit der Zellen, also als Phasen einer Drüsenthätigkeit zu betrachten. Die Körner zeigen sich nach unseren Beobachtungen als Ablagerungsstätte der dem Nebennierenmark eigenthümlichen reducirenden, brenzkatechinähnlichen Substanz, und die Verschiedenheiten in dem Aussehen der Zellen sind, wie wir gesehen haben, hauptsächlich durch den wechselnden Gehalt der Granula an dieser Substanz bedingt. Schon Vulpian hat die eisengrünende Substanz im Blute der Nebennierenvene nachgewiesen. Wenn es sich hier um eine Secretion handelt, darf man also erwarten, das Austreten der mit der reducirenden Substanz geladenen Körner in die Gefässe zur Anschauung zu bekommen. Und in der That sind solche Bilder ohne Schwierigkeit zu finden.

Der Befund mehrerer früherer Forscher, dass sich in dem Blut der Nebennieren zahlreiche kleine Körner von wechselnder Grösse beobachten lassen, die mit Chromsäure einen gelbbräunlichen Farbenton annehmen, haben wir bestätigen können. Oft trifft man diese Körner in Haufen zusammenliegend. In Schnitten trifft man in den Venen und Capillaren des Markes mit Eisenhämatoxylin schwarzgefärbte Körner an (Taf. III, Fig. 16 u. Taf. IV, 17, 18 u. 20), die mit den in den Zellen vorkommenden identisch sind. Dieselben liegen, wie Fig. 18 zeigt, oft in Gruppen oder Ketten zusammen, zeigen aber auch grosse Neigung, zusammen zu schmelzen und unregelmässige Körner zu bilden. Man trifft auch solche Körner an, die sich zum Teil oder ganz abgefärbt haben und die nur einen grauen oder graubraunen Farbenton zeigen. Es lassen sich auch in grösseren Massen angehäufte Körner beobachten, die zu colloidähnlichen Klumpen werden können, ganz wie sie von Manasse beschrieben worden sind. Auch diese Körner zeigen eine wechselnde Färbbarkeit für Eisenhämatoxylin. Der Auswanderungsprocess der Körner aus den Zellen in die Gefässlumina lässt sich häufig und im Detail in allen seinen Stadien beobachten. Die Figg. 16, 19 und 20 liefern davon Beispiele. Diese Migration der Körner aus den Zellen in die Gefässe tritt unter zweierlei Form auf.

Theils sieht man die kleinen, schwarzen Körner durch die Intima der Gefässe hindurch in das Lumen wandern, wie dies die Figg. 16 u. 19 zeigen, theils aber scheint in den Capillaren das Endothel stellenweise zu fehlen (Taf. IV, Fig. 20), und hier werden nun die grösseren Körner von den Zellen direct in das Capillarlumen hinausgestossen. Dieses Fehlen des Endothels tritt jedoch nicht continuirlich auf grösseren Strecken des Verlaufes der Capillaren auf. Verfolgt man an Serienschnitten eine Capillare, so sieht man die Kerne der Endothelzellen sehr unregelmässig auftreten, indem sie bald sehr nahe an einander gelegen, bald durch lange Zwischenräume von einander getrennt sind. Im grössten Theil des Verlaufes der Capillaren lässt sich als Wandung derselben eine scharfe Linie beobachten, der Durchschnitt der Endothelzellen. In kleineren Bezirken kann man, wie gesagt, diese scharfe Linie nicht beobachten, sondern es ist hier die Grenze der Zellen gegen das Lumen zackig und uneben, und an diesen Stellen treten nun die grösseren Körner sehr reichlich in das Lumen aus. Wahrscheinlich sind es diese Bilder, welche der Schilderung Manasse's von endothellosen Gängen, die mit den Capillaren zusammenhängen, zu Grunde liegen. Gegen diesen Forscher müssen wir hervorheben, dass wir das Endothel nie auf etwas längeren Strecken des Verlaufes der Capillaren haben fehlen sehen. Die von Manasse geschilderten, in die Venenlumina hineinwachsenden nackten Zellengruppen haben wir nicht zur Ansicht bekommen. Mit den Befunden Carlier's beim Igel stimmen dagegen die unserigen, wie aus dem oben Erwähnten hervorgeht, gut überein.

Um die grösseren Venen herum haben wir dann und wann mit Endothel ausgekleidete Räume gesehen, in denen sich ebenfalls schwarze Körner finden lassen. Auch in den Gewebespalten der Nervenstämme der Marksubstanz haben wir diese Körner beobachtet (Taf. IV, Fig. 21), und man trifft sie hier sogar in der Schwann'schen Scheide an.

Wir sehen also die oben dargelegten Befunde im Gewebe der Marksubstanz als den morphologischen Ausdruck der Secretion der brenzkatechinähnlichen Substanz an, eine Ansicht, die durch unsere experimentellen Untersuchungen noch bekräftigt worden ist.

Fassen wir die Schilderung des Secretionsverlaufes, so wie er von uns aufgefasst wird, kurz zusammen.

Die ruhenden, secretleeren Zellen stellen die aus hellen, in lockeren Netzen gelegenen Körnern bestehenden Zellen dar. Die Körner dieser Zellen vermehren sich und werden dichter gelagert, und es tritt in ihnen allmählich die brenzkatechinähnliche Substanz auf, sie in schwarzgefärbte Körnchen umwandelnd. Die Körnchen vergrössern sich oder schmelzen zusammen. Diese Bildung der schwarzen Körner kann so weit gehen, dass die Zelle von den schwarzen Körnern ganz ausgefüllt wird. Wenn eine gewisse Menge der schwarzen Körner gebildet worden ist, beginnt die Ausstossung derselben in das Lumen der Blutgefässe. Dies geschieht entweder durch das Wandern der kleinen Körner durch die Wandung der Gefässe, wie dies besonders an den Venen beobachtet wird, oder es wird das Endothel der Capillaren an gewissen Stellen zersprengt und die Zellen treten mit dem Gefässlumen in offene Verbindung. Wenn die Ausstossung des Secretes vollendet ist, zeigen die Zellen das helle Aussehen und das lockere Gefüge des Protoplasmas, um dann auf's Neue denselben Process durchzumachen. In den Gefässen liegen die Körnchen zu Haufen oder Ketten angeordnet, oder sie schmelzen auch zu unregelmässigen Bildungen zusammen. Ein Theil von ihnen verliert ihre Färbbarkeit.

Stämme von markhaltigen und marklosen Nerven kommen in dem Mark ziemlich zahlreich vor. Nervenzellen haben wir in diesen Stämmen wohl zuweilen, aber durchaus nicht häufig gefunden.

Uebergangsformen zwischen den Ganglienzellen und den Markzellen, wie sie von mehreren Autoren beschrieben sind, haben wir nicht gefunden. Auch an den Stellen, wo das Mark an die Oberfläche des Organes gelangt und die Markzellen in nahe Beziehung zu den Ganglienzellen der an der Nebenniere gelegenen Ganglien treten, haben wir eine Uebergangsform vergebens gesucht, und wir müssen daher den Angaben Pfaundler's entschieden widersprechen.

b. Kaninchen.

Rinde.

Die bei den Katzen beschriebenen drei Zonen treffen wir auch in der Kaninchenrinde. Es ist hier das Bindegewebsgerüst weniger entwickelt und die Anordnung der Zellenstränge dadurch besonders in der mittleren Zone mehr verschwommen. Diese Stränge setzen sich in der äusseren Schicht bis an die Kapsel fort, um dort bogenförmig in einander überzugehen. Anastomosen zwischen ihnen sind hier bei dem Kaninchen nicht so häufig wie bei der Katze, auch behalten die Stränge beim Kaninchen einen mehr radiären Verlauf, ohne so viele Umbiegungen wie bei der Katze. Die äussere Zone erhält dadurch ein charakteristisches, regelmässiges Aussehen mit schmalen, paarweise in einander übergehenden radiären Strängen, wie es Taf. III, Fig. 5 zeigt. Die Zellen der äusseren Zone sind von cubischer Form und enthalten nur in ihrem den Bindegewebssepta zugewandten Theil Rindenkörnchen (s. Taf. V, Fig. 28). Ihr Protoplasma hat dasselbe Aussehen, wie das der entsprechenden Zone bei der Katze.

Die Zellen der mittleren Zone zeigen beim Kaninchen nicht so gleichmässige Rindenkörner, wie bei der Katze, sondern man trifft hier, wie Taf. III, Figg. 4 und 5 zeigen, sehr grosse Verschiedenheiten unter ihnen, indem sie von kleinen, 1 μ grossen bis zu solchen von der Grösse eines rothen Blutkörpers auch in derselben Zelle wechseln können.

Auch beim Kaninchen sind in dieser Zone die Rindenkörner am zahlreichsten, und man trifft in ihr Regionen an, wo die Zellen, wie bei der Katze, von grossen Rindenkörnern ganz gefüllt sind. Das Protoplasma ist homogen.

Die Zellen der inneren Zone zeichnen sich im Allgemeinen durch ihre dunkle Färbung mit Chromaten und Eisenhämatoxylin aus. Ihr Protoplasma ist meistens hyalin, und nur selten beobachtet man bei ihm eine körnige Structur. Sie schliessen im Allgemeinen Rindenkörner, jedoch nicht in grosser Menge, ein. Sehr häufig trifft man in ihnen Körner an, die sich mit Chromaten gelb und bei nachfolgender Eisenhämatoxylinfärbung schwarz färben (Taf. III, Fig. 12). Am leichtesten zu beobachten sind diese Körner in den Zellen, deren Protoplasma durch Chromate und Eisenhämatoxylin nicht gefärbt wird, wo man dann an manchen Stellen den Eindruck erhält, als wäre die diffuse Färbung des Protoplasmas dieser Rindenzellen durch Verschmelzung der erwähnten färbbaren Körner zu Stande gekommen. Entscheidende Aufschlüsse haben wir jedoch darüber nicht erhalten können. Ueber die Bedeutung dieser färbbaren Körner haben wir keine Ansicht auszusprechen. Ausserhalb der Zellen haben wir sie nicht mit Sicherheit beobachtet. Die Frage, ob sie von den Zellen ausgestossen werden, müssen wir also offen lassen. Ihre mikrochemischen Reactionen dürften für eine Verwandtschaft mit den Körnern der Markzellen sprechen, worauf wohl auch die weiter unten erwähnten Ergebnisse der Versuche über compensatorische Thätigkeit in den Nebennieren hindeuten.

Mark.

Die Zellen der Marksubstanz sind beim Kaninchen in derselben Weise wie bei der Katze angeordnet, nur sind die Stränge beim Kaninchen mehr regelmässig und, zu Folge der hier weniger zahlreich vorkommenden Anastomosen, leichter zu unterscheiden. Die Form der Zellen ist im Allgemeinen hochcylindrisch, doch wechselt sie, so dass auch, wie Taf. III, Fig. 13 zeigt, cubische Zellen vorkommen können. Bei einem Vergleich mit dem Marke einer Katzennebenniere fällt sofort die geringere Färbbarkeit der Kaninchenmarkzellen in die Augen. Das Protoplasma derselben ist nämlich zumeist von einem lockreren Gefüge, als dies bei den Zellen des Katzenmarkes der Fall zu sein pflegt, und sie enthalten nicht so viele mit Eisenhämatoxylin schwarzgefärbte Körner. Ebenso scheinen sich beim Kaninchen auch die einzelnen Granula des Zellkörpers nicht so scharf wie in den Zellen der Katze zu färben. Alle die bei der Katze beschriebenen Stadien in der Ausbildung und Ausstossung der schwarzen Körner kommen jedoch auch bei dem Kaninchen vor, und in den Gefässen trifft man bei ihm sehr oft die Ketten oder Gruppen dieser Körner an. Man sieht aber beim Kaninchen in jeder Nebenniere auch Bildungen, die wohl auch bei der Katze vorkommen, bei diesem Thier aber zu den Seltenheiten gehören, weshalb wir sie erst hier näher berücksichtigen. Es sind dies zusammengeschmolzene Körner, die sich zu grösseren Massen vereinigt haben. Dieselben treten einzeln oder zu mehreren in den Zellen unter der Form mehr oder weniger stark gefärbter Klümpchen von unregelmässiger, abgerundeter, spindel- oder sichelartiger Gestalt auf. Oft kann man, wie die Figg. 15 (Taf. III) und 22 (Taf. IV) zeigen, die Zusammensetzung dieser hyalinen, graublau gefärbten Klümpchen aus Körnern deutlich erkennen, in anderen Fällen sieht man in ihnen sich dunklere Körner differenziren oder auch erscheinen sie, wie in Taf. III, Fig. 14, ganz structurlos. Wenn sie einzeln in der Nähe des Kernes liegen, was nicht selten vorkommt, so ist man versucht, an Sphären zu denken. Genauere Beobachtungen zeigen jedoch, dass hier schwerlich von solchen Bildungen die Rede sein kann. Man trifft diese Klümpchen nämlich zuweilen in einer Anzahl von 4 oder 5 in einer Zelle an und die Uebergangsformen derselben zu unzweifelhaften Körnerhaufen sind ohne Schwierigkeiten sehr oft zu beobachten. Wir müssen sie also als eine eigenthümliche Agglomeration der Secretkörner ansehen. Ihre Migration aus den Zellen haben wir nicht mit Sicherheit nachweisen können. Sie unterscheiden sich, wenn sie sich in den Gefässen finden, zu wenig von den dort durch Zusammenschmelzung und Abfärbung der gewöhnlichen Körner entstandenen Körnern, um mit Erfolg studirt werden zu können. Vielleicht lassen sie auch eine andere Deutung zu. Es wäre nicht unmöglich, dass wir in ihnen Vorstadien der Secretkörner zu erblicken haben und dass die eben erwähnten Uebergangsformen als Stadien einer Auflösung der hyalinen Massen in schwarze Secretkörner aufzufassen sind. Eine Entscheidung in diesen Fragen erlauben unsere Befunde jedoch nicht, und wir haben daher hier nur die Erklärungen dieser Gebilde andeuten wollen, die uns als wahrscheinlich erscheinen.

c. Hund.

Rinde.

Die äussere Zone unterscheidet sich hier durch Zellenform und Körnergehalt schärfer von den inneren, als dies bei den beiden vorigen Thieren der Fall ist. Sie besteht aus rinnen- oder cylinderförmigen

Zellsträngen, die vielfach, am häufigsten an der Kapsel und der Grenze der mittleren Schicht, mit einander anastomosiren, wodurch sie auf den Schnitten oft zu sehr vielgestaltigen und wechselnden Bildern Veranlassung geben. Die Zellen sind lang gestreckt, von cylindrischer oder kegelförmiger Gestalt und mit ihrer Längsaxe quer gegen den Verlauf der Zellenstränge gelegen. Sie zeigen sich alle ganz von Rindenkörnern erfüllt, die in zierlichen, der Längsaxe der Zelle parallelen Reihen angeordnet sind (Taf. V, Fig. 30). Das Protoplasma zeigt sich homogen, und der Kern ist zuweilen stark färbbar und von etwas unregelmässiger Gestalt. An Rindenkörnergehalt übertrifft diese Zone die beiden inneren. Sie spielt in dieser Hinsicht beim Hund dieselbe Rolle wie die mittlere Schicht der Katzen- oder Kaninchenrinde. Ganz unerklärlich muss uns darum die Angabe Pilliet's erscheinen, nach welcher die äusseren Rindenzellen „gardent d'ordinaire chez le chien un plasma clair, sans graisse ni granulations fixes". Welche Bedeutung dem von Pilliet bei vergifteten Thieren gefundenen Fettgehalt dieser Zellen beizulegen ist, scheint uns nach dem oben Angeführten nicht schwierig zu entscheiden zu sein.

Nach innen zu gehen die Zellen der äusseren Zone ziemlich scharf in die hauptsächlich radiär angeordneten Zellen der mittleren Schicht über. Diese sind von cubischer Form und schliessen nur spärliche Rindenkörner ein. Ihr Protoplasma ist körnig, der Kern bläschenförmig und mit einem Nucleolus und einem regelmässigen Chromatinnetz versehen.

Allmählich geht die mittlere Schicht in die innere über, welche netzförmig verbundene Zellenstränge enthält. Die Zellen zeigen hier auch bei ein und demselben Organ ein wechselndes Aussehen, indem man Regionen antrifft, wo sie völlig den entsprechenden Zellen der Katzennebenniere gleichen und entweder der Rindenkörner ganz entbehren, oder auch solche nur in der Peripherie eingelagert haben (Fig. 31), aber auch Stellen findet, wo sie von Rindenkörnern ganz erfüllt sind und den mittleren Zellen der Katzenrinde ähneln. In den Zellen der ersteren Art beobachtet man häufig, wie bei der Katze, centrosomenähnliche Bildungen (Taf. III, Fig. 11), und namentlich bei älteren Thieren besitzen die Zellen in wechselnder Menge Körner, die sich mit Eisenhämatoxylin schwarz färben.

Hinsichtlich des Bindegewebegerüstes der Rinde beim Hunde ist zu bemerken, dass es, besonders in der äusseren Zone, weit kräftiger als bei der Katze und dem Kaninchen entwickelt ist.

Mark.

Die Anordnung und das Aussehen der Markzellen des Hundes stimmt in allem Wesentlichen mit den weiter vorn geschilderten Verhältnissen bei der Katze überein. Die Zellen sind jedoch etwas höher, und grosse schwarze Körner kommen in ihnen häufiger als bei der Katze vor. Dieselben finden sich in den Enden der Zellen, die den grösseren Venen zugewendet sind, eingelagert. Ein Auswandern der Körner in die Gefässlumina lässt sich auch hier sehr oft beobachten.

3. Altersverschiedenheiten in der Structur der Nebennieren.

Altersveränderungen in den Nebennieren erwähnen, wie in der historischen Uebersicht bereits gezeigt ist, Ecker (64), Kölliker (116) und Henle (96), nach welchen beim Pferd und Menschen das Fett in der Rinde mit dem Alter zunimmt.

Wir haben bei Katzen und Kaninchen Gelegenheit gehabt, die Nebennieren von Thieren verschiedenen Alters mit einander zu vergleichen und wollen hier auf die bei diesen Thierarten auftretenden Verschiedenheiten in der Structur etwas näher eingehen.

Die Nebenniere des drei Tage alten Kätzchens zeigt ein relativ grosses Mark, das von einer dünnen Rinde umgeben ist, die Fortsätze in das Mark hineinsendet. In der Rinde unterscheidet man (Taf. III, Fig. 1) die radiären anastomosirenden Zellenstränge, die an der Kapsel bogenförmig in einander übergehen. Der Gehalt der Zellen lässt auch hier eine Trennung in drei Zonen zu, von welchen die äussere etwa ein Viertel des Rindendurchschnittes einnimmt, die mittlere aber bis nahe an das Mark hin ausgedehnt und von diesem nur durch eine oder zwei Zellenreihen getrennt ist, die sich durch ihren geringeren Gehalt an Rindenkörnern differenziren. Die Körnigkeit des Protoplasmas der Rindenzellen tritt weit deutlicher als bei der erwachsenen Katze hervor. Nur einzelne der von Rindenkörnern ganz erfüllten Zellen zeigen das hyaline Maschenwerk, welches beim erwachsenen Thiere beschrieben worden ist. Im Mark zeigen fast alle Zellen in ihrem Protoplasma eine ziemlich grosse Menge der mit Eisenhämatoxylin geschwärzten Körner. Die Markzellen kommen in ihrer Grösse denjenigen des erwachsenen Thieres fast gleich.

Mit dem Alter nimmt die Rinde an Grösse zu, und zwar mehr als das Mark, so dass beim erwachsenen Thier der Durchschnitt der Rinde demjenigen des Markes gleich ist. Mit dieser Vergrösserung tritt auch eine Veränderung in den Verhältnissen der verschiedenen Rindenzonen ein, indem sich die innere, an Rindenkörnern arme Schicht mehr als die beiden äusseren vergrössert, so dass sie bei dem einige Monate alten Kätzchen ein Viertel der Dicke der Rindensubstanz einnimmt, während die Ausdehnung der mittleren Zone sich auf mehr als die Hälfte derselben beläuft, beim erwachsenen Thiere die innere Hälfte der Rinde und bei alten Thieren noch mehr umfasst (Taf. III, Figg. 1 bis 3 zeigen diese Entwickelung). Diese zunehmende Entwickelung der inneren Zone ist auch makroskopisch am Durchschnitt des Organes leicht zu erkennen. Beim jungen Thier reicht nämlich die gelbe Rinde bis an das graue Mark hinan, wogegen sie bei älteren Thieren von ihm durch eine mehr oder weniger breite graurothe Zone getrennt ist, in deren innerstem Theile man zuweilen als Grenze gegen das Mark eine sehr dünne, unterbrochene gelbe Linie sieht, die den Ausdruck für die hier befindlichen, mit Rindenkörnern gefüllten Zellen bildet.

Bei älteren Thieren treten in den Zellen der inneren Rindenschicht hyaline Körnchen oder Kügelchen von wechselnder Grösse und Anzahl auf. Dieselben nehmen mit Chromsalzen einen bräunlichen Farbenton an und färben sich mit Eisenhämatoxylin graublau bis schwarz. Auch in den von Rindenkörnern erfüllten Zellen der mittleren Schicht kann man sie finden (Taf. III, Fig. 9), doch geschieht dieses selten. Besonders zahlreich sind sie bei der Katze, die in diesen Zellen auch Pigment aufwies (Taf. III, Figg. 7 u. 10). Vielleicht stehen sie mit der Pigmentbildung in Zusammenhang. Bilder, welche Uebergangsformen zwischen ihnen und den Pigmentkörnern darstellen, haben wir jedoch nicht finden können. Die von Pfaundler in den inneren Rindenzellen des Pferdes beschriebenen Körner, die er als aus den Kernen heraustretend beschreibt, dürften wohl zum Theil mit diesen Kugeln identisch sein.

Bei sehr alten Thieren treten an der Grenze zwischen dem Mark und der Rinde nicht unerhebliche Züge fibrillären Bindegewebes auf, in denen man Rindenzellen eingebettet findet, deren Kern oft chromatolytische Veränderungen zeigt und in deren Leib man grosse Fetttröpfchen sieht.

Auch im Mark findet man Verschiedenheiten zwischen älteren und jüngeren Thieren. Bei den jungen Thieren bietet das ganze Mark ein ziemlich gleichartiges Aussehen dar, indem abwechselnd dunkle und helle Zellen gleichmässig durch die ganze Region vertheilt sind, während sich bei den älteren Thieren eine gewisse Periodicität in der Arbeit der verschiedenen Partien herausgebildet zu haben scheint. Man findet nämlich abwechselnd Zellenstränge, die fast nur helle Zellen mit lockerem Gefüge des Protoplasmas und spärliche schwarze Körner enthalten, und solche, die aus dunklen Zellen bestehen, welche ein dichteres Gefüge des Protoplasmas zeigen und reich an schwarzen Körnern sind. Bei älteren Thieren treten auch die grössten schwarzen Körner in den Markzellen zahlreich auf, während sie bei den jungen ziemlich selten sind.

Auch beim Kaninchen zeigt die Rinde wesentlich dieselbe Entwickelung, und die innere Rindenzone nimmt mit dem Alter an Grösse zu (vgl. Taf. III, Figg. 4 und 5).

Die Nebennierenrinde des 4·5 cm langen Kaninchenembryos zeigt in ziemlich gleichen Abständen eindringende bindegewebige Sepimente, welche sich aber gegen das Innere der Rinde hin in feinere Züge auflösen. Das Organ erscheint in seinem äusseren Theil lobulirt. In diesen Lobuli liegen die äusseren cubischen Zellen in regelmässiger Anordnung an der Kapsel und den Sepimenten, und zwar in der Weise, dass man am Durchschnitt im äussersten Theil des Organes eine Serie von Zellenarkaden wahrnimmt. Nach innen zu gehen diese Zellenbogen in ein Netzwerk über. Bei dem neugeborenen Thiere ist die Lobulirung noch sehr deutlich; die Rinde hat sich aber schon verdickt und die Lobuli sind höher und schmäler geworden (Taf. III, Fig. 4). Auch beim erwachsenen Thier bleibt eine Andeutung dieser Lobulirung in den regelmässigen Bogen bestehen, die sich an der Kapsel zwischen den Zellenreihen finden (Taf. III, Fig. 5). Die von Pfaundler auf Grund seiner Beobachtungen beim Hunde ausgesprochene Vermuthung, dass sich die äussere Zone der Rinde durch Faltung eines einfachen Zellenlagers entwickelt, hat sich bei unseren Untersuchungen nicht bestätigt. Es scheinen uns vielmehr die Befunde beim Kaninchen darauf hinzudeuten, dass die Rinde durch Zusammenschmelzung mehrerer Lobuli entstanden ist.

Die Rindenzellen sind beim Embryo und dem neugeborenen Thiere viel kleiner als beim erwachsenen. Bei dem 4·5 cm langen Embryo ist der Gehalt an Rindenkörnern bedeutend geringer als beim neugeborenen Thiere. Ganz von den Rindenkörnern erfüllte Zellen kommen nicht vor.

Die Markzellen sind bei dem 4·5 cm langen Embryo sehr klein und mit einem grossen Kern und einer sehr unbedeutenden Menge Protoplasma versehen. Mit Eisenhämatoxylin färbbare Körner kommen nur äusserst selten vor. Beim neugeborenen Thiere sind die Zellen etwas vergrössert, doch haben sie immer einen sowohl absolut, als auch im Verhältniss zum Kern viel kleineren Zellenkörper als die Zellen des erwachsenen Thieres. Die schwarzen Körner kommen nur spärlich vor. Bei dem 12 Tage alten Kaninchen haben die Markzellen jedoch bereits die Grösse der Zellen des erwachsenen Thieres fast erreicht, und man trifft sowohl in ihnen, wie auch in den Gefässen zahlreiche schwarze Körner an. Verschiedenheiten im Aussehen des Markes bei jüngeren und älteren Thieren haben wir beim Kaninchen nicht angetroffen.

Weder bei der Katze, noch beim Kaninchen haben wir in der Structur der Nebennieren Differenzen gefunden, die auf Rechnung des Geschlechtes zu schreiben wären.

Gottschau (77, 78), der keinen Einfluss der Digestion oder des Geschlechtes auf die Nebennierenstructur finden konnte, giebt dagegen an, dass bei trächtigen Kaninchen die Nebennieren kleiner sind als sonst und dass die äussere Rindenzone sich verbreitert und die innere verschmälert zeigt.

Wir sind zwar nicht im Stande gewesen, diese Angabe einer Prüfung zu unterwerfen, wollen aber die Aufmerksamkeit darauf lenken, dass sich diese Differenzen im Aussehen der Rinde nach dem oben erwähnten durch Verschiedenheiten im Alter der Thiere erklären lassen.

4. Veränderungen der Nebennieren nach Eingriffen in den Organismus.

Brown-Séquard fand, dass die halbseitige Section des Rückenmarkes in der Dorsal- und oberen Lumbalregion beim Meerschweinchen nach einigen Stunden oder Tagen eine Congestion der Nebennieren hervorruft, die nach 10 bis 15 Monaten eine Hypertrophie der Organe bis zum doppelten oder dreifachen Volumen verursacht.

Stilling (187 bis 189) hat beim Kaninchen nach Exstirpation der einen Nebenniere eine Gewichtszunahme der anderen in den nächsten Monaten eintreten sehen. Ausserdem vergrössern sich auch die an der Einmündungsstelle der V. ren. in die V. cava oder sehr oft an der Oberfläche der Niere gelegenen accessorischen Nebennieren. In vier Fällen hat er zurückgelassene Theile der Nebenniere sich in nicht geringem Maasse regeneriren sehen. So wuchs in einem Falle ein Rest von Grösse eines Nadelkopfes bis auf ein Gewicht von $0{\cdot}25^{g}$ an.

Harley (93) konnte bei einer Katze und einer Ratte nach Exstirpation der einen Nebenniere keine Veränderungen in der anderen beobachten.

Genauer hat Canalis (42) die Regeneration nach Verletzungen bei Kaninchen und Hunden studirt. Die Wunde wird zunächst von einer Fibrinschicht bedeckt, die nach 8 bis 10 Tagen resorbirt und von einer dünnen Bindegewebsnarbe ersetzt wird. Nekrosen entstehen in der Nähe der Wunde, werden vom Bindegewebe eingekapselt und resorbirt. Während er bei erwachsenen Thieren nur wenige Mitosen in der Zon. glom. und dem äusseren Theil der Zona fasc. gefunden hat, traten beim Kaninchen am 2. Tage nach der Operation eine Menge Mitosen in den Schichten in der Nähe der Wunde auf, die am 4. Tage sehr zahlreich waren, und vom 5. bis zum 8. Tage kamen Mitosen in diesen Zonen durch die ganze Drüse vor. Nach dem 20. Tage bei den erwachsenen und nach dem 30. Tage bei jungen Thieren war die Zahl der Mitosen zur Norm zurückgegangen. Beim Hund zeigten sich die Mitosen etwas früher und hörten am 15. bis 20. Tage wieder auf. Im Mark kommen keine Mitosen vor, und ebenso wenig war dieses in der anderen Nebenniere der Fall.

Pettit (168) hat bei Aalen durch Exstirpation der einen Nebenniere weitgreifende histologische Veränderungen in der anderen hervorgebracht. Die nach den Beschreibungen Pettit's vom Bau der Säugethiere so wesentlich abweichende Structur der Teleostier-Nebenniere macht es jedoch nutzlos, von dieser Nebenniere auf das Verhalten der Säugernebennieren zu schliessen zu suchen.

Charrin und Langlois (50) haben durch subcutane Injection von Bakterientoxinen bei Meerschweinchen Hypertrophie der Nebennieren mit Hyperämie und Hämorrhagie in ihnen hervorgerufen.

Durch dasselbe Verfahren erhielt Dubois (59, 60) bei der Ratte Hyperämie und Blutungen in der Nebennierenrinde, wo auch oft zahlreiche ungefärbte, lichtbrechende Granulationen auftraten. Die Conturen der Kerne waren undeutlich, und in den centralen Zellen traten Fettkörnchen auf. Nach Injectionen von Diphtherietoxinen bei Meerschweinchen fand Wybauw (204) die Nebennieren bei grösseren Dosen des Giftes weiss oder blutroth, bei kleineren orange gefärbt. Dieselben waren vergrössert und brüchig. Bei mikroskopischer Untersuchung fand er die Anordnung der Zellen in der Z. fasc. durch Hämorrhagie ganz zerstört. Die Zellen selbst waren gequollen, das Protoplasma war „moins clair" und die Kerne zeigten Karyolyse und Karyoschise. Die Anzahl der von Fettkörnchen erfüllten Zellen war vermindert. In der Zon. ret. und dem Marke zeigten sich Hämorrhagie und ausgedehnte Degeneration der Zellen. Die Nerven färbten sich mittelst der Golgischen Färbung nicht. Bei acuten Intoxicationen war die Hämorrhagie vorherrschend, bei mehr langsam verlaufenden die Zellendegeneration.

Martinotti und Pilliet haben durch subcutane Injectionen von chemischen Verbindungen Veränderungen in den Nebennieren hervorgerufen.

Mit Campher erhielt Martinotti (145) beim Meerschweinchen ausser Volumvermehrung auch Hyperämie der Nebennieren, Blutungen in deren Oberfläche und Vermehrung der Mitosen in der Rinde. Alkohol und Aceton liessen die Mitosen verschwinden. Durch Hunger oder Aderlassungen erhielt er eine Vermehrung der Mitosen.

Durch subcutane Injection oder Ingestion von Anilinderivaten, Formol, Metallsalzen u. A. hat Pilliet beim Hund, Meerschweinchen und Kaninchen von Pigmentsammlungen in den Markzellen begleitete Hyperämien und Blutungen in den Nebennieren hervorgerufen.

Wir haben bei unseren Untersuchungen die Regeneration nach Verletzungen der Nebenniere bei Katzen und Kaninchen in der von Canalis geschilderten Weise verlaufen sehen und können somit nur seinen Beschreibungen beipflichten. Nur die Angabe, dass in normalen Nebennieren erwachsener Thiere Mitosen, wenn auch nur in spärlicher Menge, vorkommen, können wir nicht bestätigen.

Sehr häufig entstehen bei diesen Experimenten Nekrosen in den Nebennieren, was ja auch nicht Wunder nehmen kann, da bei der Operation sehr leicht eine oder mehrere der kleinen Art. supraren. abgerissen werden. Man findet dann bei mikroskopischer Untersuchung die Zellen in diesen Partien oft mit einander verschmolzen und die Rindenkörner zu grösseren Massen zusammengeflossen, grosse Cholestearin- und Fettsäurekrystalle enthaltend. Die Kerne zeigen die verschiedenen Stadien der Karyolyse und Karyochise. Um diese nekrotisirten Partien herum findet man Ansammlungen von Leukocyten und jungen Bindegewebszellen. Wie auch Canalis hervorhebt, werden diese Nekrosen allmählich resorbirt und durch Bindegewebe ersetzt. Durch diese Bindegewebszüge werden oft genug Verzehrungen der parenchymatösen Elemente verursacht. So zeigte sich die in 320 Tagen von Stecknadelkopfgrösse wenigstens bis zu normaler Grösse ausgewachsene Nebenniere des Kaninchens Nr. XIII (S. 216—217) von einem System von Bindegewebsbalken durchzogen, so dass an manchen Stellen die gewöhnliche Anordnung der Zellen nicht zu erkennen war. Die Zellen zeigten aber weiter keine Abweichungen von den normalen Verhältnissen, als dass die Marksubstanz von kleinem Umfange war. Eine sehr sonderbare und alleinstehende Erscheinung bot der in 61 Tagen regenerirte Nebennierenrest der Katze Nr. 2 (S. 223—224) dar. Hier zeigte sich die ganze Rinde so von Bindegewebe durchsetzt, dass jede einzelne Zelle von ziemlich dicken Bindegewebszügen umgeben war. Die Rindenzellen waren auch bis zu ihrer zwei- oder dreifachen Grösse gewachsen, während die Zellen des Markes keine besonderen Veränderungen darboten.

Wir haben uns die Frage gestellt, ob nach Entfernung eines Theiles des Nebennierengewebes eine compensatorische Steigerung in der Thätigkeit des zurückgelassenen Theiles auftritt. Um über diese Frage einige Aufschlüsse zu erhalten, haben wir die histologischen Bilder der zu verschiedenen Zeiten exstirpirten Nebennieren eines Thieres mit einander verglichen, um möglicher Weise Veränderungen zu finden, die als Zeichen einer compensatorisch gesteigerten Thätigkeit zu deuten sind. Andererseits, wenn wirklich Veränderungen zu constatiren sind, die stets nach Entfernung eines Theiles des Nebennierengewebes im zurückgelassenen Theil auftreten, so erlauben diese mit grosser Wahrscheinlichkeit Schlüsse in Bezug auf die morphologischen Bilder der Thätigkeit des Organs zu ziehen.

Wir haben diese Untersuchungen bei 9 Kaninchen, 17 Katzen und 2 Hunden ausgeführt.

Wir haben constant gefunden, dass nach der Exstirpation der einen Nebenniere oder der einen und eines Theiles der anderen sich im zurückgebliebenen Rest eine Monate bestehende Hyperämie entwickelt.

Bei den Katzen haben wir in der Rinde keine Veränderungen finden können. Die Befunde im Mark nach der Fixirung in Form. chromat. Mischung und Färbung mit Eisenhämatoxylin sind in der nachstehenden Tabelle (S. 226—229) zusammengestellt.

Wir ersehen aus dieser Tabelle, dass in den 16 bei jungen Thieren ausgeführten Untersuchungen mit einem sich von 2 bis auf 80 Tage erstreckenden Intervalle zwischen den Abtragungen der Nebennieren in dem zurückgelassenen Theil des Nebennierengewebes stets die Zahl der mit Eisenhämatoxylin geschwärzten Körner in der Marksubstanz zugenommen hat. Es muss dies die von uns in einem früheren Abschnitt ausgesprochene Ansicht bekräftigen, dass sich die Thätigkeit der Marksubstanz morphologisch als eine Secretion der mit der brenzkatechinähnlichen Substanz geladenen Körner zeigt. Die bei diesen unseren Untersuchungen erhaltene Vermehrung der Secretkörner lässt sich wohl kaum in einer anderen Weise als durch eine Steigerung der Drüsenthätigkeit des Markes erklären. Es dürfte diese Steigerung der Drüsenthätigkeit in zweifacher Weise geschehen, entweder dadurch, dass in den Zellen mehrere Granula gleichzeitig in Secretkörner umgebildet werden, worauf die von schwarzen Körnern ganz erfüllten Zellen hindeuten, oder dass die Ruhephase der Zellen verkürzt, also das Secret schneller in den Zellen angehäuft wird, was sich an den Präparaten natürlicher Weise durch eine Vermehrung der die schwarzen Körner enthaltenden Zellen zeigen muss. Wie aus der Tabelle ersichtlich ist, kommen auch diese beiden Typen der Secretvermehrung, Vermehrung der Körnermenge der Zellen und Vermehrung der körnerhaltigen Zellen, sowohl für sich allein, wie zusammen vor.

Uebersicht der

Versuch Nr.	Geschlecht und Alter	Erste Operation	Zeit zwischen der ersten u. zweiten Operation	Zweite Operation	Zeit zwischen d. zweiten u. dritten Operation
					Beiderseitige totale
III	männlich, erwachsen	16. Juni 1893	—	—	—
V	„ „	20. „ „	—	—	—
23	weiblich, nicht erw.	6. Oct. 1896	—	—	—
			Exstirpation + Amputation		
5	männlich, erwachsen	1. April 1896	—	—	—
					Beiderseitige totale
VIII	weiblich, erwachsen	6. Juli 1893	5 Tage	11. Juli 1893	—
IX	männlich „	16. „ „	1 Tag	17. „ „	—
21	weibl., nicht „	4. Oct. 1896	24 Tage	28. Oct. 1896	—
XIV	weiblich „	27. Dec. 1893	106 „	12. April 1894	—
18	„ „	10. Aug. 1896	14 „	24. Aug. 1896	—
20	„ „	10. „ „	14 „	24. „ „	—
19	„ „	10. „ „	9 „	19. „ „	—
			Exstirpation + Amputation		
16	weiblich, 4 Monate	6. Juni 1896	63 Tage	8. Aug. 1896	—
2	„ 3—4 Mon.	27. März „	9 „	5. April „	—
VII	„ erwachsen	27. Juni 1893	8 „	5. Juli 1893	—
1	„ 3—4 Mon.	27. März 1896	6 „	2. April 1896	—
22	„ nicht erw.	4. Oct. „	24 „	28. Oct. „	—
XIII	männlich, erwachsen	27. Dec. 1893	112 „	12. April 1894	—
24	weiblich „	5. „ 1896	18 „	23. Dec. 1896	—

Versuche bei Kaninchen.

Dritte Operation	Ueberleben nach der letzten Operation	Gewichtsabnahme in Procenten	Gewichtsabnahme Procent pro 24 Stund.	Bemerkungen
Exstirpation in einer Sitzung.				
—	12 Stunden	—	—	Vor der Operation mehrere Tage gehungert.
—	6 Tage	18	3	—
—	5 „	30·6	6·1	—
in einer Sitzung.				
—	ca. 12 St.	—	—	Lange und schwierige Operation.
Exstirpation in zwei Sitzungen.				
—	ca. 12 St.	—	—	Bedeutende Blutung während der Operation.
—	„ 12 „	—	—	—
—	13 Tage	—	—	—
—	16 „	—	—	—
—	121 „	—	—	Implantation gemacht. Wurde bei völliger Gesundheit getödtet.
—	121 „	—	—	Keine Implantation. Wurde völlig gesund getödtet.
—	125 „	—	—	Bei der ersten Operation Implantation der rechten Nebenniere. Getödtet. Dabei völlig gesund.
in zwei Sitzungen.				
—	2 Tage	—	—	Während der Operation nicht unbedeutende Blutung. Wurde getödtet.
—	10 „	—	—	—
—	28 „	18·1	0·7	—
—	49 „	—	—	Wurde getödtet.
—	55 „	—	—	Wurde getödtet.
—	320 „	—	—	Bei der Section eine wenigstens zur normalen Grösse regenerirte Nebenniere.
—	—	—	—	An Peritonitis gestorben.

Uebersicht der

Versuch Nr.	Geschlecht und Alter	Erste Operation	Zeit zwischen der ersten u. zweiten Operation	Zweite Operation	Zeit zwischen d. zweiten u. dritten Operation
			Exstirpation + Amputation		
27	männlich	25. Oct. 1896	64 Tage	28. Nov. 1896	22 Tage
15	weiblich, 3—4 Mon.	2. Juni „	24 „	26. Juni „	180 „
			Einseitige totale		
35	weiblich, 3 Monate	14. Dec. 1896	—	—	—
25	„ alt	25. Oct. „	—	—	—
17	männlich, erwachsen	26. Juni „	—	—	—
39	weiblich, 3 Monate	14. Dec. „	—	—	—
32	„ ca. 2 „	24. Oct. „	—	—	—
			Einseitige		
3	weiblich, 3—4 Mon.	29. März 1896	—	—	—
4	„ 3—4 „	29. „ „	—	—	—
6	männlich, 4 Monate	2. April „	—	—	—
7	weiblich, erwachsen	4. „ „	—	—	—
9	männlich, 4 Monate	5. „ „	—	—	—
12	weiblich, 3—4 Mon.	8. „ „	—	—	—
11	„ 3—4 „	8. „ „	—	—	—
14	„ 5 Monate	11. „ „	—	—	—
13	„ 4 „	11. „ „	—	—	—
10	„ erwachsen	5. „ „	—	—	—

Versuche bei Kaninchen (Fortsetzung).

Dritte Operation	Ueberleben nach der letzten Operation	Gewichtsabnahme in Procenten	Gewichtsabnahme Procent pro 24 Stund.	Bemerkungen
in zwei Sitzungen.				
20. Dec. 96	2 Stunden	—	—	Bedeutende Schwierigkeiten und Blutung bei der Operation.
23. „ „	18 „	—	—	Beträchtliche Blutung während der letzten Operation.
Exstirpation.				
—	4 Tage	—	—	Durch Rippenfractur und subpleurale Blutung gestorben.
—	40 „	—	—	Getödtet.
—	43 „	—	—	„
—	70 „	—	—	An Pleuropneumonia bilat. gestorben.
—	ca. 360 „	—	—	Zum anderen Versuch durch Versehen benutzt worden.
Amputation.				
—	17 Tage	—	—	Getödtet.
—	13 „	—	—	Negative Befunde bei der Section.
—	16 „	—	—	Getödtet.
—	11 „	—	—	„
—	10 „	—	—	„
—	8 „	—	—	„
—	7 „	—	—	„
—	4 „	—	—	„
—	3 „	—	—	„
—	2 „	—	—	Ungünstige Operation. Infection.

Uebersicht der

Versuch Nr.	Geschlecht und Alter	Erste Operation	Zeit zwischen der ersten u. zweiten Operation	Zweite Operation	Zeit zwischen d. zweiten u. dritten Operation
					Beiderseitige totale
44	männl., castr., 5 Woch.	14. Sept. 1897	—	—	—
11	männlich, erwachsen	1. Juli 1896	—	—	—
5	weiblich, 1 Monat	28. Juni „	—	—	—
7	„ 1 „	29. „ „	—	—	—
36	männlich, 1 „	8. Dec. „	—	—	—
37	„ 1 „	8. „ „	—	—	—
8	weiblich, $1^1/_2$ „	29. Juni „	—	—	—
13	„ 1 „	17. Aug. „	—	—	—
40	männl., castr., erw.	20. Dec. 1897	—	—	—
46	weibl., castr., 5 Mon.	20. „ „	—	—	—
					Beiderseitige
18	männlich, 1 Monat	25. Aug. 1896	—	—	—
					Exstirpation + Amputation
27	weiblich, 5 Wochen	27. Sept. 1896	—	—	—
22	„ 1 Monat	14. „ „	—	—	—
24	männlich, 1 „	7. „ „	—	—	—
3	„ erwachsen	28. Juni „	—	—	—
32	weiblich „	14. Oct. „	—	—	—
29	männlich, 5 Wochen	17. „ „	—	—	—
16	„ 1 Monat	4. Sept. „	—	—	—
9	weiblich, 1 „	29. Juni „	—	—	—
35	männl., castr., erw.	26. Nov. „	285 Tage	7. Sept. 1897	—

Versuche bei Katzen.

Dritte Operation	Ueberleben nach der letzten Operation	Gewichtsverlust nach der letzten Op. in Procenten	Gewichtsverlust nach der letzten Op. Procent pro 24 Stund.	Bemerkungen
Exstirpation in einer Sitzung.				
—	ca. 12 St.	—	—	Grosser Blutverlust während der Operation.
—	36 „	—	—	Sehr altes Thier. Arteriosklerose.
—	49 „	5·1	2·6	Schwache peritonitische Reizung in der Gegend der Operationswunde.
—	60 „	10·8	4·3	—
—	ca. 60 „	13·2	5·3	—
—	ca. 60 „	9·7	3·8	—
—	80 „	10·0	3·0	—
—	84 „	15·5	4·4	Hat nach der Operation gehungert.
—	112 „	6·6	1·3	Subcutaner Abscess.
—	ca. 130 „	11·3	2·0	—
Ligatur in einer Sitzung.				
—	36 St.	10·3	6·8	Hat nach der Operation gehungert.
in einer Sitzung.				
—	30 St.	—	—	Nekrose des zurückgelassenen Theiles. Blutverlust während der Operation.
—	40 „	18·3	9·0	Nekrose des zurückgelassenen Theiles. Blutverlust während der Operation.
—	72 „	7·5	2·5	Nekrose des zurückgelassenen Theiles. Schnelle und günstige Operation.
—	9 Tage	—	—	Der zurückgelassene Theil zum grössten Theil nekrotisch. Krankhafte Veränderungen der Pleura.
—	12 „	—	—	Gestorben an Bronchitis.
—	19 „	—	—	Gestorben an Enterocolitis.
—	ca. 6 St.	—	—	Tod durch Aether?
—	11 Wochen	—	—	War lange Zeit kränklich. Lief aus dem Keller weg und wurde nicht wiedergefunden.
—	ca. 230 St.	9·7	1·0	Castrirt am 18. August 1897.

Uebersicht der

Versuch Nr.	Geschlecht und Alter	Erste Operation	Zeit zwischen der ersten u. zweiten Operation	Zweite Operation	Zeit zwischen d. zweiten u. dritten Operation
				Beiderseitige totale	
4	männlich, 1 Monat	28. Juni 1896	39 Tage	6. Aug. 1896	—
38	weiblich, 1 „	11. Dec. „	36 „	16. Jan. 1897	—
39	männlich, 1 „	14. „ „	13 „	27. Dec. 1896	—
14	„ 1 „	17. Aug. „	8 „	25. Aug. „	—
50	„ erwachsen	28. Jan. 1898	5 „	2. Febr. 1898	—
51	„ „	18. Febr. „	3 „	21. „ „	—
20	„ „	28. Aug. 1896	3 „	31. Aug. 1896	—
43	männl., castr., 1 Mon.	12. Sept. 1897	2 „	14. Sept. 1897	—
49	„ „ erw.	26. Jan. 1898	21 „	17. Febr. 1898	—
47	„ „ 5 Mon.	22. „ „	23 „	15. „ „	—
			Exstirpation + Amputation		
19	männlich, erwachsen	24. Aug. 1896	2 Tage	26. Aug. 1896	—
33	„ „	14. Oct. „	2 „	16. Oct. „	—
23	weiblich, 1 Monat	4. Sept. „	73 „	16. Nov. „	—
15	„ 2½ „	27. „ „	46 „	12. „ „	7 Tage
31	„ erwachsen	7. Oct. „	35 „	11. „ „	14 „
21	männlich, „	29. Aug. „	62 „	30. Oct. „	23 „
1	weiblich, 2 Monate	25. Juni „	6 „	1. Juli „	37 „
17	männlich, 1 Monat	18. Aug. „	9 „	27. Aug. „	80 „
28	weiblich, 5 Wochen	27. Sept. „	20 „	17. Oct. „	—
2	männlich, 2 Monate	25. Juni „	42 „	6. Aug. „	—
26	weiblich, 1 Monat	4. Oct. „	2 „	6. Oct. „	—
12	männlich, 2 Monate	12. Aug. „	15 „	27. Aug. „	—
10	weiblich, erwachsen	30. Juni „	38 „	7. „ „	—
48	männl., castr., erwachs.	22. Jan. „	—	—	—

Versuche bei Katzen (Fortsetzung).

Dritte Operation	Ueberleben nach der letzten Operation	Gewichtsverlust nach der letzten Op. in Procenten	Gewichtsverlust nach der letzten Op. Procent pro 24 Stund.	Bemerkungen
Exstirpation in zwei Sitzungen.				
—	145 St.	18·9	3·2	—
—	ca. 144 „	12·0	2·0	Die zuerst exstirpirte Nebenniere wurde in die lange Rückenmuskulatur implantirt, zeigte sich aber bei der Section ganz resorbirt.
—	169 „	14·0	2·0	—
—	44 „	8·0	4·0	Hat nach der letzten Operation gehungert.
—	152 „	14·7	2·4	Hat Extractinjectionen bekommen.
—	64 „	3·3	1·2	Hat Extractinjectionen bekommen.
—	132 „	15·7	2·8	—
—	20 „	—	—	—
—	183 „	13·0	1·6	Hat Extractinjectionen bekommen.
—	195 „	16·3	2·0	—
in zwei Sitzungen.				
—	118 St.	—	—	Nekrose des zurückgelassenen Theiles.
—	ca. 60 „	8·7	3·5	Nekrose des zurückgelassenen Theiles.
—	234 „	21·5	2·2	Nekrose des zurückgelassenen Theiles.
19. Nov. 1896	94 „	13·7	3·4	Abscess. Zurückgelassener Theil der Nebenniere an einer Stelle nekrotisch.
25. „ „	ca. 30 „	—	—	—
22. „ „	123 „	12·9	2·6	—
7. Aug. „	ca. 110 „	14·0	3·1	Abscess.
15. Nov. „	ca. 84 „	5·0	1·7	Peritonitis.
—	27 Tage	—	—	Litt während den letzten Tagen an Gangräne in der Haut.
—	61 „	—	—	Gestorben an Bronchopneumonie.
—	$9^1/_2$ Monate	—	—	Nicht secirt.
—	—	—	—	Während der Operation gestorben (Tod durch Aether).
—	—	—	—	Durch Nachblutung gestorben.
—	58 Tage	—	—	Gestorben an Katarrh der Respirationswege.

Compensatorisch gesteigerte Neben-

Versuch Nr.	Geschlecht und Alter	Datum und Jahr	Erste Operation. Beschreibung der Nebennieren.	Zeit nach der letzten Operation
20	weiblich, erwachsen	10. Aug. 1896	Die entfernte rechte Nebenniere zeigt im Mark ein lockeres Gefüge des Zellenprotoplasmas. Grau gefärbte Secretklümpchen in den Zellen recht zahlreich. Körner in ziemlich spärlicher Menge. Die inneren Rindenzellen sind ziemlich stark gefärbt und enthalten keine Körner.	14 Tage
21	weiblich, jung	4. Oct. 1896	Die entfernte linke Nebenniere zeigt in den Markzellen ziemlich zahlreiche schwarze Körnchen, die eine beträchtliche Grösse erlangen können, und graue Secretklümpchen. Sehr spärliche Menge Körner in den Rindenzellen.	24 „
22	weiblich, jung	4. Oct. 1896	Die entfernte linke Nebenniere zeigt dasselbe Aussehen wie bei Nr. 21, nur sind die Körnchen hier zahlreicher und die Bilder von ihrem Austritt in die Gefässe sehr häufig.	24 „
15	weiblich, jung	2. Juni 1896	Die entfernte linke Nebenniere zeigt im Mark sowohl graue Secretklümpchen, wie schwarze Körner in ziemlich grosser Zahl. Die inneren Rindenzellen mässig gefärbt.	24 „
25	weiblich, erwachsen	25. Oct. 1896	Die entfernte linke Nebenniere zeigt graue Secretklümpchen und schwarze Körner in mässiger Zahl. Geringe Menge Körner in den Rindenzellen.	40 „
27	männlich, jung	25. Oct. 1896	(Wegnahme der Hälfte der rechten Nebenniere.)	34 „
17	männlich, erwachsen	26. Juni 1896	Die entfernte linke Nebenniere zeigt in den Markzellen nur eine spärliche Menge schwarzer Körner und eine ziemlich reichliche Menge Secretklümpchen. Keine Körner in den Rindenzellen.	44 „
16	weiblich, jung	6. Juni 1896	Die weggenommenen $^2/_3$ der rechten Nebenniere zeigen im Mark sehr helle Zellen mit Körnchen in ausserordentlich spärlicher Menge. Graue Secretklümpchen in mässiger Menge. Mässige Färbung der inneren Rindenzellen. Keine Körner.	63 „
35	weiblich, jung	14. Dec. 1896	Die entfernte linke Nebenniere zeigt ziemlich dunkle Markzellen mit dichtem Gefüge des Protoplasmas. Körner und graue Secretklümpchen in spärlicher Menge. Kleine Menge Körner in den Rindenzellen.	4 „

nierenthätigkeit bei Kaninchen.

Zweite Operation. Beschreibung der Nebennieren.	Zeit nach der letzten Operation	Dritte Operation. Beschreibung der Nebennieren.
Die entfernte linke Nebenniere zeigt dichteres Gefüge des Protoplasmas in den Markzellen und grössere Färbbarkeit der Granula. Die Zahl der schwarzen Körner vermehrt. In den inneren Rindenzellen schwarze Körner in reichlicher Menge.	—	—
Die entfernte rechte Nebenniere zeigt eine Vermehrung der Körner sowohl der Mark-, wie der Rindenzellen. Sehr intensive Färbung der Rindenzellen.	—	—
Die entfernte rechte Nebenniere zeigt in den Mark- und Rindenzellen eine Vermehrung der Körner.	—	—
Der entfernte Theil der rechten Nebenniere zeigt, von einer starken Färbung der inneren Rindenzellen abgesehen, dasselbe Aussehen wie die linke Nebenniere.	6 Mon.	Der Rest der rechten Nebenniere zeigt ganz dasselbe Aussehen wie der vorher entfernte Theil derselben.
Die entfernte rechte Nebenniere zeigt eine etwas vermehrte Menge der schwarzen Körner in den Markzellen. Keine Veränderungen in den Rindenzellen.	—	—
Die entfernte linke Nebenniere zeigt in den Markzellen eine ziemlich zahlreiche Menge Körnchen und graue Klümpchen. Spärliche Menge von Körnchen in der Rinde.	22 Tage	Der entfernte Rest der rechten Nebenniere zeigt eine Vermehrung der Körnchen sowohl in den Markzellen, wie in den Rindenzellen.
Im Mark der entfernten rechten Nebenniere kommen überaus zahlreiche schwarze Körnchen vor. Die grauen Secretklümpchen an Zahl vermindert. Zahlreiche Körnchen in den inneren Rindenzellen.	—	—
Die linke Nebenniere zeigt im Mark eine sehr reichliche Menge Körner und graue Secretklümpchen. Die inneren Rindenzellen sind stark gefärbt und enthalten zahlreiche Körnchen.	—	—
Im Mark der rechten Nebenniere die Menge der Körner vermehrt. Stärkere Färbung der inneren Rindenzellen.	—	—

Compensatorisch gesteigerte Neben-

Versuch Nr.	Geschlecht und Alter	Datum und Jahr	Erste Operation. Beschreibung der Nebennieren.	Zeit nach der letzten Operation.
	Junge Thiere.			
1	weiblich, 2 Monate	25. Juni 1896	Die linke Nebenniere zeigt im Mark die Mehrzahl der Zellen hell, mit lockerem Gefüge des Protoplasmas. Die schwarzen Körner sind in ziemlich spärlicher Menge vorhanden und kommen nur in wenigen Zellen vor.	6 Tage
2	männlich, 2 Monate	25. Juni 1896	Linke Nebenniere. Helle Markzellen mit dichtem Gefüge des Protoplasmas. In der Mehrzahl der Zellen eine mässige Menge schwarzer Körner.	42 "
4	männlich, 1 Monat	18. Juni 1896	Linke Nebenniere. Die Markzellen zeigen dichtes Protoplasmagefüge. In den meisten schwarze Körner in wechselnder Zahl. Körner in den Gefässen zahlreich.	39 "
12	männlich, 2 Monate	12. Aug. 1896	Rechte Nebenniere. Dichtes Protoplasmagefüge der Markzellen. Eine mässige Menge von schwarzen Körnern in den meisten Zellen. Körner in den Gefässen zahlreich.	15 "
14	männlich, 1 Monat	17. Aug. 1896	Rechte Nebenniere. Die hellen Zellen im Mark überwiegend. In fast allen Zellen schwarze Körner in geringer Menge. Auswanderungsbilder der Körner zahlreich.	8 "
15	weiblich, $2^1/_2$ Monate	27. Sept. 1896	Rechte Nebenniere. Dunkle Markzellen mit dicht gefügtem Protoplasma. Schwarze Körner in spärlicher Menge.	46 "
17	männlich, 1 Monat	18. Aug. 1896	Linke Nebenniere. Ziemlich helle Markzellen. Die Menge der schwarzen Körner gering. Eine mässige Menge von Körnern in den Gefässen.	9 "
23	weiblich, 1 Monat	4. Sept. 1896	Linke Nebenniere. Helle Markzellen mit dicht gefügtem Protoplasma. Mässige Menge schwarzer Körner von stärkerer Grösse in der Mehrzahl der Zellen.	73 "
26	weiblich, 1 Monat	4. Oct. 1896	Linke Nebenniere. Dichtes Gefüge des Protoplasmas der Markzellen. In fast allen Zellen kleine schwarze Körner. Spärliche Menge von Körnern in den Gefässen.	2 "

nierenthätigkeit bei Katzen.

Zweite Operation. Beschreibung der Nebennieren.	Zeit nach der letzten Operation.	Dritte Operation. Beschreibung der Nebennieren.
Die Markzellen der rechten Nebenniere zum grössten Theil dunkel, mit dicht gefügtem Protoplasma. Die schwarzen Körner kommen zahlreich in den meisten Zellen und auch in den Gefässen vor.	37 Tage	In fast allen Markzellen des Restes der rechten Nebenniere zahlreiche schwarze Körner, im Allgemeinen grösser als in dem vorigen Theil. Das Protoplasma in der Mehrzahl der Zellen locker.
Rechte Nebenniere. In allen Markzellen ein dichtes Gefüge des Protoplasmas und sehr zahlreiche schwarze Körner.	61 „	Im zurückgelassenen Theil der rechten Nebenniere zeigen die Markzellen dasselbe Aussehen wie früher. Die Rindenzellen vergrössert.
Rechte Nebenniere. Die schwarzen Körner sind in den Markzellen vermehrt, viele Zellen davon ganz ausgefüllt. Körner in den Gefässen in reichlicher Menge.	—	—
Linke Nebenniere. Die schwarzen Körner in den Markzellen sehr zahlreich. Viele Zellengruppen davon ganz ausgefüllt. Grosse Menge von Körnern in den Gefässen.	—	—
Linke Nebenniere. Die Mehrzahl der Markzellen dunkel. Die schwarzen Körner sehr zahlreich. Solche grosse Körner kommen in vermehrter Menge vor.	—	—
Linke Nebenniere. Dunkle Markzellen. Schwarze Körner in reichlicher Menge. Auftreten von Zellengruppen, die mit schwarzen Körnern verschiedener Grösse ganz gefüllt sind.	7 „	Rest der linken Nebenniere. Alle Markzellen sind mit schwarzen Körnern gefüllt. Im äusseren Theil der Rinde Mitosen.
Rechte Nebenniere. Dunkle Markzellen. Die schwarzen Körner sehr zahlreich, klein. Viele Körner in den Gefässen.	80 „	Rest der rechten Nebenniere. Die Mehrzahl der Markzellen dunkel, einzelne hell. In allen Zellen eine grosse Menge schwarzer Körner und unter diesen eine nicht geringe Menge grosser.
Rechte Nebenniere. Fast alle Zellen des Markes mit feineren oder gröberen schwarzen Körnern gefüllt. Sehr dichtes Protoplasma. Nur einzelne helle Zellen.	—	—
Rechte Nebenniere. Ein Theil der Markzellen zeigt ein sehr lockeres Gefüge des Protoplasmas. In allen Zellen ist die Menge der schwarzen Körner vermehrt. Die Körner sind im Allgemeinen grösser als vorher. In den Gefässen eine reichliche Menge von Körnern.	—	—

Compensatorisch gesteigerte Neben-

Versuch Nr.	Geschlecht und Alter	Datum und Jahr	Erste Operation. Beschreibung der Nebennieren.	Zeit nach der letzten Operation.
28	weiblich, 5 Wochen	27. Sept. 1896	Rechte Nebenniere. Die Markzellen zeigen ein dichtes Gefüge des Protoplasmas. Schwarze Körner in spärlicher Menge; nur in einigen Zellen.	20 Tage
39	männlich, 1 Monat	14. Dez. 1896	Linke Nebenniere. Die Markzellen zeigen ein dichtes Protoplasmagefüge. In einigen Zellengruppen kommen zahlreiche schwarze Körner vor.	13 „
	Alte Thiere.			
10	weiblich, erwachsen	30. Juni 1896	Linke Nebenniere. In der Mehrzahl der Markstränge Zellen mit lockerem Protoplasma, hell gefärbt. Nur in einigen Strängen Zellen mit einer reichlicheren Menge von schwarzen Körnern. In den Gefässen eine spärliche Menge von Körnern.	38 „
19	männlich, erwachsen	24. Aug. 1896	Linke Nebenniere. Im Mark abwechselnd Stränge mit hellen und dunklen Zellen. Schwarze Körner in mässiger Menge, kleine in den Zellen mit dichtem und grosse in den Zellen mit lockerem Protoplasmagefüge.	2 „
20	männlich, erwachsen	28. Aug. 1896	Linke Nebenniere. Das Mark bietet dasselbe Bild wie in der linken Nebenniere von Nr. 19 mit der Ausnahme dar, dass hier die grossen schwarzen Körner in den dunkeln Zellen zahlreicher als in den hellen sind.	3 „
21	männlich, erwachsen	28. Sept. 1896	Linke Nebenniere. Die Zellen des Markes fast alle dunkel und mit dicht gefügtem Protoplasma. Schwarze Körner in spärlicher Menge und nur in einigen Zellen mehr zahlreich.	62 „
31	weiblich, erwachsen	7. Oct. 1896	Linke Nebenniere. Die Markzellen zeigen zum grössten Theil ein dichtes Protoplasmagefüge und eine mässige Menge von schwarzen Körnern. In den Gefässen sehr zahlreiche Körner.	35 „
33	männlich, erwachsen	14. Oct. 1896	Rechte Nebenniere. Die Stränge mit hellen Zellen sind im Marke vorherrschend. In den dunklen Zellen eine ziemlich reichliche Menge schwarzer Körner. In den Gefässen sind die schwarzen Körner zahlreich.	2 „

nierenthätigkeit bei Katzen (Fortsetzung).

Zweite Operation. Beschreibung der Nebennieren.	Zeit nach der letzten Operation.	Dritte Operation. Beschreibung der Nebennieren.
Linke Nebenniere. In den Markzellen dicht gefügtes Protoplasma. In einigen Zellengruppen sehr zahlreiche schwarze Körner.	27 Tage	Rest der linken Nebenniere. In allen Markzellen kommen zahlreiche schwarze Körner von verschiedener Grösse vor.
Rechte Nebenniere. Die Markzellen haben ein dichtes Protoplasmagefüge. Zeigen alle eine reichliche Menge von schwarzen Körnern.	—	—
Rechte Nebenniere. Die Mehrzahl der Markstränge mit Zellen, die ein dichtes Protoplasma und überaus zahlreiche schwarze Körner zeigen, von denen manche sehr gross sind. In den Gefässen zahlreiche Körner. Auswanderung der Körner aus den Zellen massenhaft zu beobachten.	—	—
Rechte Nebenniere. Dasselbe Aussehen des Markes wie in der linken Nebenniere.	—	—
Rechte Nebenniere. Das Mark bietet dasselbe Bild wie in der linken Nebenniere dar.	—	—
Rechte Nebenniere zeigt in dem Mark alle Zellen dunkel und mit einer mässigen Menge von schwarzen Körnern.	23 „	In dem Rest der rechten Nebenniere die meisten Markzellen dunkel und nur eine kleine Zahl von ihnen hell. Die Menge der schwarzen Körner sehr gross. Einzelne Zellen sind von ihnen ganz gefüllt. In einigen von diesen Zellen Chromatolyse des Kernes.
Rechte Nebenniere. In allen Markzellen ist die Zahl der schwarzen Körner vermehrt. In den Gefässen zahlreiche Körner.	14 „	Der Rest der rechten Nebenniere zeigt dieselbe Körnermenge in den Markzellen wie der vorher abgetragene Theil derselben, nur sind die Körner hier grösser. Schwarze Körner in den Gefässen in spärlicher Menge.
Linke Nebenniere. Die schwarzen Körner kommen auch in den hellen Zellen vor, aber nur in sehr spärlicher Menge. In den dunklen Zellen ist ihre Menge vermindert. In den Gefässen sind sie zahlreich.	—	—

Bei älteren Katzen zeigt sich nach einer Compensationszeit von 2, 3 oder 14 Tagen keine Vermehrung der schwarzen Körner, wogegen eine solche nach einer Zeit von 23 bis 62 Tagen auftritt.

Vielleicht lässt sich dieses späte Auftreten der Steigerung in der Thätigkeit des Markes bei älteren Thieren zu den erheblicheren Einwirkungen der einseitigen Exstirpation bei diesen Thieren in Beziehung bringen.

Die Ergebnisse der Versuche bei Hunden stimmen ganz mit den bei den Katzen erhaltenen überein. Wir haben in der Rinde keine Veränderungen nachweisen können, in dem Mark aber nach einer Compensationszeit von 23 und 29 Tagen die Menge der Secretkörner vermehrt gefunden.

Die Befunde bei den Versuchen an Kaninchen sind in der obenstehenden Tabelle (S. 288—289) dargelegt.

Die Färbbarkeit der inneren Rindenzellen, oder ihr Gehalt an schwarzen Körnern ist in allen diesen Fällen, mit Ausnahme von zweien, bei einer Compensationszeit von 40 Tagen und 6 Monaten, vermehrt. Die Compensationszeit wechselt bei diesen Versuchen zwischen 4 und 63 Tagen.

Ausser bei einem Thiere (Nr. 15), wo weder nach einer Compensationszeit von 24 Tagen, noch von 6 Monaten Verschiedenheiten in den Markzellen beobachtet werden konnten, liess sich überall eine Vermehrung der Secretkörnchen in den Markzellen constatiren.

Im Gegensatz zu den Befunden bei den Katzen und Hunden lässt sich also bei den Kaninchen eine vermehrte Menge mit Chromsäure und Eisenhämatoxylin färbbarer Substanz in den Rindenzellen der Nebennieren bei vermehrter Thätigkeit derselben nachweisen. Ob wir es hier auch, wie im Marke, mit einer Drüsenthätigkeit zu thun haben, vermögen wir nicht zu entscheiden, denn wie schon erwähnt worden ist, haben wir ein Austreten dieser Substanz aus den Rindenzellen nicht beobachten können.

5. Ueber das Vorkommen von Nebennierengewebe in anderen Organen.

Dostojewsky (58) und Stilling (187, 189) beschrieben beim Kaninchen in den sympathischen Ganglien des Bauches Haufen von Nebennierenmarkzellen. Alezais und Arnaud (16) haben in den sympathischen Ganglien beim Menschen keine Markzellen finden können.

Bei den drei Kaninchen, deren Bauchganglien wir untersucht haben, ist es uns niemals gelungen, Markzellen zu finden, obwohl bei diesen Thieren, die Monate ihrer Nebennieren oder des grössten Theiles derselben beraubt gewesen sind, jene Zellen wohl besonders gut entwickelt gewesen sein sollten.

Accessorische Nebennieren, aus Rindensubstanz bestehend, erwähnen Canalis (42) und Stilling (a. a. O.) als beim Kaninchen ziemlich oft vorkommend (1 : 20, Stilling). Auch Langlois (128), der aber keine histologischen Untersuchungen ausgeführt hat, beschreibt accessorische Nebennieren bei Kaninchen und Hunden. Diese Organe sind an der Vena cava oder an der Niere gelegen, können aber auch in unmittelbarer Nähe der Nebennieren vorkommen. Wie schon erwähnt worden ist, haben wir bei den von uns untersuchten Thieren nie an der Vena cava, den Nierenvenen oder der Niere selbst gelegene accessorische Nebennieren gefunden. Nur 1 Mal (beim Kaninchen Nr. 22) zeigte sich an der vorderen Wand der linken Nierenvene, an der Einmündungsstelle derselben in die Vena cava, eine stecknadelkopfgrosse gelbweisse Bildung, die sich aber bei mikroskopischer Untersuchung als aus fibrösem Bindegewebe mit spärlichen Fettzellen bestehend erwies. Die Innenwand des Gefässes war gegenüber dieser Bildung mit einem in Organisation begriffenen Fibringerinnsel bedeckt. Dagegen kommen sowohl bei Kaninchen, wie auch bei Katzen nicht so selten unmittelbar an der Kapsel der Nebennieren gelegene, bis stecknadelkopfgrosse gelbweisse Knötchen vor, die aus Rindensubstanz bestehen.

Eine fast vollständige Uebereinstimmung in den morphologischen Eigenschaften mit den Zellen der Nebennierenrinde zeigen die von Leydig (133) entdeckten und von vielen anderen Forschern, Hofmeister (102), Mihalcovics (152), Plato (176, 177), Lenhossék (131) u. A., beschriebenen Zwischenzellen des Hodens und die von His (101) entdeckten und neuerdings von Plato (177) eingehender geschilderten Kornzellen des Ovariums. In ihrer Grösse, dem Bau ihres Körpers und den mikroskopischen Reactionen der in ihnen eingeschlossenen fettähnlichen Körner stimmen sie mit den Rindenzellen überein. Auch Plato ist die leichte Löslichkeit der osmirten Körner jener Zellen in Xylol und Canadabalsam aufgefallen. Eine Vergleichung der Abbildungen Plato's und Lenhossék's mit den unseren zeigt die Aehnlichkeit dieser Zellenarten sehr deutlich. Unser Material ist zu gering, um uns ein näheres Eingehen auf die umstrittene Frage von dem Entstehen der Zwischen- und der Kornzellen zu erlauben, und wir begnügen uns deshalb damit, die Aufmerksamkeit auf die schon von Mihalcovics und Lenhossék angedeutete grosse Aehnlichkeit der Nebennierenrindenzellen und dieser Zellen der Genitaldrüsen zu lenken, in der Hoffnung, dass vergleichende Untersuchungen derselben vielleicht Aufschlüsse über ihre Function geben werden. Der nahe Zusammenhang, der sich nach den meisten neueren Forschern (z. B. Inaba (111), Rabl (178), Semon (183) u. A.) in den früheren Entwickelungsstadien zwischen der Nebennierenrinde und den Geschlechtsdrüsen findet, lässt eine genetische Zusammengehörigkeit der beiden Zellenarten als nicht unwahrscheinlich erscheinen.

Allgemeine Ergebnisse.

Die Rinden- und Markzellen enthalten je eine besondere Substanz, die am meisten dazu beiträgt, diesen beiden Regionen ihr verschiedenes Gepräge zu geben.

Für die Rinde charakteristisch ist in ihr das Vorkommen von fettähnlichen Rindenkörnern, die sich vom gewöhnlichen Fett durch ihre grössere Löslichkeit nach Osmirung unterscheiden, ein Unterschied, der möglicher Weise durch einen grösseren Lecithingehalt dieser Körner bedingt ist. Die Körner sind in der Rinde nicht gleichmässig vertheilt, sondern bei der Katze und dem Kaninchen in der mittleren Zone der Rinde am zahlreichsten, während sie in der inneren und äusseren spärlicher auftreten. Beim Hunde birgt dagegen die äussere Rindenzone die meisten Körner. Ausser durch den Körnergehalt unterscheiden sich bei diesen drei Thieren die genannten Rindenzonen auch durch Verschiedenheiten in der Anordnung und Form der Zellen. So lange eine vergleichende Untersuchung die verschiedenen Typen dieser Zonen nicht durch die Säugethierreihe verfolgt hat, betrachten wir es als am zweckmässigsten, sie nur als äussere, mittlere und innere Rindenzone zu bezeichnen. Ueber die Rolle der Rindenkörner haben wir nichts ermitteln können. Secretionserscheinungen sind uns in den Rindenzellen nicht begegnet.

Der für die Markzellen specifische Bestandtheil tritt nach Chromatfixirung und Eisenhämatoxylinfärbung als schwarzgefärbte Körner hervor, an welche die eisengrüne Substanz gebunden ist, die nach den meisten neueren Untersuchungen zu der blutdrucksteigernden Substanz des Nebennierenmarkes in naher Beziehung steht. Diese Körner werden in den Markzellen durch Umwandlung schwächer färbbarer Körner gebildet und darnach in die Gefässe ausgestossen. Entweder wandern sie dabei durch das Endothel hindurch, oder auch ist dieses an einzelnen Stellen der Capillaren durchbrochen, so dass die Zellen mit den Gefässluminis in directer Verbindung stehen. In den Gefässen legen sich die Körner zu Ketten oder Haufen zusammen und verlieren zum Theil ihre Färbbarkeit.

Beim Kaninchen färbt sich das Protoplasma der inneren Rindenzellen durch Chromatfixirung und Eisenhämatoxylinfärbung entweder diffus schwarz, oder es lässt sich auch als schwarze Körner erkennen.

Nach Entfernung eines grösseren Theiles des Nebennierengewebes stellen sich bei Katzen, Kaninchen und Hunden in dem zurückgelassenen Rest Zeichen einer vermehrten Thätigkeit ein. Die Rindenkörner zeigen zwar keine Veränderungen, aber im Mark vermehrt sich die Zahl der Secretkörner theils in der Weise, dass sie in mehreren Zellen zu erkennen sind, theils auch dadurch, dass der Körnergehalt einzelner Zellen grösser wird. Während bei jüngeren Katzen diese Erscheinungen im Mark schon nach 2 Tagen zu beobachten sind, treten sie bei älteren Thieren erst nach längerer Zeit auf. Bei den Kaninchen beobachtet man unter diesen Verhältnissen auch eine Zunnahme der Färbbarkeit der inneren Rindenzellen.

Die Nebennieren der Katzen und Kaninchen zeigen in den verschiedenen Altersperioden Veränderungen im Aussehen der Rinde, indem bei zunehmendem Alter die an Rindenkörnern arme innere Schicht an Grösse zunimmt. Bei der Katze treten auch im Marke des älteren Thieres Veränderungen auf, indem sich gewisse Zellenstränge hell, und andere mit schwarzen Körnern erfüllt zeigen, während diese beiden Zellenformen beim jungen Thiere abwechselnd gleichmässig im Mark vertheilt sind.

Litteratur.

1. Abel and Crawford, On the blood-pressure-raising constituent of the suprarenal capsule. *Bull. of the Johns Hopkins Hospital.* 1897. July.

2. Abelous, Toxicité du sang et des muscles des animaux fatigués. *Arch. de Phys.* 1894. T. XXVI.

3. Derselbe, Contribution à l'étude de la fatigue. *Arch. de Phys.* 1893. p. 437—446.

4. Derselbe, Des rapports de la fatigue avec les fonctions des capsules surrénales. *Arch. de Phys.* 1893. Sér. 5, 5, 25. p. 720—728.

5. Derselbe, *C. R. Soc. de biol.* Nov. 1892.

6. Derselbe, Essais de greffe de capsules surrénales sur la grenouille. *C. R. Soc. de biol.* 12 nov. 1892.

7. Derselbe, Des rapports de la fatigue avec les fonctions des capsules surrénales. XI. Congrès international à Rome 29 mars jusqu'à 5 avril 1894. *Arch. it. de biol.* 1895. T. XXII.

8. Abelous et Langlois, Toxicité de l'extrait alcoolique du muscle de grenouilles privés de capsules surrénales. *C. R. Soc. de biol.* 4 juin 1892.

9. Dieselben, Destruction des capsules surrénales chez le cobaye. *C. R. Soc. de biol.* 7 mai 1892.

10. Dieselben, Sur les fonctions des capsules surrénales. *Arch. de Phys.* 1892. T. 24. p. 465—476.

11. Dieselben, Note sur l'action toxique du sang des mammifères après la destruction des capsules surrénales. *C. R. Soc. de biol.* 20 févr. 1892.

12. Dieselben, Recherches experimentales sur les fonctions des capsules surrénales de la grenouille. *Soc. de biol.* 1891; *Arch. de Phys.* 1892. p. 269.

13. Abelous, Langlois, Charrin, Maladie d'Addison, Tracés ergographiques. Diurese par injections de capsules surrénales. *C. R. Soc. de biol.* Séance 2. Juillet 1892. *Arch. de Phys.* 1892. Sér. 5, 4, 24.

14. Albanese, La fatigue chez les animaux privés des capsules surrénales. *Arch. ital. de biol.* 1892. T. XVII. p. 239—247.

15. Derselbe, Recherches sur la fonction des capsules surrénales. *Arch. ital. de biol.* 1893. T. XVIII. p. 49.

16. Alezais et Arnaud, Étude sur la tuberculose des capsules surrénales. *Revue de médecine.* 1891.

17. Dieselben, Sur le caractère du sang efférent des capsules surrénales. *Travaux du laboratoire de physiol. de Marseille.* 1892. p. 137—140.

18. C. Alexander, Untersuchungen über die Nebennieren und ihre Beziehungen zum Nervensystem. Ziegler's *Beiträge.* 1892. Bd. XI.

19. J. Arnold, Ein Beitrag zu der feineren Structur und dem Chemismus der Nebennieren. Virchow's *Archiv.* 1866. Bd. XXXV.

20. Arren, Essai sur les capsules surrénales. *Thèse de Paris.* 1894.

21. Athanasiu et Langlois, Du rôle du foie dans la destruction de la substance active des capsules surrénales. *Soc. de biol.* 1897.

22. Biedl, Vorläufige Mittheilung über die phys. Wirkung des Nebennierenextraktes. *Wien. klin. Wochenschrift.* 1896. S. 157.

23. Derselbe, Action de l'extrait de capsules surrénales sur la pression sanguine. *Sem. méd.* 1896. Nr. 11. p. 87.

24. Derselbe, Beiträge zur Physiologie der Nebenniere. Erste Mittheilung. Die Innervation der Nebennieren. Pflüger's *Archiv.* 1897. Bd. LXVII.

25. Boinet, Maladie d'Addison expérimentale chez le rat d'égout. *C. R. Soc. de biol.* 1896. Nr. 5; *Semaine méd.* 1896. p. 62.

26. Derselbe, Résultats éloignés de l'ablation des deux capsules surrénales. *C. R. Soc. de biol.* 1895. p. 162—167.

27. Derselbe, Résistance à la fatigue chez les rats décapsulés. Ibid.

28. Derselbe, Nouvelles recherches sur la résistance à la fatigue de rats décapsulés depuis longtemps. Ibid. p. 325.

29. Derselbe, Ablation des capsules vraies et accessoires chez le rat d'égout. Ibid.

30. Derselbe, Recherches expérimentales sur la pathogénie de la maladie d'Addison. *Rev. de méd.* Fèvr. 1897. p. 136—143.

31. Derselbe, Action comparée de la fatigue et de la décapsulation sur la toxicité des extraits musculaires du rat. *C. R. Soc. de biol.* 1895. p. 646.

32. Derselbe, Action antitoxique des capsules surrénales sur la neurine.

33. Brown-Séquard, Recherches expérimentales sur la physiologie et la pathologie des capsules surrénales. *C. R. Soc. de biol.* 1856. T. XLIII. p. 422.

34. Derselbe, Recherches expérimentales sur la physiologie et la pathologie des capsules surrénales. *C. R. Soc. de biol.* 1856. T. XLIII. p. 542.

35. Derselbe, Recherches expérimentales sur la physiologie et la pathologie des capsules surrénales. *Arch. gén. de méd.* 1856. p. 385—401, 572—598.

36. Derselbe, Nouvelles recherches sur les capsules surrénales. *C. R. Soc. de biol.* 1857. T. XLIV. p. 246.

37. Derselbe, Nouvelles recherches sur l'importance des fonctions des capsules surrénales. *C. R. Soc. de biol.* 1857. T. XLV. p. 1036; *Journal de la physiologie.* 1858. T. I. p. 160—173.

38. Derselbe, Influence de l'extrait aqueux des capsules surrénales sur des cobayes presque mourants à la suite de l'ablation de ces organes. *C. R. Soc. de biol.* 1892. Mai.

39. M. Braun, Bau und Entwickelung der Nebennieren bei Reptilien. *Arb. aus dem Zool.-Zoot. Institut in Würzburg.* 1879. Bd. V.

40. A. v. Brunn, Ein Beitrag zur Kenntniss des feineren Baues und der Entwickelungsgeschichte der Nebennieren. *Arch. f. mikr. Anat.* 1872. Bd. VIII.

41. Brunton and Tunnicliffe, On the cause of the rise of blood-pressure produced by digitalis. *The journal of Physiol.* Oct. 1896. Vol. XX.

42. P. Canalis, Contribution à l'étude du développement et de la pathologie des capsules surrénales. *Int. Monatschr. f. Anat. u. Phys.* 1887. T. IV.

43. Canstatts *Jahresberichte üb. die Fortschritte der ges. Medicin.* 1856.

44. Carlier, Note on the structure of the suprarenal body. *Anat. Anz.* 1893. Vol. VIII. Nr. 12 u. 13.

45. Caussade, Sur les effets de l'injection souscutanée d'extraits de capsules surrénales chez les animaux. *C. R. Soc. de biol.* 1896. Nr. 2.

46. V. Cervello, Notices préliminaires sur l'action de la neurine. *Arch. it. de biol.* 1884. T. V. p. 199.

47. Charrin, Les fonctions des capsules surrénales en physiologie pathologique générale. *C. R. Soc. de biol.* 30. Mai 1896: *Sem. médic.* 1896. p. 221.

48. Derselbe, Sur les élévations thermiques d'origine cellulaire. *Arch. de Phys.* 1889. Bd. XXI. p. 683—690.

49. Charrin et Langlois, Action antitoxique du tissu des capsules surrénales. *Soc. de biol.* 1894. Nr. 16.

50. Dieselben, Hypertrophie expérimentale des capsules surrénales. *Sem. médic.* 1896. p. 53; *C. R. Soc. de biol.* 1896. Nr. 4.

51. G. Colasanti und L. Bellati, Ueber die Toxicität des Harns bei der Addison'schen Krankheit. Moleschott's *Unters.* 1895. Bd. XV.

52. C. Creighton, A theory of the homology of the suprarenals based on observations. *Journ. of Anat. and Phys.* 1879. Vol. XIII.

53. N. Cybulski, Ueber die Function der Nebenniere. *Wien. med. Wochenschr.* 1896. Jahrg. 46. Nr. 6 u. 7.

54. A. S. Dogiel, Die Nervenendigungen in den Nebennieren der Säugethiere. *Arch. f. Anat. u. Phys.* 1894. *Anat. Abth.*

55. Dominicis, Pourquoi l'exstirpation des capsules surrénales amène la mort chez les animaux. *Arch. de phys. norm. et path.* 1894. p. 810—815.

56. Donetti, Les lésions des cellules du système nerveux central après l'ablation des capsules surrénales. *C. R. Soc. de biol.* 29 mai 1897.

57. Dor, De l'action vasoconstrictive exercée par l'extrait de capsules surrénales sur le conjonctive oculaire. *Sem. méd.* 1896. Nr. 36.

58. A. Dostojewsky, Ein Beitrag zur mikroskopischen Anatomie der Nebennieren bei Säugethieren. *Arch. f. mikr. Anat.* 1886. Bd. XXVII.

59. L. A. Dubois, Note préliminaire sur l'action des extraits de capsules surrénales. *C. R. Soc. de biol.* 1896. Nr. 1.

60. Derselbe, Des variations de toxicité des extraits de capsules surrénales. *Arch. de Phys.* 1896. Avril.

61. G. Dufour, La pathogenie capsulaire de la maladie bronzée. *Thèse de Paris.* 1894.

62. Dupaigne, Opothérapie surrénale chez les Addisoniens. *Thèse de Paris.* 1896.

63. C. J. Eberth, Die Nebennieren. Stricker's *Handb. der Lehre von den Geweben.* 1870.

64. A. Ecker, Der feinere Bau der Nebennieren. Braunschweig. 1846.

65. v. Eiselsberg, Ueber Wachsthumsstörungen bei Thieren nach frühzeitiger Schilddrüsenexstirpation. *Arch. f. klin. Chir.* Bd. XLIX. H. 1.

66. Ettlinger et Nageotte, Lésions des cellules du système nerveux central dans l'intoxication addisonienne expérimentale (décapsulation). *C. R. Soc. de biol.* 1896. T. XLVIII. p. 966.

67. Foà et Pellacani, Sur le ferment fibrinogène et sur les actions toxiques exercées par quelques organes frais. *Arch. it. de biol.* 1883. T. IV.

68. Francis, Suprarenal extract in Addison's disease. *Brit. med. Journ.* 2. May 1896.

69. S. Fränkel, *Wien. klin. Wochenschr.* 1896. S. 212.

70. Derselbe, Beiträge zur Physiologie und physiologischen Chemie der Nebennieren. *Wien. med. Blätter.* 1896. Nr. 14, 15 u. 16.

71. H. Frey, Handbuch der Histologie und Histochemie des Menschen. 1870. 3. Aufl. S. 439 ff.

72. Fusari, De la terminaison des fibres nerveuses dans les capsules surrénales des mammifères. *Arch. it. de biol.* 1891. T. XVI.

73. Derselbe, Contribution à l'étude du développement des capsules surrénales et du sympathique chez le poulet et chez les mammifères. *Ebenda.* 1893. T. XVIII.

74. v. Fürth, Zur Kenntniss der brenzkatechinähnlichen Substanz in den Nebennieren. *Zeitschr. f. phys. Chemie.* 1897. Bd. XXIV. H. 1 u. 2.

75. Gerlach, Handbuch der allgemeinen und speciellen Gewebelehre. 1854. 2. Aufl. S. 258 ff.

76. Gluzinsky, Ueber die physiologische Wirkung der Nebennieren-extracte. *Wien. klin. Wochenschr.* 4. April 1895.

77. Gottschau, Ueber Nebennieren der Säugethiere, speciell über die des Menschen. *Sitz.-Ber. der phys.-med. Gesellschaft zu Würzburg.* 1882. Nr. 4.

78. Derselbe, Structur und embryonale Entwickelung der Nebennieren bei Säugethieren. *Arch. f. Anat. u. Phys.* 1883. *Anat. Abth.*

79. Gourfein, Sur une substance toxique extraite des capsules surrénales. *Arch. gén. de méd.* 1895. p. 500; *C. R. Soc. de biol.* 1895. T. CXXI. Nr. 2. p. 311.

80. Derselbe, Recherches physiologiques sur la fonction des glandes surrénales. *Revue médic. de la Suisse Romande.* 1896. Année 16.

81. R. Gottlieb, Ueber die Wirkung der Nebennierenextracte auf Herz und Blutdruck. *Arch. f. exp. Path. u. Pharm.* 1896. Bd. XXXVIII. S. 99—112.

82. Grandry, Mémoire sur la structure de la capsule surrénale de l'homme et de quelques animaux. *Journ. de l'anat. et de la phys.* 1867. 4-ième année.

83. P. Gratiolet, Note sur les effets qui suivent l'ablation des capsules surrénales. *C. R. Soc. de biol.* 1856. p. 468.

84. Ernst Grawitz, *Klinische Pathologie des Blutes.* Berlin 1896.

85. Guarnieri et Magini, Études sur la fine structure des capsules surrénales. *Arch. it. de la biol.* 1888. T. X.

86. Guarnieri et Marino-Zuco, Recherches expérimentales sur l'action toxique de l'extrait aqueux des capsules surrénales. *Arch. it. de la biol.* 1888. T. X.

87. Guay, Essai sur la pathogénie de la maladie d'Addison. *Thèse de Paris.* 1893.

88. Guttmann, *Artikel Addison'sche Krankheit in Eulenburg's Real-encyclopädie.*

89. Gürber, Ueber die wirksamen Substanzen der Nebenniere. *Münch. med. Wochenschr.* 1897.

90. Haller, *Elementa physiologiae.* Bern. 1765. T. VII. Lib. XXVI. Sect. 13, XXVI.

91. Hansemann, Virchow's *Archiv.* 1895. Bd. CXLII.

92. Harley, Living specimen of a Rat from which both the suprarenal capsules and the spleen had been removed. *Transactions of the pathol. Soc. London.* 1858. Vol. 9. p. 401.

93. Derselbe, An experimental Inquiry into the Function of the suprarenal capsules and their Connexion with bronzed Skin. *The brit. an foreign med. chir. Review.* 1858. Nr. 41. p. 204—221, and Nr. 42.

94. Hassall, *The microscopical anatomy of the human body.* London 1849. Vol. II. p. 481.

95. Henle, Ueber das Gewebe der Nebenniere und der Hypophyse. *Zeitschr. f. rat. Medicin.* 1865. 3. Reihe. Bd. XXIV. H. 1.

96. Derselbe, *Handbuch der Eingeweidelehre des Menschen.* 1866.

97. Hedbom, Om vissa gifters inverkan på det isolerade och öfverlefvande däggdjurshjertat. Förutskickadt meddelande. *Hygiea.* 1896. Nr. 5.

98. Derselbe, Om vissa organextrakts inverkan å det isolerade och öfverlefvande däggdjurshjertat. Upsala Universitets årsskrift. *Medicin.* 1897.

99. Hedin, Ueber den Einfluss von Salzlösungen auf das Volumen der rothen Blutkörperchen. *Skand. Archiv f. Physiol.* 1895. Bd. V. S. 270.

100. Heine, Ueber die Molybdänsäure als mikroskopisches Reagens. *Zeitschr. f. phys. Chemie.* 1896. Bd. XXII.

101. W. His, Beobachtungen über den Bau der Säugethiereierstöcke. *Arch. f. mikr. Anat.* 1865. Bd. I.

102. Hofmeister, Untersuchungen über die Zwischensubstanz in den Hoden der Säugethiere. *Sitz.-Ber. der Wien. Akad.* 1872. Bd. LXV. Abth. 3.

103. Holm, Ueber die nervösen Elemente in den Nebennieren. *Ebenda.* 1866. Bd. LIII. Abth. 1.

104. Derselbe, Ueber die chemischen Bestandtheile der Nebennieren. *Journ. f. prakt. Chemie.* 1867. Bd. I. S. 150.

105. Jacobj, Beiträge zur phys. und pharm. Kenntniss der Darmbewegungen mit besonderer Berücksichtigung der Nebennieren zu denselben. *Arch. f. exp. Path. u. Pharm.* 1891—1892. Bd. XXIX.

106. Jaquet, Note pour servir à l'étude de la maladie d'Addison. *Arch. de Phys.* 1878. T. X. p. 679—691.

107. I. Janošik, Bemerkungen über die Entwickelung der Nebenniere. *Arch. f. mikr. Anat.* 1893. Bd. XXII.

108. Derselbe, Bemerkungen über die Entwickelung des Genitalsystems. *Sitz.-Ber. der Wien. Akad.* 1891. Bd. IC. Abth. III.

109. Joesten, *Arch. f. phys. Heilkunde.* 1864. Nicht im Original zugänglich.

110. Joteyko, Action toxique curarisante de la neurine. *Sem. méd.* 1897. p. 122.

111. M. Inaba, Note on the development of the suprarenal bodies in the mouse. *The Journ. of the Coll. of Sc.* Imp. Univ. Japan. Tokio 1891. Vol. IV. Part. 1.

112. v. Kahlden, Ueber Addison'sche Krankheit. Ziegler's *Beiträge.* 1891. Bd. X. S. 494—550.

113. v. Kahlden, Ueber Addison'sche Krankheit und über die Function der Nebennieren. *Centr.-Bl. f. allgem. Path. u. path. Anat.* 1896. Bd. VII.

114. Klien, Ueber die Beziehungen der Russel'schen Fuchsinkörperchen zu den Altmann'schen Zellgranulis. Ziegler's *Beiträge.* 1892. Bd. XI.

115. Kölliker, *Handbuch der Gewebelehre des Menschen.* 1855. 2. Aufl. S. 514.

116. Derselbe, *Handbuch der Gewebelehre des Menschen.* 1867. 5. Aufl.

117. Derselbe, Ueber die Nerven der Nebennieren. *Verhandl. der Gesellsch. deutscher Naturf. u. Aerzte.* 1894. 66. Vers. Bd. II. S. 363.

118. Königstein, Ueber die Anwendung des Extractum suprarenale haemostaticum. *Wien. med. Presse.* 1897. Nr. 27. *Ref. nach Centralbl. f. innere Medicin.* 1897. Nr. 41.

119. Krehl und Matthes, Untersuchungen über den Eiweisszerfall im Fieber und über den Einfluss des Hungers auf denselben. *Arch. f. exp. Path. u. Pharm.* 1898. Bd. XL.

120. C. Fr. W. Krukenberg, Die farbigen Derivate der Nebennierenchromogene. Virchow's *Archiv.* 1885. Bd. CI. S. 542—571.

121. Kummer, Zur Kenntniss des Morb. Add. *Corresp.-Bl. f. Schweizer Aerzte.* 1886. Nr. 15.

122. Kudinzew, Zur Lehre von den Glandulis suprarenalibus. Vorläufige Mittheilung. *Wratsch* 1897. Nr. 29. *Ref. nach St. Petersburger Med. Wochenschr.* 1897. Bd. XXII.

123. Langlois, Destruction des capsules surrénales chez le chien. *C. R. Soc. de biol.* 1893; *Arch. de Phys.* 1893. p. 488—498.

124. Derselbe, Du foie comme organe déstructeur de la substance active des capsules surrénales. *C. R. Soc. de biol.* 12 juin 1897.

125. Derselbe, Homologie fonctionelle des capsules surrénales des batraciens et des mammifères. *Sem. méd.* 1897. p. 70.

126. Derselbe, L'action des agents oxydants sur l'extrait de capsules surrénales. *C. R. Soc. de biol.* 29 mai 1897.

127. Derselbe, Du rôle des capsules surrénales dans la résistance à certaines infections. *C. R. Soc. de biol.* 1896. Nr. 24.

128. Langlois, Les capsules surrénales. Paris 1897. *Extrait du Tome IV des travaux du laboratoire de Phys. de Charles Richet.*

129. Langlois et Charrin, Hypertrophie expérimentale des capsules surrénales. *C. R. Soc. de biol.* 1896. Nr. 4.

130. Dieselben, Du rôle des capsules surrénales dans la résistance à certaines infections. *C. R. Soc. de biol.* 1896. Nr. 24.

131. M. v. Lenhossék, Beiträge zur Kenntniss der Zwischenzellen der Hoden. *Arch. f. Anat. u. Phys.* 1897. *Anat. Abth.* S. 65—85.

132. Leonhardt, Experimentelle Untersuchungen über die Bedeutung der Schilddrüse für das Wachsthum im Organismus. Virchow's *Archiv.* 1897. Bd. CXLIX.

133. Leydig, *Lehrbuch der Histologie des Menschen und der Thiere.* 1857.

134. Leva, Zur Lehre des Morb. Addisonii. Virchow's *Archiv.* 1891. Bd. CXXV.

135. Lewin, Ueber Morbus Addisonii mit besonderer Berücksichtigung der eigenthümlichen abnormen Pigmentation der Haut. *Charité-Annalen.* 1883. Bd. X.

136. Derselbe, Ueber Morbus Addisonii mit besonderer Berücksichtigung der eigenthümlichen abnormen Pigmentation der Haut. *Charité-Annalen.* 1892.

137. Lilienfeld et Monti, Sur la localisation microchimique du phosphore dans les tissus. *Arch. it. de biol.* 1893. Bd. XIX.

138. Luschka, *Die Anatomie des menschlichen Bauches.* 1863. S. 367.

139. Lubarsch, Beiträge zur Histologie der von Nebennierenkeimen ausgehenden Nierengeschwülste. Virchow's *Archiv.* 1894. Bd. CXXXV.

140. Mahé, Essai sur le traitement de la maladie d'Addison. *Thèse de Paris* 1894.

141. Mann, On Addisons disease. Lancet 1891.

142. Manasse, Ueber die Beziehungen der Nebennieren zu den Venen und den venösen Kreislauf. Virchow's *Arch.* 1894. Bd. CXXXV. S. 263—276.

143. Mankowski, Ueber die belebende Wirkung des Nebennierenextraktes bei drohendem Chloroformtode. *Wratsch.* 1897. *Ref. nach der St. Petersburger Med. Wochenschr.* 1897.

144. Martineau, *De la maladie d'Addison.* Paris 1864.

145. Martinotti, Contribution à l'étude des capsules surrénales. *Arch. it. de biol.* 1892. T. XXVII. p. 284—286; *Giornale della R. Acc. di med. di Torino.* Anno LV. p. 299—301.

146. di Mattei, Sulla pretesa azioni tossica delle diluzione acquose degli organi animali freschi. *Arch. per le sc. med.* 1883. T. VI. Nr. 15. p. 245—288.

147. May, Der Stoffwechsel im Fieber. *Zeitschr. f. Biol.* 1893. Bd. XXX.

148. Marino-Zuco und Dutto, Chemische Untersuchungen über die Addison'sche Krankheit. Moleschott's *Untersuchungen.* 1892. Bd. XIV. S. 617.

149. F. Marino-Zuco und S. Marino-Zuco, Untersuchungen über die Addison'sche Krankheit. *Ibid.* S. 59—63.

150. Meckel, *Abhandlungen aus der menschlichen und vergleichenden Anatomie und Physiologie.* Halle 1806.

151. Mihalcovicz, Untersuchungen über die Entwickelung des Harn- und Geschlechtsapparates der Amnioten. *Internat. Monatschr. f. Anat. und Hist.* 1885. Bd. XI. S. 391 u. folg.

152. V. v. Mihalcovics, Beiträge zur Anatomie und Histologie der Hoden. *Ber. üb. d. Verh. d. Kgl. Sächs. Ges. d. Wiss. zu Leipzig. Math.-phys. Classe.* 1873. III, IV, V.

153. Mitsukuri, On the Development of the suprarenal Bodies in Mammalia. *Quart. Journ. of micr. scien.* 1882. Vol. XXII. New series.

154. B. Moore, On the chemical nature of a physiologically active substance occurring in the suprarenal gland. *Journ. of phys.* 1895. Vol. XVII. Nr. 6.

155. Derselbe, On the chromogen and on the active physiological substance of the suprarenal gland. *Ibid.* 1897. Vol. XXI. p. 382—389.

156. Moers, Ueber den feineren Bau der Nebenniere. Virchow's *Arch.* 1864. Bd. XXIX.

157. Mühlmann, Zur Histologie der Nebenniere. Vorläuf. Mittheilung. Virchow's *Archiv.* 1896. Bd. CXLVI.

158. Derselbe, Zur Physiologie der Nebenniere. *Deutsche med. Wochenschrift.* 1896. 25. Juni.

159. Murrell, Case of Addison's disease, treated unsuccessfully with suprarenal capsules. *Lancet* 1896.

160. Nagel, Ueber die Structur der Nebennieren. Müller's *Arch.* 1836.

161. Nothnagel, Experimentelle Untersuchungen über die Addison'sche Krankheit. *Zeitschr. f. klin. Medic.* 1880. Bd. I. S. 77.

162. W. Osler, Addison's disease treated with extract of suprarenal capsules. *Ref. nach The Dublin Journal of med. science.* 1896. Vol. CII. 102.

163. Oliver and Schäfer, The physiological effects of extracts of the suprarenal capsules. *Journ. of phys.* 1895. Bd. XVIII. Nr. 3.

164. Pal, Nebennierenexstirpation bei Hunden. *Wien. klin. Wochenschr.* 1894. Nr. 48.

165. Pal und Berdach, Effet de l'ablation de capsules surrénales. *Sem. méd.* 1894. p. 508.

166. O. Pantanetti, Sur la fatigue musculaire dans certains états pathologiques. *Arch. it. de biol.* 1895. T. XXII. p. 17.

167. A. Pettit, Sur le mode de fonctionnement de la glande surrénale. *C. R. Soc. de biol.* 1896. Nr. 11.

168. Derselbe, Recherches sur les capsules surrénales. *Journ. de l'anat. et de la phys.* 32-ième Année. 1896. Nr. 3—4.

169. P. Pellacani, Intorno agli effetti tossici delle diluzione acquose degli organi freschi introdotte nell' organismo di alcuni animali. *Arch. per le science méd.* 1879. T. CXI. Nr. 24. p. 1—32.

170. Derselbe, Sull' azione tossica delle diluzioni acquose degli organi freschi. *Revista sperimentale di Freniatria e di Medicina Legale.* 1880. T. VI. fasc. 1° e 2°. p. 169.

171. Pilliet, Pigmentation et hémorragies expérimentales des capsules surrénales. *C. R. Soc. de biol.* 1894. p. 97—99.

172. Derselbe, Étude expérimentale sur les lésions des capsules surrénales dans quelques empoisonnements. *Arch. de Phys.* 1895. T. XXVII.

173. Philipeaux, Note sur l'exstirpation des capsules surrénales chez les rats albinos (Mus rattus). *C. R. Soc. de biol.* 1856. T. XLIII. p. 904.

174. Derselbe, Sur l'exstirpation des capsules surrénales chez les rats albinos. *C. R. Soc. de biol.* 1856. T. XLIII. p. 1155.

175. Derselbe, Ablation successive des capsules surrénales, de la rate et des corps thyroides sur des animaux qui survivent à l'opération. *C. R. Soc. de biol.* 1857. T. XLIV. p. 396.

176. I. Plato, Die interstitiellen Zellen der Hoden und ihre physiologische Bedeutung. *Arch. f. mikr. Anat.* 1896. Bd. XLVIII.

177. Derselbe, Zur Kenntniss der Anatomie und Physiologie der Geschlechtsorgane. *Ibid.* 1897. Bd. L.

178. M. Pfaundler, Zur Anatomie der Nebennieren. *Sitz.-Ber. d. Wien. Akad.* 1892. Bd. CI.

179. H. Rabl, Die Entwickelung und Structur der Nebennieren bei den Vögeln. *Arch. f. mikr. Anat.* 1891. Bd. XXXVIII.

180. Räuber, Zur feineren Structur der Nebennieren. *Inaug.-Diss.* Berlin 1881.

181. Rosenstirn, Die Harnbestandtheile bei Morbus Addisonii. Virchow's *Archiv.* 1872. Bd. LVI. S. 27—37.

182. Rouquès, Substances thermogènes extraites des tissus animaux sains et fièvres par auto-intoxication. *Thèse de Paris.* 1893.

183. R. Semon, Studien über den Bauplan des Urogenitalsystems der Wirbelthiere. *Jen. Zeitschr. f. Naturw.* 1891. Bd. XXVI.

184. F. Schilling, Morbus Addisonii und Organtherapie. *Münch. med. Wochenschr.* 1897. S. 170—173.

185. Simon, *A physiological essay on the thymus gland.* London 1845. S. 79 u. 81.

186. H. Stilling, Zur Anatomie der Nebennieren. Virchow's *Archiv.* 1887. Bd. CIX.

187. Derselbe, Ueber die compensatorische Hypertrophie der Nebennieren. *Ebenda.* 1889. Bd. CXVIII.

188. Derselbe, Note sur l'hypertrophie compensatrice des capsules surrénales. *Revue de Médecine.* 1888.

189. Derselbe, A propos de quelques expériences nouvelles sur la maladie d'Addison. *Ebenda.* 1890.

190. Supino, Sur la physio-pathologie des capsules surrénales. *Arch. it. de biol.* 1893. T. XVIII; Sulla fisio-patologia delle capsule surrenali. *Rif. med.* VIII. Ref. Schmidt's *Jahrbücher.* 1893.

191. Szymonowicz, Die Function der Nebennieren. Pflüger's *Arch.* 1896. Bd. LXIV.

192. Tizzoni, Ueber die Wirkungen der Exstirpation der Nebennieren auf Kaninchen. Ziegler's *Beiträge.* V. 1889.

193. Derselbe, Ablation des capsules surrénales chez le chien. *Arch. ital. de biol.* 1888. T. X. p. 372—378.

194. Derselbe, Sur la physiol-pathol. des capsules surrénales. *Arch. ital. de biol.* 1884. T. V. p. 333.

195. Tonoli, Intorno ad un caso di morbo d'Addison curato collo polvere di capsule surrenali. *Gazz. med. Lombard.* 1896. Nr. 33. Ref. nach Virchow-Hirsch's *Jahresber.*

196. Tschirkoff, Ueber die Blutveränderungen bei der Addison'schen Krankheit. *Zeitschr. f. klin. Med.* 1891. Bd. XIX.

197. *Traité de Médecine* von Charcot, Bouchard et Brissaud. Paris 1893. T. V.

198. *Vierteljahrsberichte über die Gesammtleistungen auf dem Gebiete der Krankheiten des Harn- und Sexualapparates.* Berlin 1896. Bd. I. H. 1. S. 126.

198a. Velich, Ueber die Einwirkung des Nebennierensaftes auf den Blutkreislauf. *Wien. med. Bl.* 1896. Nr. 15—21.

199. S. Vincent, The effects of subcutaneous injections of extracts of suprarenal capsules. Journ. of Phys. 1897. Vol. XXI.

200. Derselbe, On the general effects of extracts of the suprarenal capsules. *Journal of Phys.* 1897. Vol. XXII. p. 111—120.

201. R. Virchow, Zur Chemie der Nebennieren. Virchow's *Archiv.* 1857. Bd. XII.

202. Vulpian, Note sur quelques réactions propres à la substance des capsules surrénales. *C. R. de l'Ac. de Sc.* 1856. T. XLIII. p. 663.

203. Vulpian et Cloez, Note sur l'existence des acides hippuriques et cholériques dans les capsules surrénales des animaux herbivores. *C. R. de l'Ac. de Sc.* 1857. T. XLV. p. 340.

204. Wybauw, *Contribution à l'étude des capsules surrénales dans les maladies infectieuses expérimentales.* Bruxelles. 1897.

Erklärung der Tafeln.

Taf. III.

Fig. 1 bis 6 sind nach in Flemming's Flüssigkeit fixirten und in Glycerin montirten Präparaten gezeichnet. Vergrösserung Leitz Obj. 3 + Oc. 4. *K.* Kapsel. *Äu. R.* Aeussere Rindenzone. *M. R.* Mittlere Rindenzone. *I. R.* Innere Rindenzone. *M.* Mark.

Fig. 1. Radiärer Durchschnitt der Nebennierenrinde eines 3 Tage alten Kätzchens.

Fig. 2. Radiärer Durchschnitt der Nebennierenrinde eines $2^1/_2$ Monate alten Kätzchens (Nr. 15).

Fig. 3. Radiärer Durchschnitt der Nebennierenrinde einer erwachsenen Katze (Nr. 35).

Fig. 4. Radiärer Durchschnitt der Nebennierenrinde eines neugeborenen Kaninchens.

Fig. 5. Radiärer Durchschnitt der Nebennierenrinde eines erwachsenen Kaninchens (Nr. 39).

Fig. 6. Verticaler Durchschnitt der Nebennierenrinde des Hundes Nr. 2.

Fig. 7 bis 16 nach Präparaten ausgeführt, die in Kaliumchromat-Formalin-Alkoholmischung fixirt und mit Eisenhämatoxylin gefärbt worden sind.

Fig. 7. Innere Rindenzelle der linken Nebenniere der Katze Nr. 20. Hyaline schwarze Körnchen und Kügelchen. Zeiss Ap. 2 ^{mm} + Compens. Oc. 6.

Fig. 8. Innere Rindenzelle der linken Nebenniere der Katze Nr. 10. Centrosome. Zeiss Ap. 2 ^{mm} + C. O. 6.

Fig. 9. Mittlere Rindenzelle der rechten Nebenniere der Katze Nr. 19. Hyaline Kügelchen im Protoplasma. Zeiss Ap. 2 ^{mm} + C. O. 8.

Fig. 10. Innere Rindenzellen der linken Nebenniere der Katze Nr. 20. Zeiss Ap. 2 ^{mm} + C. O. 12. *P.* Pigmentkörner. *H.* Hyaline Kugel.

Fig. 11. Innere Rindenzelle der linken Nebenniere des Hundes Nr. 1. Centrosome. Zeiss Ap. 2 ^{mm} + C. O. 12.

Fig. 12. Innere Rindenzellen der rechten Nebenniere des Kaninchens Nr. 20. Schwarze Körner in den Zellen. Zeiss Ap. 2 ^{mm} + C. O. 8.

Fig. 13. Zellenstränge aus dem Mark der rechten Nebenniere des Kaninchens Nr. 16. Zeiss Ap. 2 ^{mm} + C. O. 4. *C.* Capillare. *K.* Secretklümpchen.

Fig. 14. Markzelle aus der rechten Nebenniere des Kaninchens Nr. 16, ein an eine Sphäre erinnerndes Secretklümpchen. Zeiss Ap. 2 ^{mm} + C. O. 12.

Fig. 15. Markzellen aus der linken Nebenniere des Kaninchens Nr. 16, die Auswanderung der Secretkörner in das Capillarlumen zeigend. In den Zellen Secretklümpchen, die eine Zusammensetzung aus Körnern deutlich erkennen lassen. Zeiss Ap. 2 ^{mm} + C. O. 12.

Fig. 16. Capillare mit Markzellen aus der linken Nebenniere der Katze Nr. 26. Auswanderung der Secretkörner. Zeiss Ap. 2 ^{mm} + C. O. 8. *E.* Endothelkern.

Taf. IV.

Fig. 17 bis 22 nach in Kaliumchromat-Formalin-Alkoholmischung fixirten und mit Eisenhämatoxylin gefärbten Präparaten gezeichnet.

Fig. 17. Capillare und Zellenstränge aus dem Marke der rechten Nebenniere der Katze Nr. 23. Zellen mit verschiedenen Mengen von Secretkörnern. In den Capillaren Secretkörner. Zeiss Ap. 2 mm + C. O. 12. *E.* Endothelkern.

Fig. 18. Capillare an der Grenze zwischen der Rinde und dem Mark in der rechten Nebenniere der Katze Nr. 26. Kettenförmig angeordnete Secretkörner im Capillarlumen. Zeiss Ap. 2 mm + C. O. 8. *E.* Endothelkern. *H.* Rothe Blutkörperchen. *M.* Markzellen. *R.* Rindenzellen.

Fig. 19. Austreten von Secretkörnern aus den Markzellen in eine Capillare. Rechte Nebenniere der Katze Nr. 1. Zeiss Ap. 2 mm + C. O. 12. *E.* Endothelkern.

Fig. 20. Markzellen und Capillare aus der linken Nebenniere der Katze Nr. 31. Ausstossung von grossen Secretkörnern. Das Endothel der Capillaren an mehreren Stellen durchbrochen. Zeiss Ap. 2 mm + C. O. 12. *E.* Endothelkern.

Fig. 21. Nervenstamm und Markzellen aus der rechten Nebenniere der Katze Nr. 10. In den Markzellen grosse Secretkörner, ebenso in den Gewebsspalten des Nervenstammes. Zeiss Ap. 2 mm + C. O. 12. *M.* markhaltiger, *R.* markloser Nervenfaden. *S.* Kern der Schwann'schen Scheide.

Fig. 22. Markzellen aus der linken Nebenniere des Kaninchens Nr. 22. In den Zellen Secretkörner und verschiedene Formen von Secretklümpchen. Bei *A.* Austritt von Secretkörnern in das Gefässlumen. Zeiss Ap. 2 mm + C. O. 12. *E.* Endothelkern. *H.* Rothes Blutkörperchen.

Fig. 23. Markzellen aus der rechten Nebenniere der Katze Nr. 23. Altmann's Flüssigkeit. Glycerin.

Taf. V.

Die Figuren dieser Tafel sind nach in Kaliumchromat-Formalin-Alkoholmischung fixirten und in Ehrlich-Biondi'scher Flüssigkeit gefärbten Präparaten gezeichnet.

Fig. 24. In einander umbiegende Zellenstränge der äusseren Rindenzone. Aus der rechten Nebenniere der Katze Nr. 28. Grosser Gehalt an Rindenkörnern. Zeiss Ap. 2 mm + C. O. 4.

Fig. 25. An der Kapsel gelegene Zellen der äusseren Rindenzone der rechten Nebenniere der Katze Nr. 32. Hyalines Protoplasma. Spärlich auftretende Rindenkörner. Zeiss Ap. 2 mm + C. O. 8.

Fig. 26. Von Rindenkörnern ganz erfüllte Zellen aus der mittleren Rindenzone der linken Nebenniere der Katze Nr. 2. Zeiss Ap. 2 mm + C. O. 12.

Fig. 27. Zellenstränge der inneren Rindenzone der rechten Nebenniere der Katze Nr. 10. Zeiss Ap. 2 mm + C. O. 12. *H.* Rothe Blutkörperchen.

Fig. 28. Zellen aus der äusseren Rindenzone der linken Nebenniere des Kaninchens Nr. 25. Zeiss Ap. 2 mm + C. O. 12.

Fig. 29. Zelle aus der inneren Rindenzone der linken Nebenniere des Kaninchens Nr. 25. Zeiss Ap. 2 mm + C. O. 12.

Fig. 30. Zellen aus der äusseren Rindenzone der linken Nebenniere des Hundes Nr. 1. Zeiss Ap. 2 mm + C. O. 8.

Fig. 31. Zellen aus der inneren Rindenzone der linken Nebenniere des Hundes Nr. 1. Zeiss Ap. 2 mm + C. O. 12.

Fig. 36. Zellenstränge aus dem Marke der Katze Nr. 23. Die Capillaren mit Blut gefüllt. Zeiss Ap. 2 mm + C. O. 4.

Taf. VI.

Fig. 32 bis 35 sind nach Präparaten ausgeführt, die in Flemming's Flüssigkeit fixirt, mit Lithionkarmin gefärbt und in Glycerin montirt waren. Vergrösserung Zeiss Ap. 2 mm + C. O. 12.

Fig. 32. Zelle der mittleren Rindenschicht der rechten Nebenniere der Katze Nr. 12.

Fig. 33. Zelle der mittleren Rindenzone der linken Nebenniere der Katze Nr. 28.

Fig. 34. Zellen der äusseren Rindenzone der rechten Nebenniere der Katze Nr. 12.

Fig. 35. Zelle der inneren Rindenzone der rechten Nebenniere der Katze Nr. 12.

Druck von Metzger & Wittig in Leipzig.

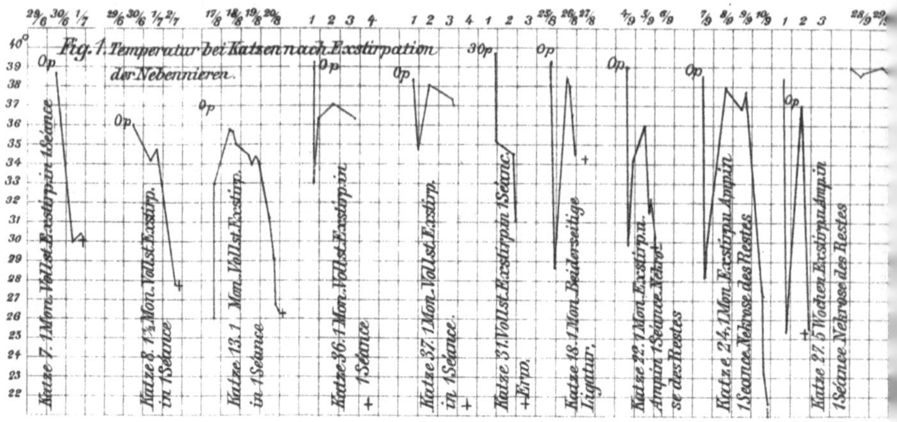

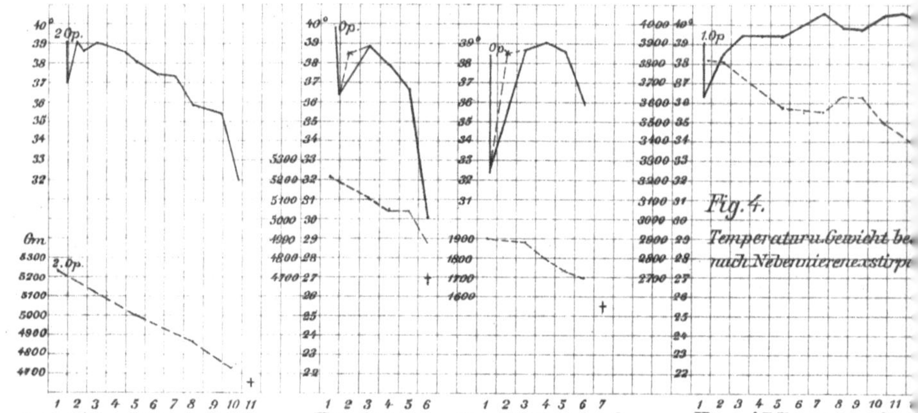

Katze 35. Erwachs. Castr. ♂ Op. 1 St. Beiders Exst. in 2 Séancen ____ Temp. ------ Gew.

Katze 40 ♂ Castr. 13 Mon. Beiders Exstirp. in 1 Séance ____ Temp. ------ Gewicht

Katze 46. 5 Mon. Castr. ♀ Beiders Exst. in 1 Séance ____ Temp. ... Gewicht.

Katze 47. Erwachsen. ♂ Cast

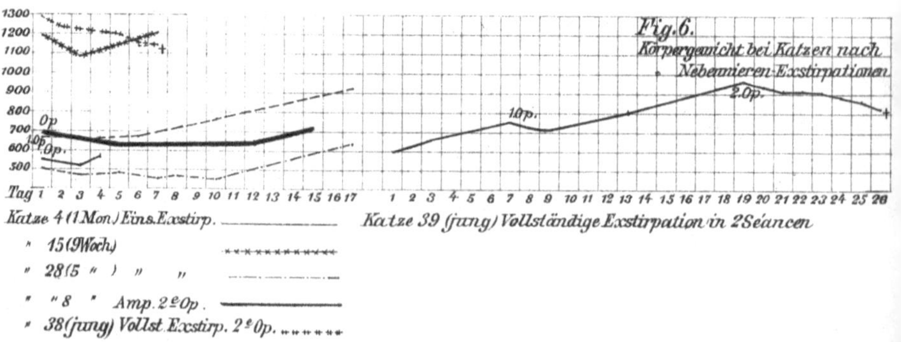

Taf. I.

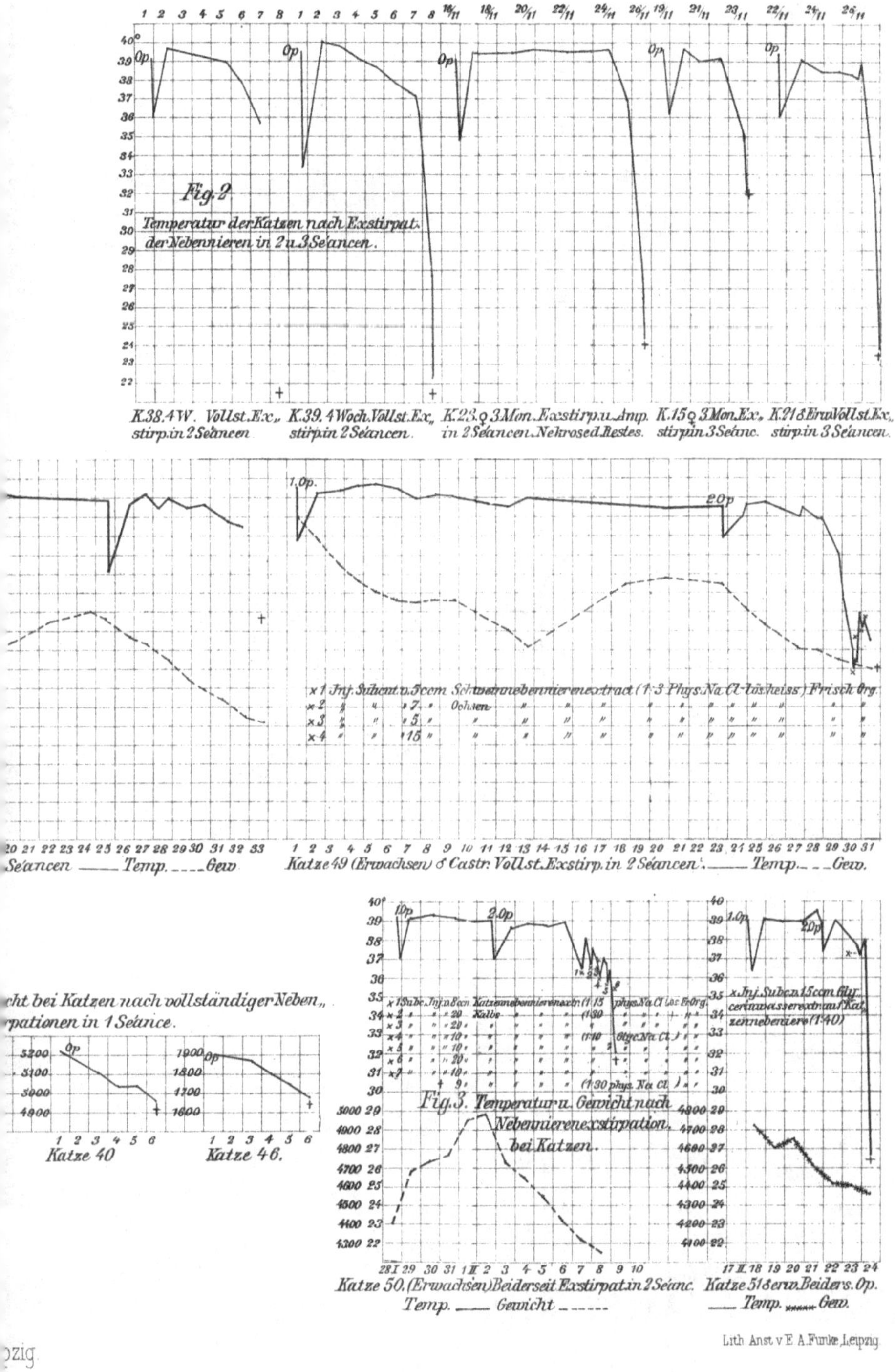

Lith. Anst. v. E. A. Funke, Leipzig.

pzig.

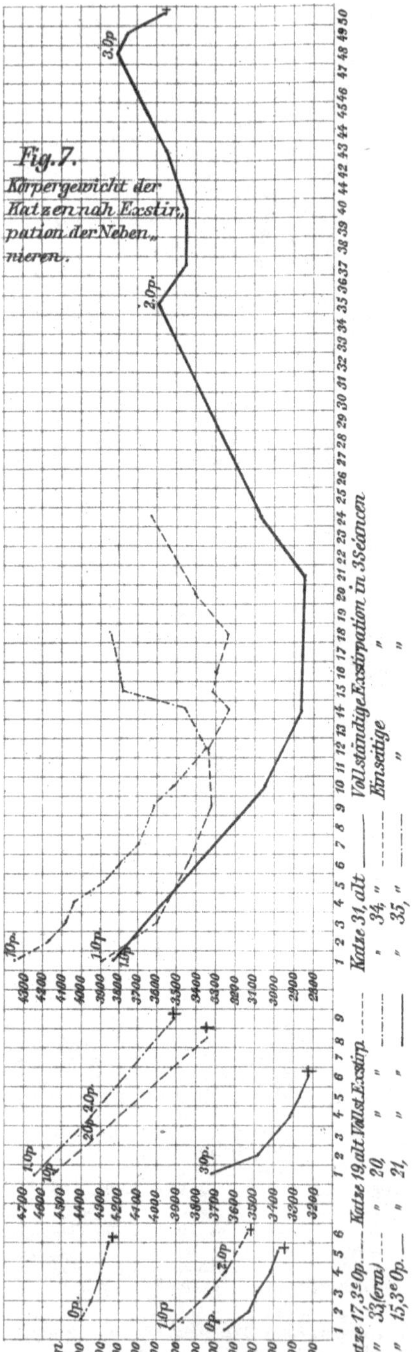
Fig. 7.
Körpergewicht der Katzen nach Exstirpation der Nebennieren.
Katze 31, alt ——— Vollständige Exstirpation in 3 Séancen
" 34, " - - - - - Einseitige "
" 35, " — · — · "
Katze 19, alt Vollst. Exstirp.
" 20, " "
" 21, " "
Katze 17, 3♀ Op.
" 33 (erw.)
" 15, 3♀ Op.
Gm

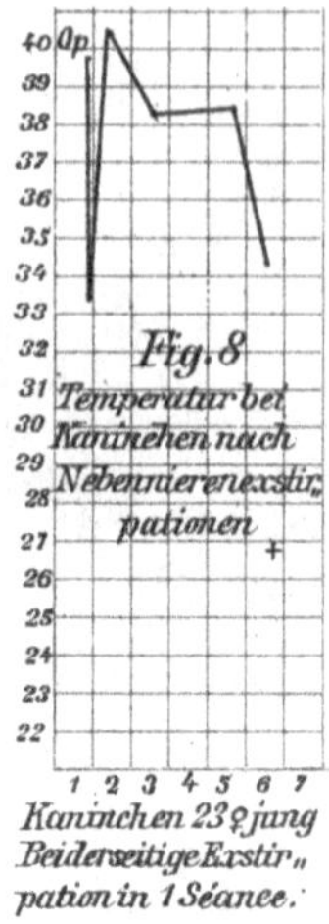
Fig. 8
Temperatur bei Kaninchen nach Nebennierenexstirpationen
Kaninchen 23 ♀ jung
Beiderseitige Exstirpation in 1 Séance.

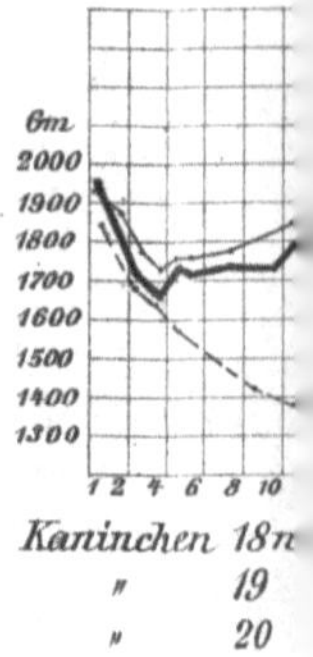
Gm
Kaninchen 18
" 19
" 20

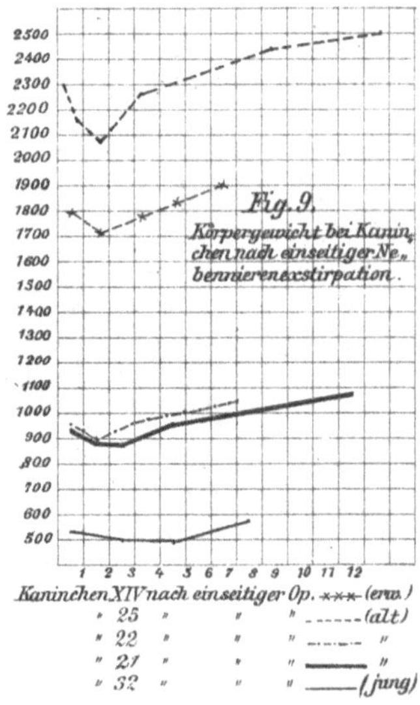
Fig. 9.
Körpergewicht bei Kaninchen nach einseitiger Nebennierenexstirpation.
Kaninchen XIV nach einseitiger Op. (erw.)
" 25 " " " (alt)
" 22 " " "
" 21 " " "
" 32 " " " (jung)

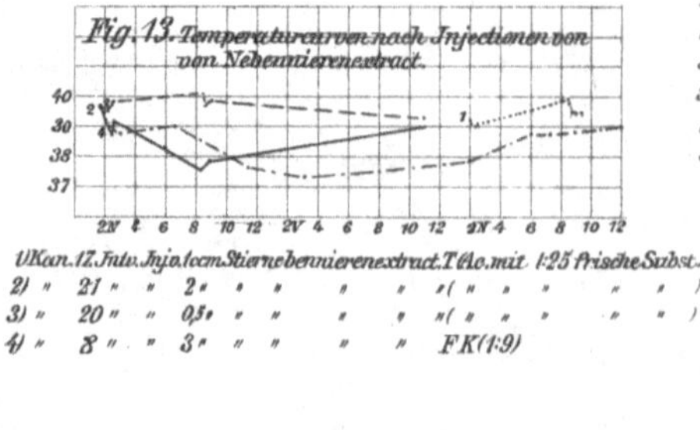
Fig. 13. Temperaturcurven nach Injectionen von von Nebennierenextract.
1) Kan. 17. Intv. Injo. 1 ccm Stiernebennierenextract. T (1o. mit 1:25 frische Subst.)
2) " 21 " " 2 " " " " " " (" " " " ")
3) " 20 " " 0,5 " " " " " " (" " " " ")
4) " 8 " " 3 " " " " " FK (1:9)

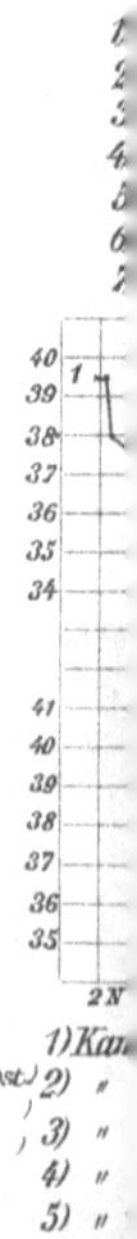
1) Kan.
2) "
3) "
4) "
5) "
6) "

Verlag

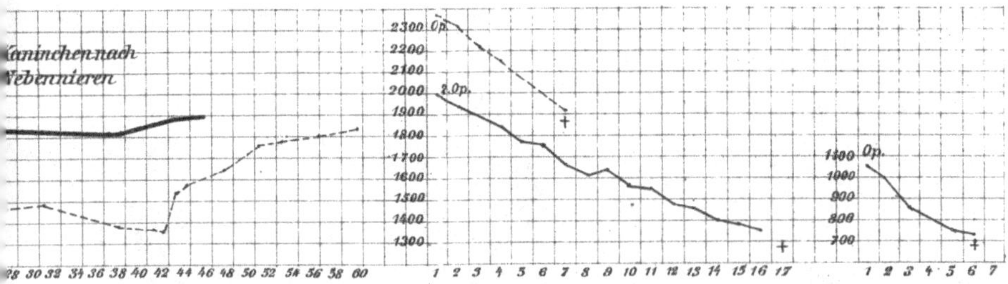

peration bei totaler Extirp.in 2 Séanc. ——
" " " " " " - - - -
" " " " " " ▬▬

Kaninchen V nach beiderseit. tot. Exst. in 1 Séanc. - - - - -
" XIV " " " " " 2 " ——

Kaninchen 23 (jung) n. totaler beiderseitiger Exstirpat. in 1 Séance

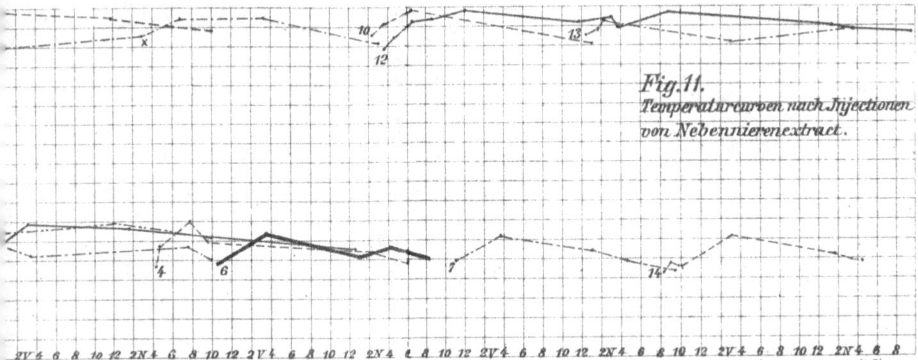

Fig. 11. Temperaturcurven nach Injectionen von Nebennierenextract.

t.v. 1 ccm Meerschweinchenextractes (1:2) ——
" 2 " " " " (1:15) - - - - -
" 8 " Kaninchennebennierenextractes (1:25) ——
" 1 " " " " (1:15) - - - -
" 2 " " " " (1:15) - - - -
" 1 " Katzen " " " (1:40) ▬▬
" 2 " Meerschweinchenextract. (1:15) - - - -

8) Kan. 16. Subcut. Inject. bei x v. 2 ccm Stiernebennierenextract (1:3) - - - -
9) " 1. Jntraven. " " 1 " Kaninchen " " (1:15) - - - -
10) " 17. " " " 3 " Widder " " (1:10) - - - -
11) " 14. Subcut. " " 1 " Stier " " (1:3) ——
12) " 11. " " " 1 " Ochsen " " (1:3) ——
13) " 11. " " " 1 " Stier " " (1:3) ——
14) Meerschw. " " " 0,5 " Katzen " " (1:3) FK.

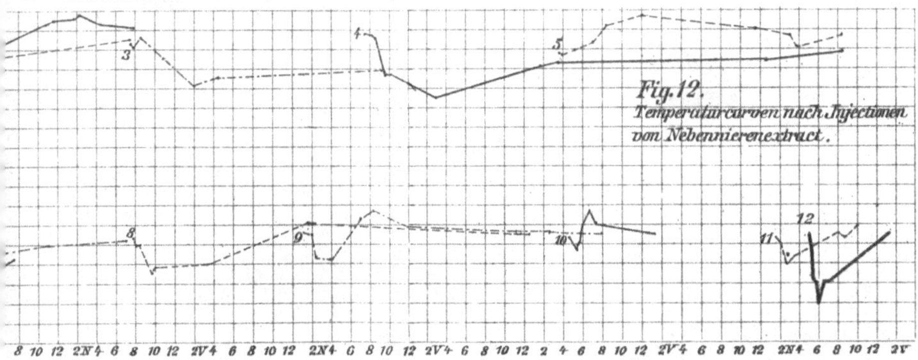

Fig. 12. Temperaturcurven nach Injectionen von Nebennierenextract.

.v. 5 ccm Ochsennebennierenextractes (1:3) ——
" 1 " Schwein " " (1:3) - - - -
" 1 " Kalb " " (1:10) - - - -
" 7 " Ochsen " " (1:3) - - - -
" 1 " gekocht. Schwein " " (1:3) - - - -
" " " " (1:3) - - - -

7) Kan. 7, Jntravenöse Injection v. 3½ ccm Ochsennebennierenextractes (1:3) ——
8) " 7, Subcutane " 5 " " " (1:3) - - - -
9) " 7, " " 5 " " " (1:3) - - FK
10) " 22, Jntravenöse " 0,5 " " " (1:3) T ——
11) " 23, Subcutane " 0,75 " " " (1:3) - - FW
12) " 23, " " 1 " " " (1:3) T ▬▬

Lith. Anst. v. E. A. Funke, Leipzig.

Hultgren u. Andersson.

Fig. 1.

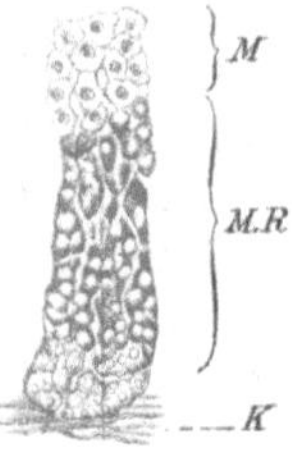

Fig. 2.

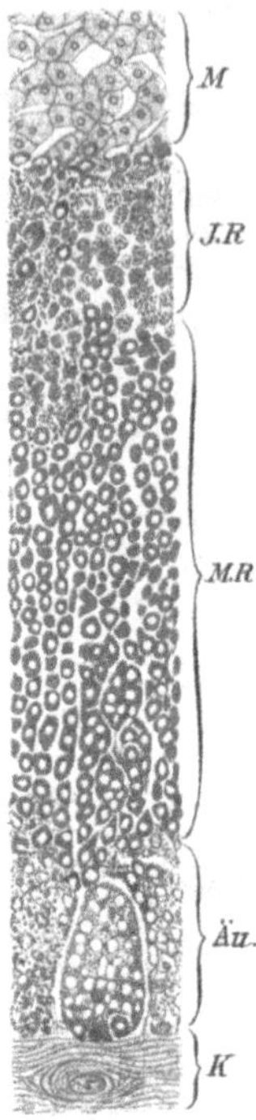

Fig. 3.

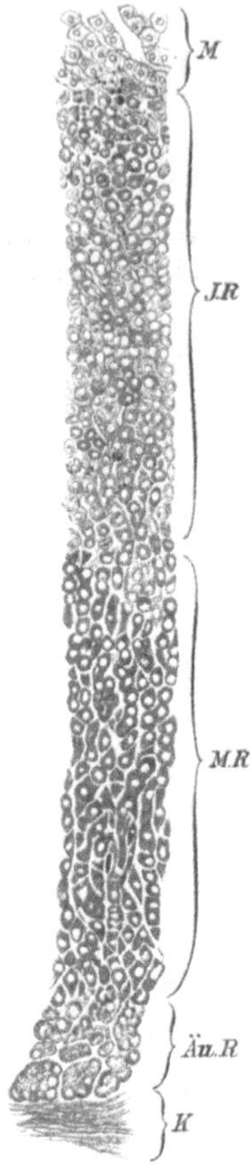

Fig. 7.

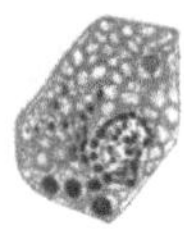

Fig. 8.

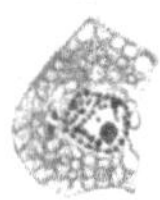

Fig. 9.

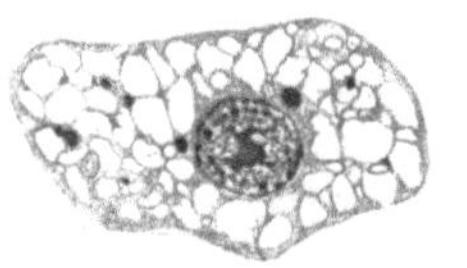

Fig. 11.

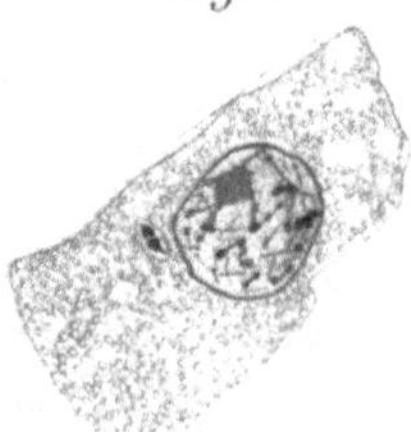

Fig. 10.

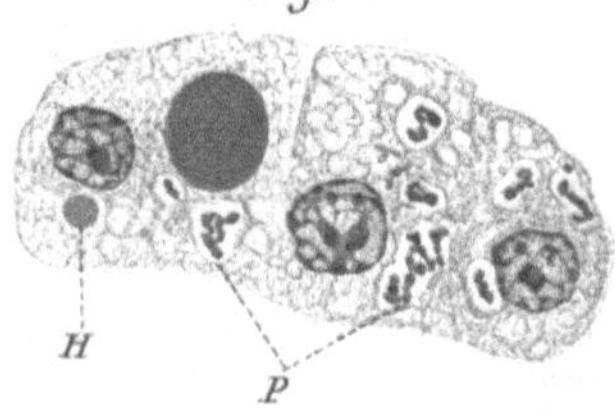

Verlag

Taf. III.

Fig. 4.

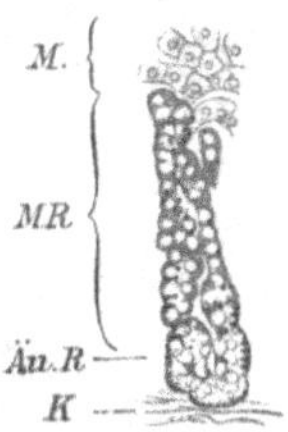

Fig. 5.

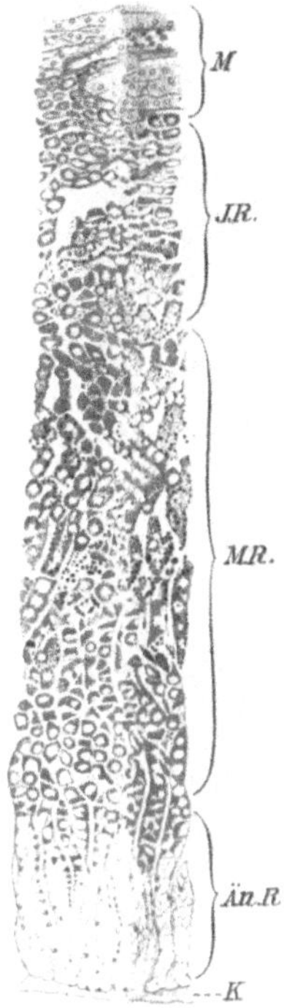

Fig. 6.

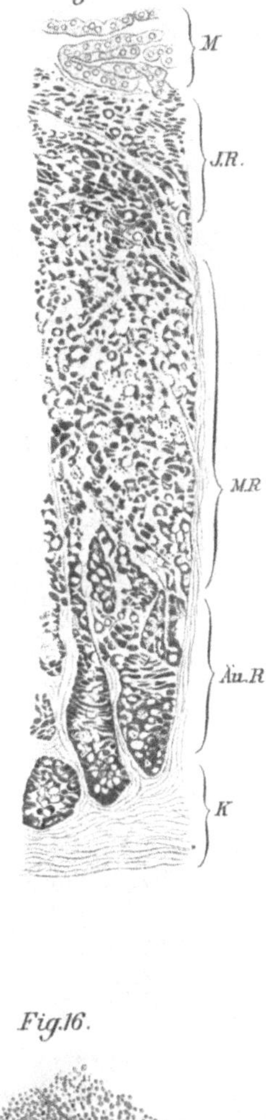

Fig. 15.

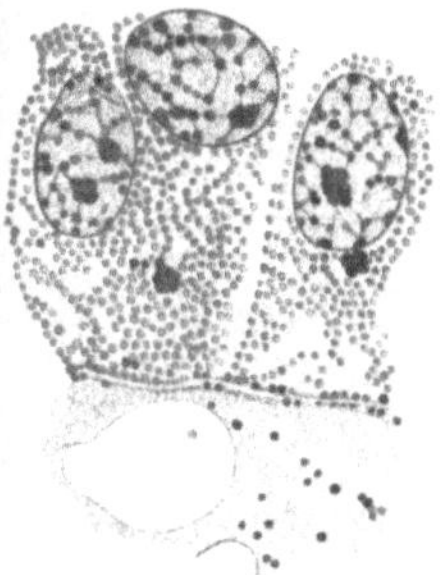

Fig. 14.

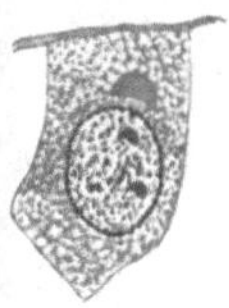

Fig. 13.

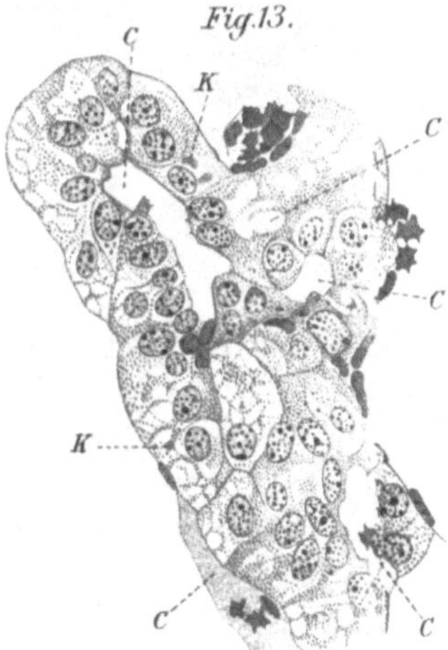

Fig. 12.

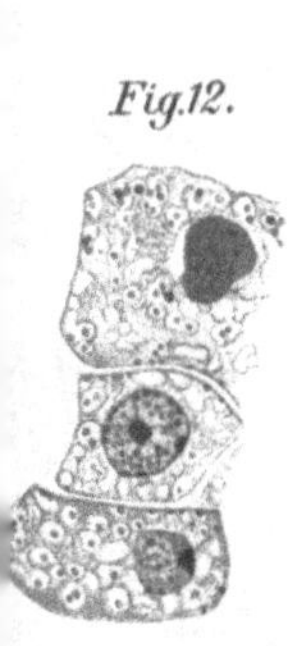

Fig. 16.

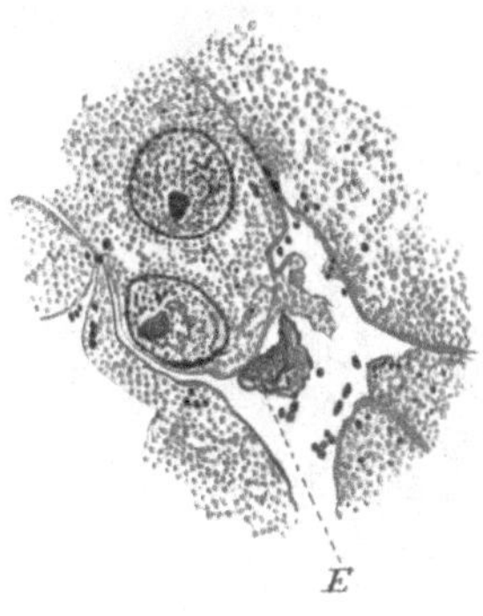

Lith. Anst. v. E. A. Funke, Leipzig.

Hultgren u. Andersson.

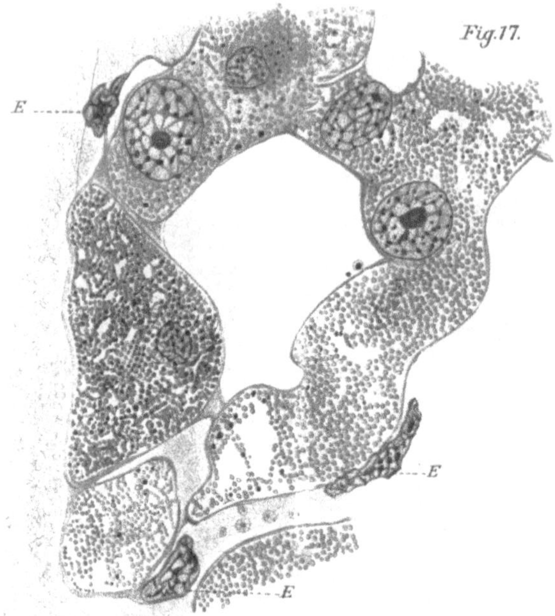

Fig. 17.

Fig. 19.

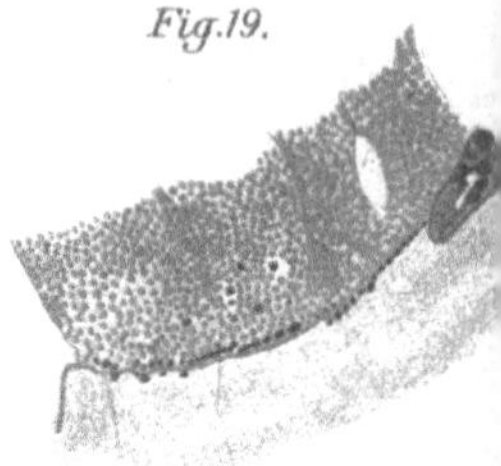

Fig. 21.

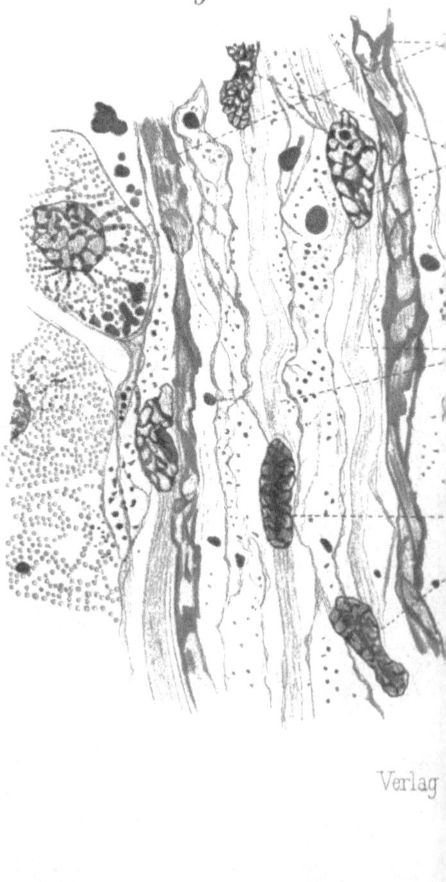

Fig. 20.

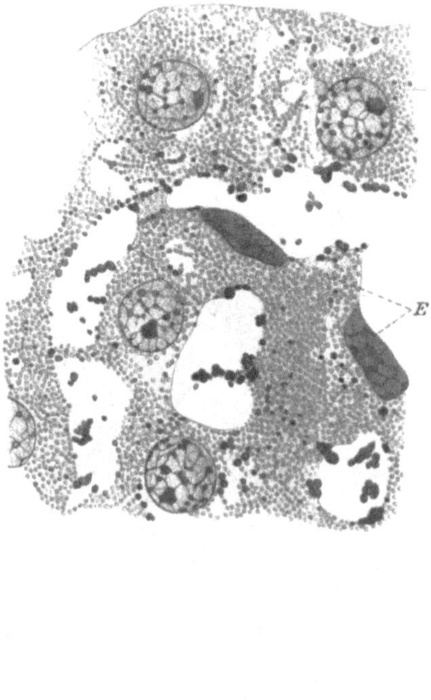

Verlag

Fig. 18.

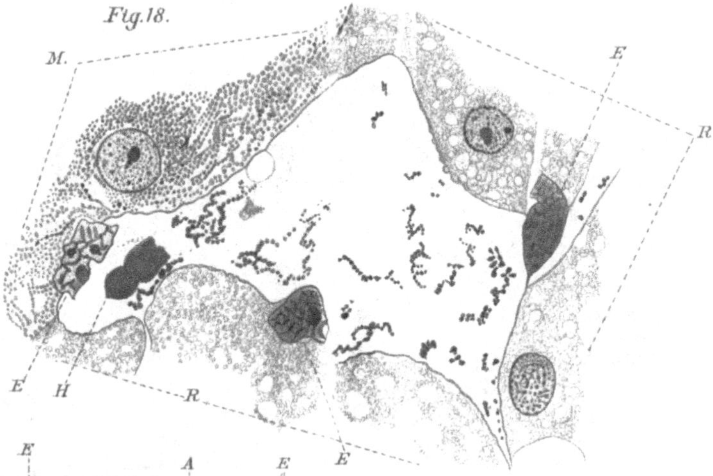

Fig. 22.

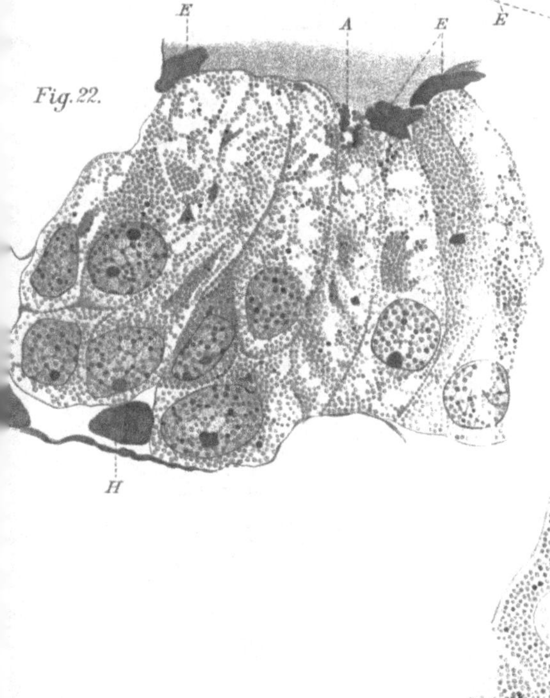

Fig. 23.

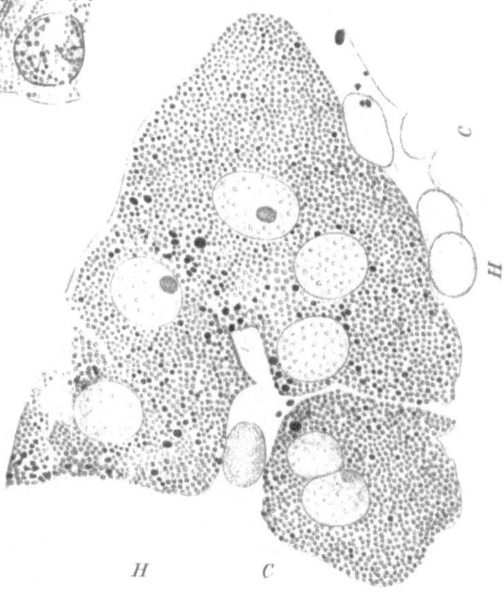

Lith. Anst. v. E. A. Funke, Leipzig.

Hultgren u. Andersson.

Fig. 24.

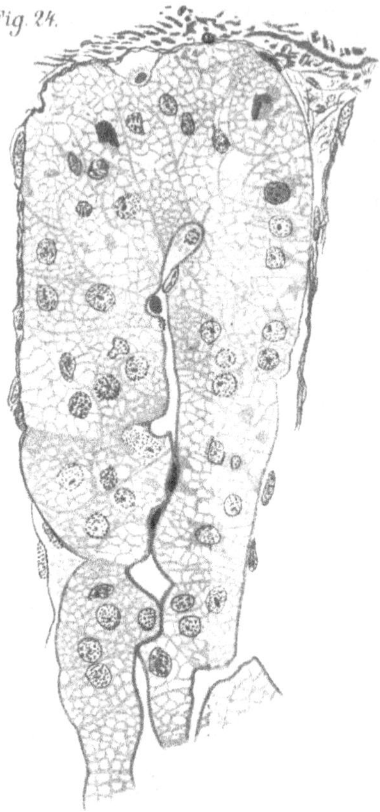

Fig. 26.

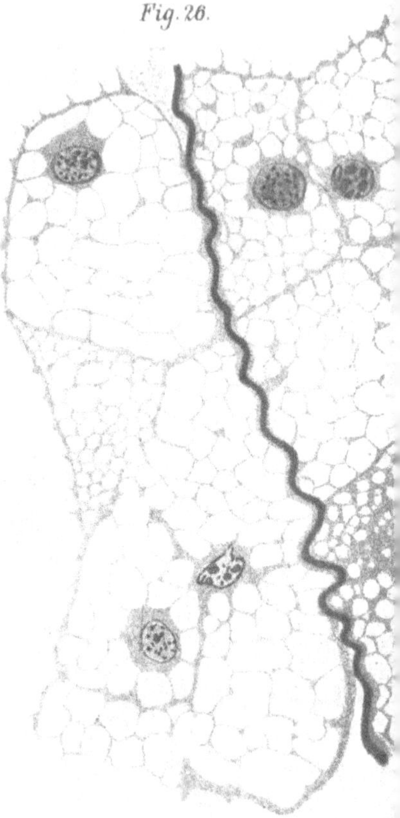

Fig. 28.

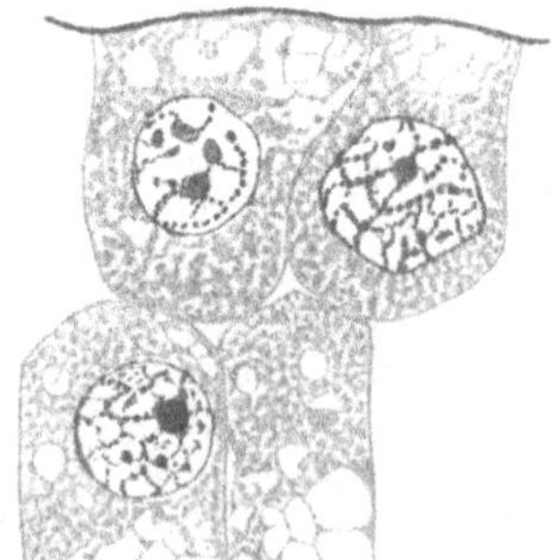

Fig. 25.

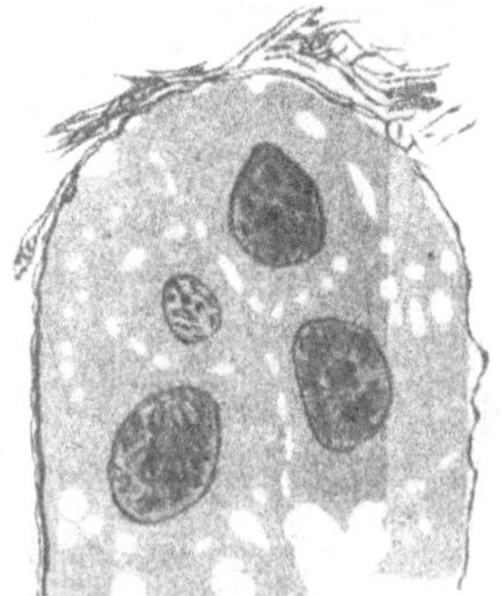

Fig. 2

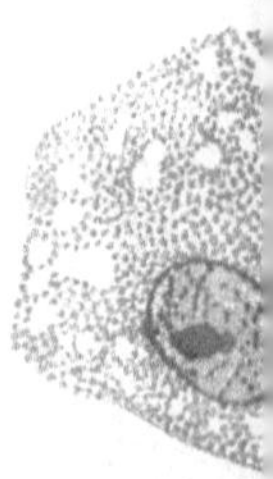

Verlag Veit &

Taf. V.

Fig. 27.

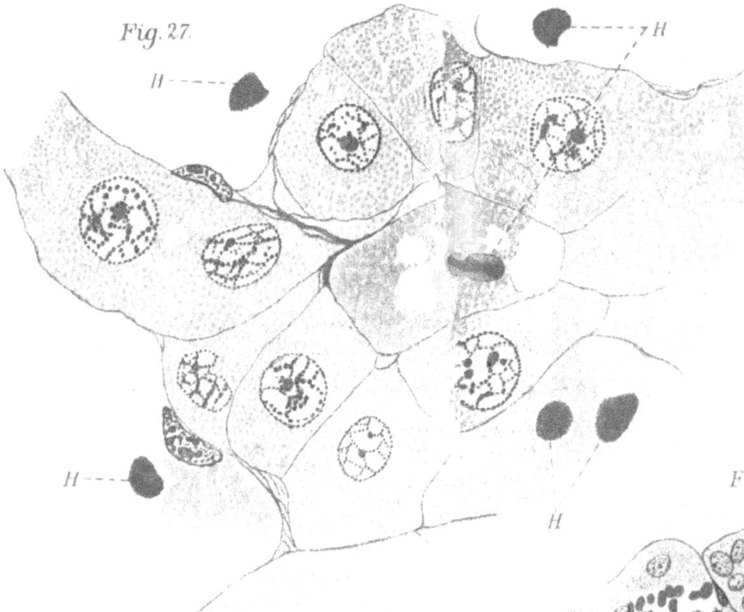

Fig. 36.

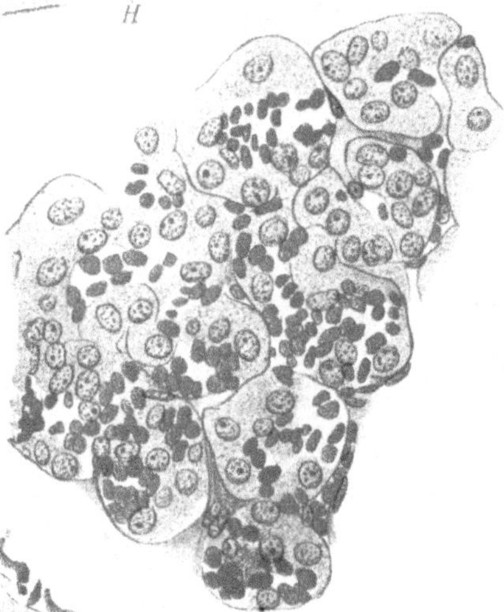

Fig. 30.

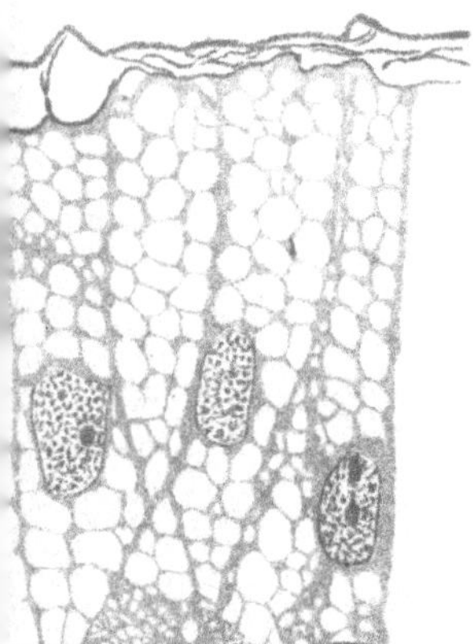

Fig. 31.

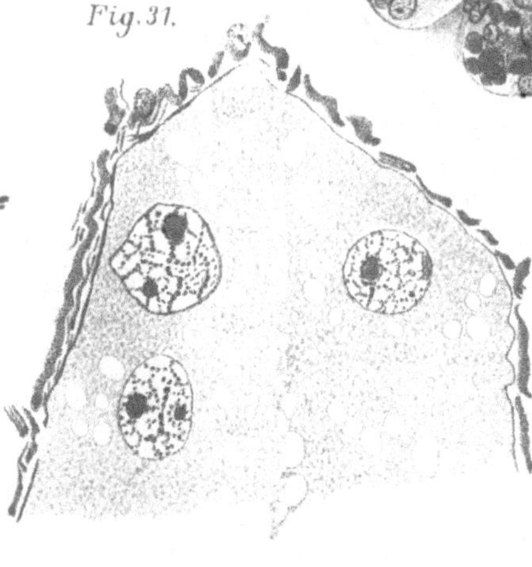

Lith. Anst. v. E. A. Funke, Leipzig.

Fig. 32.

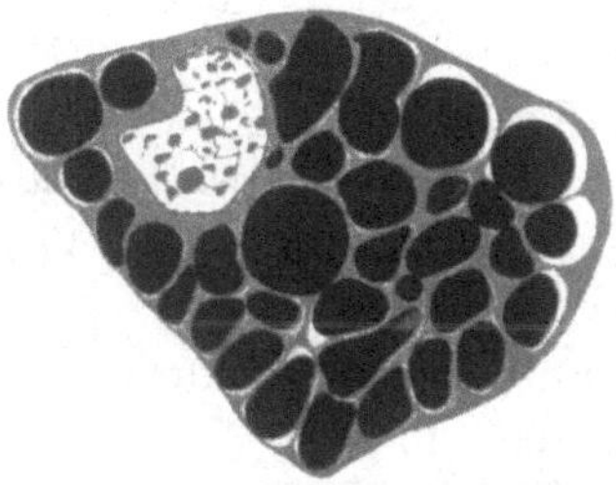

Fig. 33.

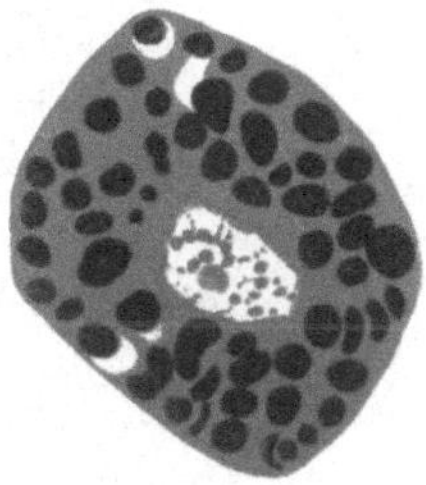

Fig. 34.

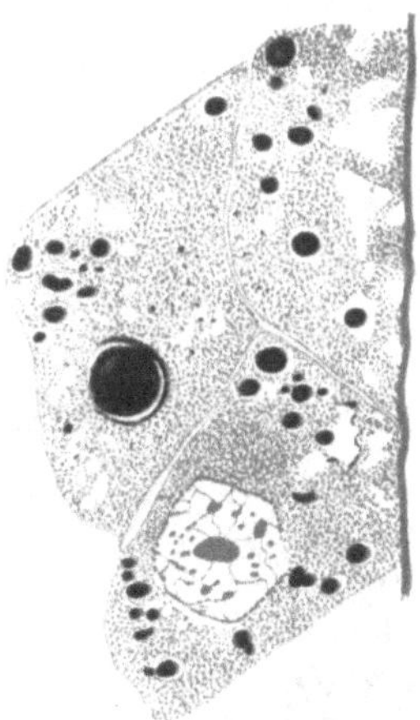

Fig. 35.

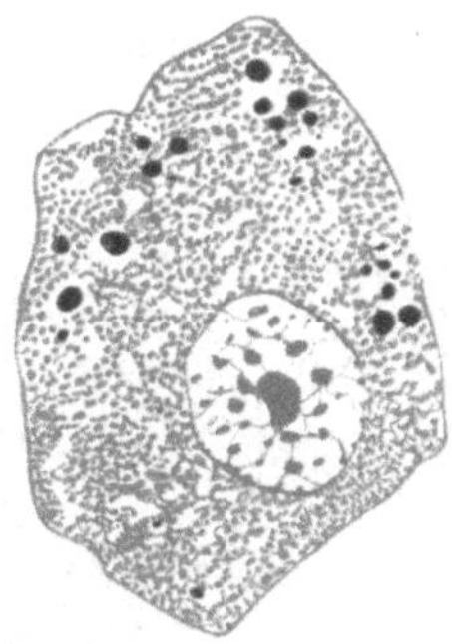

Verlag **Veit & Comp.** Leipzig. Lith. Anst. v. E. A. Funke, Leipzig.

Druck von Metzger & Wittig in Leipzig.

FSC
www.fsc.org
MIX
Papier | Fördert gute Waldnutzung
FSC® C083411

Zeitfracht Medien GmbH
Ferdinand-Jühlke-Straße 7
99095 Erfurt, Deutschland
produktsicherheit@kolibri360.de